知识产权法定主义

祝贺郑胜利教授八十华诞

郑胜利教授及其弟子相关文集

冯晓青　李扬　主编
刘晓春　执行主编

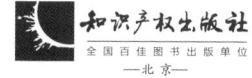
知识产权出版社
全国百佳图书出版单位
—北京—

图书在版编目（CIP）数据

知识产权法定主义：郑胜利教授及其弟子相关文集/冯晓青，李扬主编.—北京：知识产权出版社，2022.9
ISBN 978-7-5130-8279-2

Ⅰ.①知… Ⅱ.①冯…②李… Ⅲ.①知识产权法—中国—文集 Ⅳ.①D923.404-53

中国版本图书馆CIP数据核字（2022）第147049号

内容提要

本书为郑胜利教授及其部分弟子关于知识产权法定主义的论文集，收录论文二十余篇。各篇作者均为国内知识产权界比较知名的专家、学者，知识产权研究造诣深厚，关于知识产权法定主义的讨论具有一定的代表性，值得关注。

责任编辑：卢海鹰　王祝兰　　　责任校对：谷　洋
封面设计：杨杨工作室·张　冀　责任印制：刘译文
执行编辑：周　也

知识产权法定主义——郑胜利教授及其弟子相关文集

冯晓青　李扬　主编
刘晓春　执行主编

出版发行：	知识产权出版社有限责任公司	网　址：	http://www.ipph.cn
社　址：	北京市海淀区气象路50号院	邮　编：	100081
责编电话：	010-82000860转8122	责编邮箱：	lueagle@126.com
发行电话：	010-82000860转8101/8102	发行传真：	010-82000893/82005070/82000270
印　刷：	三河市国英印务有限公司	经　销：	新华书店、各大网上书店及相关专业书店
开　本：	880mm×1230mm　1/32	印　张：	10.875
版　次：	2022年9月第1版	印　次：	2022年9月第1次印刷
字　数：	270千字	定　价：	99.00元
ISBN 978-7-5130-8279-2			

出版权专有　侵权必究
如有印装质量问题，本社负责调换。

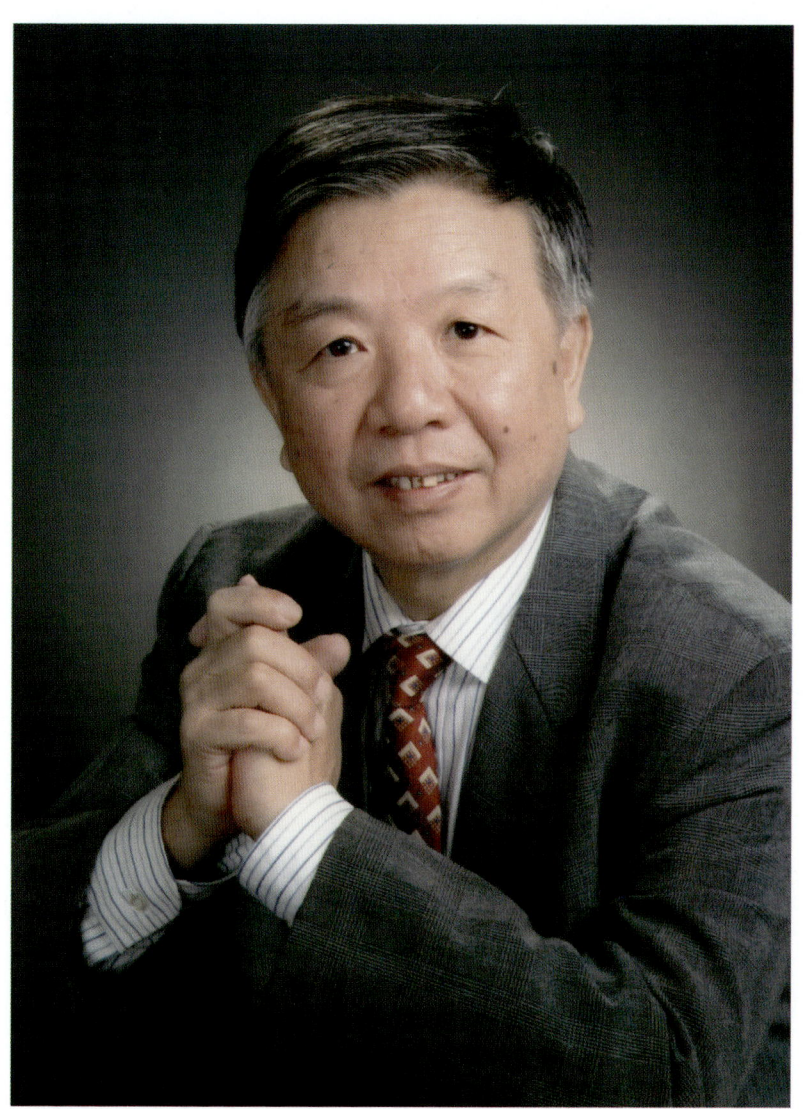

目录

半睡半醒上客舟························郑胜利（001）

随 感

学术创新高地的领路人
　　——回忆北京大学学习期间郑老师的教诲············冯晓青（020）
步入知识产权事业新发展阶段的一点思考
　　——为庆贺导师郑胜利教授八十寿辰而作··········管育鹰（028）
恩师郑老师印象点滴
　　——写在北京大学郑胜利教授八十华诞之际··········高　巍（038）
在郑老师指导下开展研究的点滴···············何　隽（042）
智慧之光不随时光黯淡
　　——寄语郑胜利教授八十华诞·················徐　瑄（045）

论 文

数据财产化及其知识产权保护研究··············冯晓青（052）
知识产权法官造法批判··················崔国斌（071）
专利侵权惩罚性赔偿制度的司法适用政策···········朱　理（117）

知识产权价值分析：以社会公众为视角的私权审视 …… 张广良（148）

知识产权法定主义的缺陷及其克服
　　——以侵权构成的限定性和非限定性为中心………李　扬（164）

完善知识产权法治　优化营商环境……………………郭德忠（188）

公示公信与著作权许可
　　——兼谈《著作权法》（修改草案）第 57 条………杨　明（201）

视阈融合下的知识产权诠释……………………………徐　瑄（218）

专利无效制度比较与启示………………………………管育鹰（233）

航空航天技术与知识产权………………………………孙国瑞（249）

专利价值
　　——背离传统价值理论的思考………………………杨延超（266）

创造性与非显而易见性：
　　洞察中美两国专利审查实践之不同………张浴月　徐擎红（280）

美国专利法修订了，你会灵活应对吗… 王新生　Esther Hong（洪斯帖）
　　Albert Wai-kit Chan（陈伟杰）　田　明……………（288）

中国企业的知识产权资产化时代来临？………………黄贤涛（298）

中小学知识产权教育的回顾与展望……………张　立　李跃然（304）

宽严相济的专利实用性审查标准的构建………………刘明江（319）

半睡半醒上客舟

郑胜利

我一生走了三个专业,有两次专业大转行,第一次从物理学转入计算机科学,第二次从计算机科学转入法学,时不时有人问我此事,我都笑着回答"半睡半醒上客舟"。真要把这件事解释清楚,那还得从中学时代说起。

我的初中和高中都在集美中学读书,学校离家有十里地,但学生除少数家住集美镇的外,其他的都住在学校的宿舍,用现在的标准看是一所住宿性学校。集美中学原来是一所私立中学,校主是华侨领袖陈嘉庚先生,我上学时已经是公私合办,国家按规定拨发办学经费,但校舍和所有设施还都由校主出资。1963年我高中毕业证书盖的公章仍然是集美私立中学。陈嘉庚先生在集美创办了好几所学校,集美中学只是其中的一所,其他的还有集美航海学校、集美水产学校、集美财经学校、集美华侨补习学校、集美小学等,所以那个地方现在叫集美学村。学校的师生一般都称陈嘉庚先生为校主,很少直呼其姓名,以示尊敬和礼貌。我的家乡在海边,百分之七十的经济来源靠海产品和副业,星期六放学后就匆匆忙忙赶回家,也许晚上还能赶上下海捕点鱼蟹之类的海产品卖几个钱。有了周末和寒暑假的劳动收入,再加上因家庭困难向学校申请助学金,这样我中学学习的生活费就基本能做到"自给自足"。

集美中学的校园和设施当时在全国算是一流的，学校有独立的科学馆（二幢楼），物理、化学、生物的实验课都在那里做，这大概是我科技的启蒙。我不太喜欢文科的死记硬背，成绩也平平，但数学、物理学起来显得轻松多了，尤其喜欢装收音机，平时从菜钱里一分钱一分钱地省，攒下来可以买点收音机的元器件。因为我们处在对台前线，装带有功放管的收音机要到公安局备案。高中时物理老师对我很好，向我开放他的"实验室"，这样我就可以用学校的器材装收音机了。我装的收音机被选中在校庆展览会上展出，还现场给观众讲解，这对于一个中学生来说，挺受鼓舞的。1962年下半年进入高三，班主任看了直着急，找我谈话，说明年就高考了，你还在玩收音机？此时我才意识到高考临近了。我们的班主任姓刘，教数学，是集美中学高中部数学组的组长，我们班高二、高三都是他当班主任，他对我们班每位同学都很好，全班都很敬重他。刘老师谈完话后，我尽管对玩收音机还有点依依不舍，但还是听从他的劝告，认真复习，准备高考。不过，周末还得回家下海，因为还得挣点钱吃饭。我在集美中学高中属于四十六组（第四十六届），那一届有10个班，我编在第一班（重点班）。填志愿时为了避免班内过度竞争，刘老师让我们分散点报志愿，我报的北大都是物理学科的，依次是技术物理系、无线电电子学系、物理系、地球物理系。当时对技术物理系到底是搞什么的并不是很清楚，想象中可能是搞高、精、尖的，所以将它排在第一志愿。刘老师看完后担心技术物理系"密级"要求太高，让我把它和地球物理系对调一下，就这样我上了北大地球物理系。到北大后了解了各系的情况，我感到很庆幸，非常感谢刘老师的这一改，虽然不是最理想，但也不是最不理想。按当时的高考成绩，这四个系我都能上，但当时心目中最喜欢的还是无线电,也许这是中学生情结的余波。

怀着对知识的渴望进了北大,大学的生活充满了阳光,因家庭生活困难享受国家助学金,除吃饭外还能有三四元钱可以用来买教科书和文具用品,星期天可以专心在学校里看书了。当时北大的学生都很朴素,穿打补丁衣服的大有人在,所以不必为此难为情。我们当时的文科课程只有"党史课",二三百个学生在一个大教室上课,期末凑凑合合考了个4分(5分制),心满意足。

我们的学制为6年,基础打得非常宽厚,外语要求两门,因为当时大家追求的是多学些知识,所以都很满意。理科课程体量非常大,老师讲过的就算翻篇了,剩下的就是你自己的事。一开始还真有点不适应,经过一年多的努力,慢慢地就入门了。掌握了学习方法就等于拿到打开知识宝库大门的钥匙。二年级以后,学习变得越

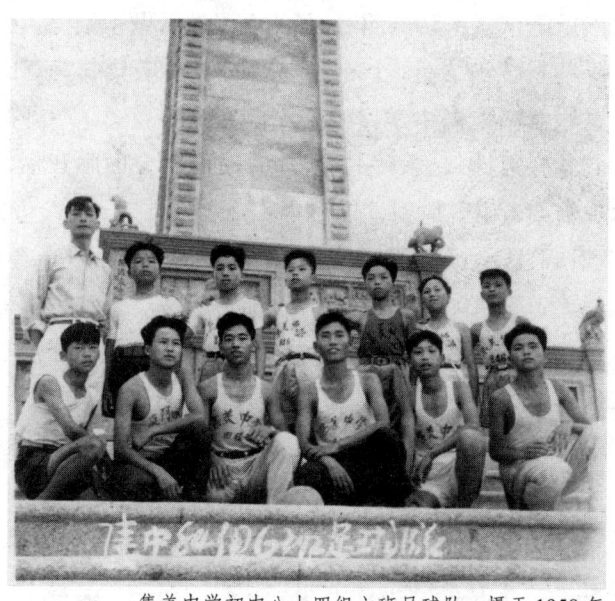

集美中学初中八十四组六班足球队　摄于1958年
第二排左起第二位为作者

来越轻松，我就经常担当班级和年级体育锻炼的"占场人"。当年北大的户外体育场所没有预约这一说，完全实行"先来后到"规则，因为学习紧张，一般人下午 5 点才去体育锻炼，那我就提前半小时先去把场地（排球场或篮球场）给占了，5 点之后班里的同学就可以痛痛快快地打一场球。

当年中学开设的外语语种比较单一，高考时选考俄语的进入北大后要再读三年俄语作为第一外语，然后选第二外语再学两年。我发现我的语言天赋不如其他同学，花差不多同样的时间和精力，别人的外语能力总比自己强。对于我们理工科学生而言，外语无非就是一种交流工具。外语是相对母语而言，一个能用母语进行交流的人只要他认真学习，一定能掌握其他语言来进行交流，天赋不足可以用勤奋来弥补。20 世纪 60 年代后中苏关系渐渐恶化，俄语学习的重要性自然就降低了，1965 年北大外语课教学做了调整，俄语作为第一外语提前一学年结业。1965 年秋季学期，英语作为第二外语开始上课。这次我吸取高中学习俄语不够努力的教训，一开始就很用功，不让它输在起跑线上，用两个多月时间学会国际音标，矫正了汉语不出现的英语语音口型，这为今后自学英语打下一个好的基础。

1965 年 11 月，正当我们这群青年学子为科学的未来狂奔时，突然接到命令，让我们停课到农村参加"四清"运动，上好"阶级斗争"这门课。很不凑巧，临下乡的前三天，我打篮球把左手掌撞骨折，校医院把我左手固定好，用白色的绷带挂在脖子上就下乡了。我们班下去的农村是顺义县板桥公社，那里的"四清"运动上半年就已经开始了，我们是临时穿插进去的。进村时我活像个打仗时受伤的伤员，社员看到我都投来异样的眼神，似乎在自问，"四清"工作队怎么还来个"挂彩"的？北京的十一月已进入"冬闲"，我在"四清"工作队主要的任务是做记录，大会小会一个接着一个，我还好是左手受伤，右手活动自如，做个记录没什么问题。

　　1966年6月1日，那张"马列主义大字报"广播了，我们才知道，北大的"阶级斗争"比农村还激烈千万倍。没过几天我们就奉令回北大校园参加"文化大革命"。回到学校后，校园面目全非，墙上到处是大字报，校园里人头攒动，人群中有北大的师生，也有不少是外校师生，偌大的校园已经没有一张安静的书桌。在那运动狂热的年代，课停了，老师不能搞科研，学生也不能看书，因为那顶"白专道路"的帽子随时都可能落到你的头上。实在无聊，我就重操旧业——装收音机，装万用表等。那时北京有些废旧物资处理门市部，单位把库房里积压的电子元器件拿到那里处理，东西很便宜，像海淀镇老虎洞胡同、德胜门外、大栅栏、大北窑等，都是我们几个同学常光顾的地方。随着时间的推移，学生厌倦无休止运动的情绪不断高涨。"文革"中，老师们是下到班级参加运动的，北大地球物理系有个天文教研室，那里有几位搞射电天文的老师有时到我们班宿舍来，他们也不愿意整天无所事事。1967年下半年，上面号召学校要"复课闹革命"，这下"天时、地利、人和"都齐了，一拍即合，由天文教研室老师给我们开设"电子线路"课程，他们有自己的实验室，配有上课所需的仪器和各种器材。

　　1969年底，国家将研制每秒运算100万次电子计算机的任务正式下达给北京大学，北大成立电子仪器厂承担这项国家重大研制项目，地点选在北大昌平分校，该项目沿用早期研发的命名——150电子计算机。北大昌平分校是20世纪50年代末开始建设的一个分校，因当时工地编号为200号，故北大师生将昌平分校又称为"北大200号"。任务下达后，北大物理系、数学系、无线电系335教研室（计算机教研室）相关老师陆续往200号聚集。我们于1970年3月毕业，我留校工作，被分配到电子仪器厂，当时称我们这批刚留校的毕业生为"留校工作人员"。分配到200号的"留校工作人员"有七八十人，理科的主要是物理系、数学系和地球物理系，文科的主要是历史系、哲学系、中文系和东语系。校方虽然没有说这批文科"留校工作人员"到那里的主要任务是什么，但大家心里都明白，他们是临时到这里"劳动锻炼"的。

到200号后我被安排在印刷电路板车间。当年200号是按"连、排、班"编制的，因时间久远我已不记得是几连几排几班了。印刷电路板车间有一二名物理系老师和八九名物理系、地球物理系的"留校工作人员"，很遗憾没有学化学的，而研制印刷电路板最需要的是化工知识，我们只好"赶鸭子上架"往前冲。150机需要用上千块六层印刷电路板（在厚度1.5毫米电路板上横、纵布上6层相互绝缘的电路），每块电路板又要有几百个接触点，每个接触点的面积也就0.3平方毫米左右，几十万个接触点都必须保证可靠连接，否则计算机就不可能正常工作。当年国内能生产的只有二层板，六层印刷电路板在国内没有可替代的产品，若不将它攻克下来，则150机也就可能要泡汤。尽快拿出150机已成为200号上下的共识，攻克技术难关自然就成为"政治任务"，多年来在广大知识分子头上悬着的那顶"白专道路"的帽子似乎被风刮远了点。经过大家的共同努力，不知熬过多少不眠之夜，做了数不清的试验，六层印刷电路板终于在第二年超标准（大大地超过技术测试标准）研制成功。

六层印刷电路板工艺流程定型后不久，我就被调到设计室的运算、控制组（现在所称的CPU），这是我第一次的"转行"。物理学和计算机科学虽然同属于理科，但二者的研究对象和研究方法不同，连数学基础差别也很大，微积分、微分方程、数理方程、解析几何、线性代数等是物理学的数学基础，而图论、集合论、布尔代数、数理逻辑等却是计算机科学的数学基础，有很多知识我必须重新学习。

学习内容虽然不同，但学习方法却是相通的，北大老师教给我们的不仅是知识，更重要的是教会我们掌握知识的方法。到设计室不久，200号就接受一项新的任务，为北大研制一台电子计算机供全校教学科研使用。电子仪器厂于1969年12月成立，为纪念其诞生，该机取名6912机。6912机比150机规模小，有了150机研制的经验，6912机的研制不会有无法逾越的障碍，但它毕竟是一台新型计算机，我们把开销和成本压下来的同时还要保障其配置的合理和协调，盖高楼有盖高楼的难处，盖别墅也有盖别墅的难处。我经常参加6912机总体方案的论证，有时是软硬件老师一起讨论，如确定"指令系统"，老师们的这些讨论给我上了一门很好的"计算机概论"课。

  1973年国家又下达重要的研究项目——研制系列计算机，即一个系列的计算机，有大、中、小各种机型，但采用同一个"指令系统"并兼顾实时控制、数据处理和科学计算等多种用途，除"系统程序"外，为任何一个计算机型号编写的程序均可在其他型号的计算机上运行。该项目由第十研究院十五研究所承担，组织全国计算机科研人员联合设计，硬件科研人员集中到十五所参加联合设计，软件科研人员承担任务在本单位设计。我被200号指派到十五所参加联合设计，十五所将他们办公楼五层腾出一些房间作为外地科研人员宿舍，而办公室则分布在办公楼的其他楼层。我在市里没有住处，所以也被安排住在五层，这样就有机会与来自全国各地的计算机老师和科研人员朝夕相处，他们都是当时计算机界的精英，与他们交流能学到不少东西。

  该系列机命名为DJS200系列机，当时设计三个型号，分别是60、40和20，我参加的是最低一档DJS200-20的设计。由于有200号三年的经验，我到那里很快就能上手了。DJS200-20采用微程序控制，我负责的是公共微程序和控制组微程序的设计。受"文革"

的影响,十五所的运转不太正常,食堂开放的时间很短,过时不候,饭菜质量比北大的食堂差很多,但好歹能吃饱。广大设计人员最大的期望是安安心心搞设计,尽快把项目拿出来,其他的都可以忍受。当时十五所不搞"政治学习",这并非坏事,那个年代搞"政治学习"必受无端的干扰,反而影响科研进度。和我同住在五层楼的有二三十人,其中包括哈工大、西交大、成电、西军电、南大、中科院沈阳计算所等院校的各位老师,他们的资历都比我深,但大家相处都非常融洽。自从工作以来,我自学英语从不间断,再加上英语科技文献的词汇量比较窄,所以在十五所时阅读英文科技文献没有太大困难。设计组里经常有读书会,拿到新的英文资料,几个人一招呼就讨论开,这是获取新知识很有效的方法。那个时候我们国家没有著作权法,影印书照常进行,五道口有个影印书店,每隔一段时间我们都会到那里光顾一下,看是否有新的计算机影印书出来。这件事让我想起国家制定著作权法时有不少科技人员持否定态度,虽然我不赞成他们的意见,但我理解他们的诉求——要读书,因为我也读过影印书。世间没有十全十美的制度,有得必有舍。在十五所参加联合设计心很静,除吃饭、睡觉外,所有的时间都在办公室学习和研究。也许有人会觉得那种生活太单调乏味,但我并不这么认为,我觉得那两年过得很充实,因为我获得了很多知识。现在乘车经过北四环,我都会由然举目,再看看路北侧的那座大楼,楼的外形还跟当年一样,它留下了我成长的印记。

两年以后,设计任务完成了,工程化的工作就交由后续科技人员接手。回到200号我一边给学生上"计算机原理"课程一边要带领他们下机房调制计算机。客观地说,北大那几年在计算机科研方面取得的成绩有目共睹,其中1024MOS存储器、150机和多层印刷电路板一起获得首届科学大会奖,6912机生产了十几台,样机安装在校园北阁供全校师生使用了十年左右，我参加研制的DJS200-20机也获得国家级重大科技奖。如果我们不把上述成果总结出来，对我国计算机科学则是个损失，因此200号领导决定组织教师编写一套《电子数字计算机原理》教材，该书共4册，约三百万字，由科学出版社出版，我在该书负责撰写"微程序设计"那章，二十几万字。该套教科书当年影响很大，前后印刷三次，堪称当年国内计算机经典之作。

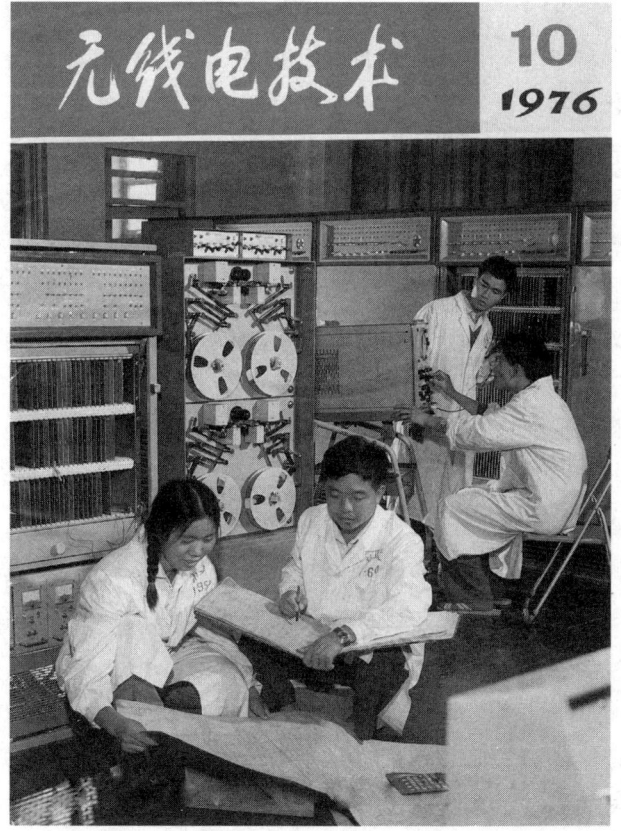

郑胜利带领学生调制150计算机　摄于1975年

1978年北大决定成立计算机科学技术系。对我来说，可以有两个选择，一是回地球物理系任教，二是留在计算机科学技术系任教，我经过考虑后选择了后者，一方面是因为兴趣，另一方面是工作已经顺手了。计算机科学技术系成立时，微型计算机已经出现了，我就给学生上"微型计算机原理"课，并开始研究用微型计算机组建局域网，如果不出现后来的变化，我大概会沿着这条路走下去。

　　1983年春天的某一天，系领导找我谈话，说国家要建立专利制度，国家教委决定从高校理工科中选派几十名教师出国进修专利法，计算机学科下达给北大，时间比较紧急，系里经研究认为我合适。当时我对专利制度一无所知，领导看我有些犹豫又补充说，国家教委的决定有它全局的考虑，你可以先出去，回国后不喜欢还回系里，利用出国的机会把外语好好练练，你看我们计算机的文献资料，绝大多数都是英文，这样出去一年也不算浪费时间。既然领导都说到这份上了，我也就没得说。因为国家教委的这个项目是由教委科技司负责实施，接下来的一切手续就直接通过北大科技处上报，手续进行得很顺利。下半年，科技司来通知要对我们这些获选人员进行一个月的培训，培训由复旦大学承办。1983年底我就到复旦大学参加培训班，准备出国的学员有三十多人，几乎覆盖理工的各大学科，工科的明显比理科的多。培训的科目有法学基础和专利法，这是我第一次接受这么长的"普法教育"。其间，教委科技司还召集我们开座谈会，大家的疑虑集中起来主要有那么几点：到哪儿进修？进修什么？学完回国后干什么？科技司领导的解答也很直率："任何事业的发展都离不开专业人才，而专业人才的培养又离不开教育，教委认为直接抽调教师送出国进修是最快培养人的方法，否则赶不上国家发展的需要，出去到哪里进修，学什么都由你们自己决定，需要教委出面协调的事直接找我们，出去后碰到困难可以直接找当地领馆教育处,我们会提前跟他们联系好,只要你们把知识学回来,还怕没事干?"培训班结束后就放寒假,过完寒假不久就参加教委出国留学人员英语水平测试(EPT),考试合格后就参加北大出国人员英语强化训练(一年),一步接着一步,一路走来,总感到有一股巨大的力量推着你往前走,由不得你做过多的犹豫和考虑。1985年3月,拿着教委给办理的护照和机票,身上揣着用人民币换成的一二百美元,提着两箱行李,我踏上了留学之路。飞机到达纽约机场是晚上,过海关后有领馆的人举着牌子将我们接到一辆大巴里,大巴走了一个多小时后就到达纽约总领馆,接待人员给我们交代安全注意事项后就暂在领馆安顿下来。接待人员讲话给我们印象最深的是,身上始终要放着20美元的现钞,路上碰到有人抢劫时不要反抗,把20美元拿出来给他就是了,他只要钱而已,不反抗人身就不会受到伤害。这时我才真正意识到自己已经来到一个陌生的国度。三天后,一位早几年来到哥伦比亚大学留学的同学帮我租到房子,我就搬离了领馆。

我联系在美国进修的机构有三个,纽约一家知识产权律师事务所,华盛顿美国专利商标局和新罕布什尔州的富兰克林法学院。经过一段时间的学习,我慢慢地对知识产权产生了兴趣:第一,法律很讲究逻辑推理;第二,与计算机有关的知识产权法律问题的研究还仅仅是个开头。在阅读许多资料后,我有了些许撰写论文的冲动,于是写了两篇论文投到国内中文期刊上,其中一篇是《美国"1984年半导体芯片保护法"综述》(《中国专利》1985年9期),另一篇是《计算机软件专利性》(《中国专利》1986年6期)。我很清楚在美国的学习时间有限,因此平常很注意收集有关资料,当1986年3月回国时整整装了一大箱。

1986年初夏,时任北大副教务长的花文廷教授带领北大的几位老师到人大开会，会议由国家教委高教司主持，参加会议的有人大、北大、清华、西交大、华中理工大学、南大等相关老师。会议分两个阶段，上半段商讨国内如何开展知识产权教学与研究，后半段就中国知识产权教学研究与世界知识产权组织（WIPO）代表会谈，争取 WIPO 资助。按高教司的设想，在北京成立一个知识产权教学研究中心，中心设在人大，北大和清华的老师参加，另外在西安、武汉、南京设三个培训点，即所谓的"一个中心三个点"方案。当 WIPO 代表提出在北京举办亚太地区知识产权教学研究学术研讨会，WIPO 可以承担外国专家和亚太地区十几个国家代表的费用时，花文廷教授表示北大愿意承办这个研讨会。大概是"一个中心三个点"的投入太大，超过 WIPO 可以承受的预算，所以该项目没有谈成，于是高教司表态，各学校可根据本校实际情况成立各自的知识产权教学研究中心。花文廷教授将上述情况向丁石孙校长做了汇报，校领导研究后决定：(1) 成立北京大学知识产权教学研究中心，由花文廷教授担任主任；(2) 承办亚太地区知识产权教学研究国际学术研讨会；(3) 开办知识产权研究生班。在法律系和该中心的密切合作下，上述后两项任务顺利完成。1986 年我回国后人事关系仍在计算机科学技术系，工作进入过渡性阶段：(1) 在计算机系一个"指纹识别"研究项目中承担"防盗版保护电路设计"；(2) 在北京大学专利事务所为北大师生代理有关专利申请事务（我在出国前已通过专利代理人考试，获得了专利代理人证书）；(3) 在知识产权教学研究中心开设全校公共选修课"专利法基础"，并为知识产权研究生班开设相关课程。

1990 年的春夏之际，法律系成立了科技法中心，法律系主任赵震江老师兼任科技法中心主任，罗玉中老师和我被安排为副主任。科技法中心成立的时候，我正在欧洲访问，未能参加中心成立的庆祝活动。随着被调到科技法中心，我的人事关系也从计算机科学技术系转到了法律系。我清楚自己正经历第二次转行，而且这次转行的跨度比第一次要大得多。俗话说，"三十不学艺，四十不改行"，我当年47岁，已越矩了。幸运的是法律系的领导和老师们对我都不错，他们给了我很多帮助和鼓励，这似乎在告诉我：大胆地往前走，莫回头。

1991年，因故中断二年的中美"福布赖特学者交流"项目又恢复了，法律系领导推荐我去应试。我抱着试试看的态度把简历递上去，自知"半路出家"的人未必会让美国教授看上，有了这种心态反而不紧张。面试的那天，我把我的研究计划陈述一遍，平静地回答两位美国教授的提问，时间大概半个多小时。面试完了我就回学校，该干什么还干什么。十多天后教育部来通知，我的面试通过了，接下来就是按部就班走完所有的出国程序。美国东西海岸的文化有些差别，西海岸有不少科技创新产业，我第一次去美国进修是在东海岸，这次访学就选择在西海岸的华盛顿大学。因为研究项目的需要，我们访问了加州一家药品研发公司，公司不大，只有二三百名员工。接待我们的是一位北大生物系毕业的校友。该校友是公司的一名研发人员，介绍中谈到其中有个药品研发已到医学临床二期实验阶段，她很看好这个项目，自己买了点股份，创投公司也开始来谈投资事宜，于是我就问她是否会把公司做大，成为一家大制药公司。她的回答很干脆："不。"她解释说，他们公司是专门做新药研发的公司，药品研发成功后就会将有关专利和所有技术打包卖给大制药公司，甚至还要跟过去几个技术人员，然后他们还干老本行——再开发新的药品。我再问她为什么时，她说大制药公司的生产能力和全球销售网络是她们公司短时间无法实现的，各自发挥自己的专长，各挣各的钱。这虽然只是个案，但无形中却折射出创新驱动和市场经济的强大活力。这不由地让我联想起早年的一件事,大约是 1985 年,我国《专利法》刚实施不久,北大邀请原中国专利局黄坤益局长在办公楼礼堂做报告,黄局长讲到有一次赵紫阳总理让他们去汇报工作,汇报过程中赵总理提了个问题,"技术能看成是商品吗?"此时汇报的人都面面相觑,不敢回答,只好说等回去请专家论证后再向总理报告。回去之后请专家论证,结论是肯定的,这才促使中央最后下定决心。这也许是我国专利制度史上的第一问。

1993 年 6 月,为期一年的访问计划结束,我如期返回学校。早在我回国之前一个多月,北大的知识产权教学又有新的进展。香港商人黄金富先生为北大成立知识产权学院捐赠 200 万港元,北大也通过考试从理科各系和外语主要语种中的二年级选拔了 35 名学生作为知识产权第二学士学生,他们准备从第三学年开始按计划选修法学本科基础课程,当第四学年结束获得其第一个学士学位后要转入知识产权学院,再继续学习一学年知识产权专业课,考试合格后可获得第二个学士学位(法学知识产权方向)。有一天,主管北大外事的副校长罗豪才教授把我叫到他办公室,让我来负责这个项目的具体事务。知识产权学院还处于筹备阶段,学校成立了筹备组,常务副校长王义遒教授和主管外事的副校长罗豪才教授任组长,副教务长周起钊教授任副组长,法律系主任魏振瀛教授、副系主任张文教授、朱启超教授、武树臣教授,北大专利事务所陈美章教授和我为组员。领导想给我安个职位,以便对外联系和开展工作,思来想去,也费了点心思,最后取名"秘书长"。

走马上任,除了黄先生那 200 万港元捐款外一切空空如也,法律系讲授知识产权法的老师主要是朱启超老师和我两人,朱老师是副系主任,他还要分管全系的教学工作。那段时间我在学校办事老背着一个黑色的书包,知识产权学院筹办的所有文件都在这个书包里,哪个部门要什么文件随手从书包里就能拿出来,用起来倒很方便。我当时很有感触,如果不解决办公用房的话,那真像是个"皮包学院"。还好校、系二级领导对此项目很支持,法律系在办公用房十分紧缺的情况下挤出了两间办公室,学校也调配出两间办公室,其中一间大的有50平方米左右。光有了房子没有人也不成,法律系主管人事的副主任张文老师看到后也直着急,他找到我说:"先帮你解决'半个人',马宝霞是楼管会主任,让她兼管知识产权学院办公室。"我当时很高兴,不用再唱"空城计"了。我对办公室做了简单装修,将那间大办公室"一分为三",进门的那间用做学院行政人员办公室,里面有一间小会客室,另一间是小资料室和复印室。经过两三个月的准备,1993年秋季开学,知识产权学院总算是有了点样子。

1993年秋季学期,为支持知识产权学院(筹)的发展,法律系根据学生的自愿,有15名法学硕士新生在其导师的指导下转入攻读知识产权研究方向,93级(知识产权法)第二学士学位的35名学生也开始选修法学基础课,这些学生对知识产权学院(筹)有很强的认同感,他们经常利用课余时间到学院当义工。在大家的共同努力下,北京大学知识产权学院(筹)开班典礼终于在11月隆重举行,学院又朝前跨了一步。

知识产权专业人才培养的研讨会在国内不知举办了多少次,有关研究报告在制定国家知识产权战略时也已提交,虽然有些措施还有待深入探讨,但重要的几点已达成共识:(1)知识产权专业人才多数是复合型专业人才;(2)知识产权专业人才分应用型和理论研究型两大类,应用型知识产权专业人才直接服务于国家的经济活动,占知识产权专业人才的绝大部分,理论研究型知识产权专业人才主要从事大学教学科研工作,它只占知识产权专业人才很少的一部分;

（3）美国的法学JD教育制度有利于知识产权专业人才的培养，我国应用型知识产权专业人才的培养主要通过第二学士学位和硕士学位两条途径，先学理工后学法律符合学生的认知规律，理论研究型知识产权专业人才主要通过博士学位培养，他们需要有从事理论研究能力的训练。目前我国知识产权专业第二学士学位和硕士学位教育的课程设置没有太大问题，但其入学考试尚未找到合规而又有效的途径。例如，理工科学生入读知识产权专业的入学考试考什么科目？若考理工科目，则理工科目那么多，考什么和如何考都是难题；若考法学又出现悖论，因为他们还没有经过系统的法学教育。当年我们也曾想办法要解决这个难题，知识产权法学硕士接受理工科学生"保研推荐"，因为是实验性质的，人数又不多，所以只接受北大、清华的推荐。

从事知识产权研究的人很容易会提出这样的问题，为什么要建立知识产权制度？知识产权制度合理性基础是什么？问题很简单，但答案不是三言两语能说清楚的。当年我在博士生课程设置中开了一门"知识产权哲学"课，借鉴理工科常用的"读书会"形式。理工科研究最重要的是紧盯世界科技前沿，攻克世界前沿的科技难题，而这些难题还没有被破解，自然也就还没有形成体系。解决的办法之一是组织团队举办"读书会"，将收集到的书籍、论文、资料拿出来讨论，因此理工科中经常会看到教授带着他的研究生一起在"读书"。当然，理工科的结论最后都必须由实验和观测去验证，社会科学的结论也需要验证，只是验证方法和手段不同罢了。在知识产权哲学读书会上，同学们唇枪舌剑，讨论非常热烈，我相信大家现在的思考一定比当年深刻多了。

回首往事，我走了一条奇怪的路，路上的每一程似乎都很自然，但路从起点到终点又匪夷所思。我顿然醒悟：心正随缘。"心正"二字取自父母姓名"郑正宽、杜心耐",以感谢二老养育之恩。

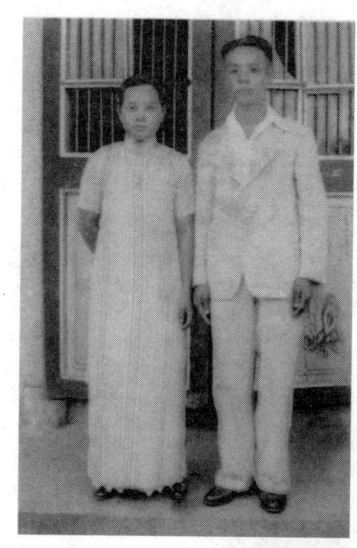

郑胜利父母郑正宽、杜心耐合影
摄于1940年前后

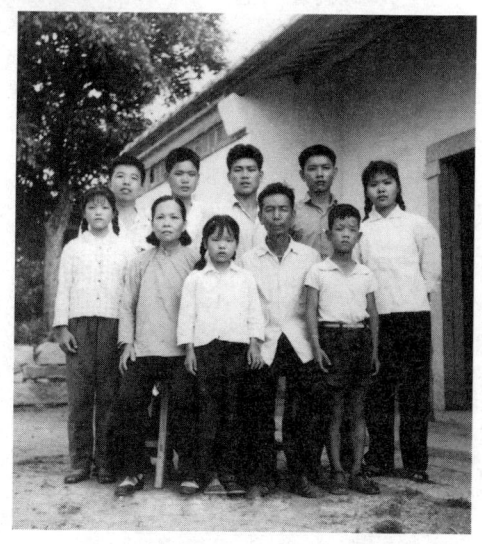

郑胜利父母及兄弟姐妹合影
摄于1970年

随　感

学术创新高地的领路人

——回忆北京大学学习期间郑老师的教诲

冯晓青*

人的一生，得益于恩师的教诲是最大的幸运和快乐之一，也是最大的收获之一。在我的求学和学术生涯中，郑胜利教授就是这样一位对我的专业学习和学术生涯影响至深、使我受益无穷的恩师。

我目前在中国政法大学担任民商经济法学院知识产权法研究所所长、知识产权法国家重点学科负责人和学术带头人，以及硕士和博士点负责人，兼任中国知识产权法学研究会副会长，最高人民法院知识产权司法保护研究中心研究员，以及中国知识产权研究会学术顾问委员会委员和高校知识产权专业委员会副主任委员。在知识产权法研究中，我逐渐形成了知识产权法理论和知识产权实务两大研究方向。其中，知识产权法理论研究中，以2003年出版的《知识产权法哲学》（中国人民公安大学出版社）和2006年出版的《知识产权法利益平衡理论》（中国政法大学出版社）为代表作；在知识产

---

* 北京大学法学院2000级博士研究生，知识产权法研究方向，现为中国政法大学民商经济法学院教授、博士生导师，知识产权法研究所所长，中国知识产权法学研究会副会长，中国政法大学知识产权法国家重点学科负责人和学术带头人。

权实务研究中,以 2001 年出版的《企业知识产权战略》(知识产权出版社)为代表作。这三部个人专著,均是国内同领域第一部著作,分别在知识产权法基础理论和知识产权应用实务研究方面具有开创性质,因而在我国知识产权学术界和相关领域具有较为重要的影响,对于推动我国知识产权法基础理论研究和知识产权的有效运用发挥了独特的作用。这三部书,也被我自嘲为个人成果"三部曲"。尽管到目前,我已经正式出版个人专著 17 部、在 CSSCI 刊物上发表论文百余篇,但最具有影响和价值的还是这"三部曲"。这三部书的完成,都深深得益于郑老师的教诲。回忆当初,如果没有北大求学期间我在恩师诲人不倦的指导下"寒窗苦读",这几项成果的取得是不可想象的。在知识产权法学术高地,郑老师是我的领路人,为我的学术成长之路点亮了指路明灯。"吃水不忘挖井人",在郑老师八十华诞之际,寥寥一文,回忆这段人生中宝贵的求学历程,往事历历在目。

我在郑老师门下共有两次系统学习的机会。一次是 1999 年下学期在郑老师执掌的北京大学法治研究中心从事高级访问学者研究,另一次是 2000 年 9 月至 2003 年 6 月的北大博士学习生涯。

在 20 世纪末,我步入大学的知识产权法教学科研领域,但一直没有机会拜见郑老师。初识郑老师是在一次全国性知识产权学术研讨会期间,大致记得是 1998 年 10 月在郑老师老家厦门召开的一次全国性知识产权学术研讨会上。在那次会议期间,我怀着忐忑的心情,表达了想投入恩师门下攻读博士研究生的想法。应当说,在那个时候,再去求学是需要深思熟虑的。原因是,当时我们都属于"在职人员",并且自己刚刚被破格晋升教授,重新求学需要克服种种困难。但没有想到,我很快得到了郑老师的积极回应。由于我对母校北大向往已久,并且对于郑老师宽厚仁慈、关爱学生的事情也有所了解,遂决定克服各种可能的困难,开始酝酿报考的事情。只是,一时没有狠下决心正式报考。

1999年上半年,正好接到了北京大学法治研究中心向全国公开招聘两名高级访问学者的消息,于是欣然应聘,被郑老师首肯,得以首次在郑老师门下进行课题研究,并由此开启了我对"企业知识产权战略"这一前沿性课题的系统研究。根据当时高级访问学者的任务安排,我需要独立完成一个课题,课题内容自定。几经反复,我将"企业知识产权战略"作为研究选题。到今天,关于企业知识产权战略研究,成果可谓多如牛毛,企业知识产权战略的重要地位和作用也已得到高度认可。如2008年启动实施的《国家知识产权战略纲要》和2021年9月启动实施的《知识产权强国建设纲要(2021—2035年)》,其重要内容之一都是如何提高以企业为核心的市场经济主体的知识产权创造能力、运用能力、保护能力和管理能力等,其核心正是企业知识产权战略能力。在当时的特定环境下,"企业知识产权战略"还是一个很陌生的课题,人们的意识也很缺乏。我之所以选择这一课题,除了平时注意学术思想创新外,与有关经济学专业背景也可能存在一定关系。

然而,即使有朴素的创新观念和思想,如果不能进行深入研究,也可能难成气候。在担任上述高级访问学者期间,我在该课题的研究上遇到了极大困难,难以突破瓶颈。最严重的问题是资料缺失,也无实践经验素材,在研究中几乎到了无法深入的"山穷水尽"地步,甚至几度想放弃对该课题的研究。在研究最困难之际,我求助于郑老师关于解决研究课题如何深入的困惑。在这节骨眼上,郑老师以其对学术前沿问题敏锐把握的大师风范,给我指点迷津,坚定了我深入研究下去的信念。在郑老师的精心指导下,我克服种种困难,终于完成了《企业知识产权战略研究》的研究报告。该报告很可能是国内第一部系统研究企业知识产权战略的内部课题报告。尽管按照现在的研究水平和思想体系评价，该研究报告还存在一些问题，其提出的核心概念、思想和原理，却对于后来我在企业知识产权战略思想系统化和体系化方面奠定了重要基础。

一年后我如愿以偿进入郑老师门下攻读博士学位，有幸得以继续在郑老师指导下就该课题进行更深入的研究，终于在2001年9月出版了《企业知识产权战略》一书。该书是我国企业知识产权战略领域第一部学术专著，开拓了我国企业知识产权战略研究的全新领域。目前，企业知识产权战略已经成为我国知识产权领域炙手可热的研究课题和领域，成为我国国家知识产权战略体系中的重大问题。回想起来，我早期涉足企业知识产权战略的艰难研究，如果没有郑老师的精心指点和坚定支持，恐怕难以成气候。我在国内对企业知识产权战略的率先研究及其成果的取得，初尝了恩师作为知识产权学术创新高地领路人的甜头。

在北大作为博士生学习的几年，郑老师进一步成为我追求学术创新高地的引路人，特别是我对知识产权法哲学和知识产权法利益平衡理论的研究，无不是在郑老师的启发和教诲之下得以有所成就的。那时郑老师给我们开设了一门名为"知识产权哲学"的课程。由于知识产权哲学研究非常晦涩，以前大家很少接触，甚至没有听说过，相关成果也很少——国外只有一本《一种知识产权哲学》著作，国内则没有。郑老师对我们采取了非常灵活、自由、启发式的教学方式，使大家对知识产权哲学这门在知识产权法领域中最深奥也最前沿的学科有了比较系统的认识。知识产权法哲学作为研究知识产权制度本源性问题的基础性学科，是知识产权法基础理论的集中体现，也是知识产权部门法理学的体现。对知识产权基础理论的深度挖掘，离不开上升到法哲学层次的研究。在当时国内很多高校对知识产权法哲学并无涉猎甚至连概念都没有的情况下,郑老师以敏锐的学术眼光和对知识产权制度深层次思考的学术睿智,引领我们对知识产权哲学问题进行深入思考,无疑使我们这些学辈们受益良多。特别是就我个人而言,如果不是在郑老师门下接受知识产权哲学研究的熏陶,也就很难在 2003 年撰著并出版《知识产权法哲学》这一我国知识产权法学界全新之作,开创我国知识产权法哲学研究的先河。

知识产权法哲学视野,无疑是我国知识产权法学术研究的最高境界。在当今我国的知识产权法基础理论研究中,其地位不可谓不高。同时,在知识产权法基础理论研究中,其也是最为复杂和深奥的,研究难度很大。不说其研究内容,在早期知识产权法学术研究中,如果不是郑老师以前瞻性的学术眼光带领我们进行知识产权法哲学方面的研究和探讨,在那时恐怕我们连起码的知识产权法哲学的概念也不会有,更遑论撰写这方面的学术著作。毫无疑问,知识产权法哲学的研究对于推动我国知识产权法基础理论研究的深入和知识产权法学科的发展具有深远意义。我在郑老师指导下完成国内第一部《知识产权法哲学》的撰写和出版,无疑承载着恩师的智慧、努力与巨大支持。

博士学习期间最重要的当属博士学位论文的选题和论文的撰写并顺利通过。论文选题则存在一个"悖论",也就是类似题目很多人写过的,因资料多而相对来说好写,但难以创新和突破;类似题目写的人很少甚至没有,资料少而难写,但创新空间和创新价值大,甚至可能具有巨大的学术创新意义。总体上,基础理论一类选题,难度大,但学术价值和学术生命力也较强。过去,我国很多博士学位论文的撰写都体现了这一特点。

围绕博士论文选题,我初定为基础理论方面,最终选取了《利益平衡论——认知知识产权的一种模式》作为题目。没想到这一选题敲定后，我后来对知识产权法利益平衡理论进行了较深入研究，以致被认为对构建了我国知识产权法基础理论的一大流派——利益平衡论——起到了开创性的作用。作为博士学位获得者的"过来人"，或许我们都有这样的感悟：选题在很大程度上关系到论文的成败以及学术创新的空间。在上述确定选题过程中，我之所以最终选择利益平衡论这一选题，是因为深受郑老师的学术思想的影响。坦白地说，当初选定利益平衡这一选题，先是看到了郑老师早在1984年在东京国际会议上发表的一篇论文《利益平衡是知识产权制度的基本原则》。受此启发，才逐渐定下选题的。看到郑老师的这篇论文后，当时为之一振，感觉这是所见到的关于知识产权制度极为重要的理论观点。这篇文章虽然不长，但给我以极大启发。在进一步查找相关资料和研究后，我决定将知识产权法中的利益平衡理论作为博士学位论文的选题方向。上述最终确定的选题，就是在郑老师论文的启发下，经过郑老师的指导而确定的。

在郑老师的启发与精心指导下，我顺利完成了博士学位论文的写作和答辩。我博士毕业之际，在郑老师的推荐下，又到中国人民大学法学院博士后流动站师从另一位恩师刘春田教授，从事知识产权法研究方向博士后研究。在刘老师的指点下，我继续原来的利益平衡理论研究，终于在2005年博士后出站后的2006年8月，出版了我在知识产权法前沿领域的第三部个人专著《知识产权法利益平衡理论》（近百万字）。目前，知识产权法利益平衡理论，无论是在国家知识产权立法、司法保护还是学理研究方面，都已成为我国诠释知识产权问题的基本哲学原理和方法论。知识产权法利益平衡理论，也已成为我国知识产权法的重大基础理论，并且在知识产权立法、知识产权政策和知识产权司法实践中发挥着日益重要的理论指导作用。尽管随着社会发展和知识产权法理论研究水平的不断提升，知识产权法领域相关理论也不断拓展和深入，如出现了相关的知识产权法的对价理论、知识产权法的系统科学理论等，但利益平衡理论仍然具有强大的生命力，是当前我国知识产权法基础理论中最具影响和活力的基础理论。

回想起来，如果没有郑老师当初关于利益平衡思想论文的最初启发、对我博士学位论文选题的高度认可，以及对论文的悉心指导，很难想象后来我会在利益平衡理论这一知识产权法学术前沿的另一个重大领域完成标志性成果。

我在北大学习期间进行系统研究的几大领域，包括企业知识产权战略、知识产权法哲学、知识产权法利益平衡理论，在当前均已成为我国知识产权法理论或实践领域的前瞻性领域与重大且热门课题。没有郑老师的启发和引导，特别是研究处于困惑期间的指点迷津，我的这些相关代表性成果的取得是不可想象的。这也使我深刻地理解到了"师者，所以传道授业解惑也"的内涵。

在知识产权法学术研究方面，除了上述我深深得益于郑老师的指导和启发而完成出版的国内相关知识产权法前沿领域的系列成果外，还应当指出，郑老师将知识产权法定主义理论系统化，这不仅是他对于我国知识产权法理论所做出的重要贡献，也对我们开展知识产权法研究提供了重要启发。受知识产权法定主义的影响，我在对知识产权法利益平衡理论的后续研究中，更注意基于法定权利保护的知识产权法利益平衡机制的构建，对于利益平衡理论有了更深刻的认识。

事实上，郑老师带给我的不仅仅是学术创新高地的捕捉，带领我们走向学术前瞻的殿堂，而且他平易近人，关爱学生，不计个人得失地热心学术公益活动，对学术有着朴素情感，而不是学术浮躁，这些都深深地影响和感染了我们。我们的一生，与郑老师结缘，这是我们这些郑老师学辈们的荣幸，更是我们以饱满的热情克服一切困难，努力工作和追求幸福生活的动力。

感谢恩师郑老师的教诲和指导。师恩永存。

步入知识产权事业新发展阶段的一点思考

——为庆贺导师郑胜利教授八十寿辰而作

管育鹰[*]

2020年11月30日,习近平总书记在中央政治局第二十五次集体学习时指出,创新是引领发展的第一动力,保护知识产权就是保护创新。这次讲话将我国知识产权保护工作提升到关系国家治理体系和治理能力现代化、高质量发展、人民生活幸福、国家对外开放大局和国家安全的战略高度,提纲挈领地描绘了新发展阶段我国知识产权保护工作的蓝图。在此之前,2020年11月16~17日举行的党的历史上首次召开的中央全面依法治国工作会议上,习近平法治思想被明确为全面依法治国的指导思想。习近平法治思想深刻回答了法治与国家治理、法律制度与国家制度的关系问题,强调在法治轨道上推进国家治理体系和治理能力现代化,科学指明了推进国家治理现代化的正确路径,也为以法治理念引领和保障知识产权事业发展、建设知识产权强国指明了方向。

---

[*] 北京大学法学院1994级硕士研究生,知识产权法专业,现为中国社会科学院法学研究所研究员、知识产权室主任、博士生导师。

法治意义上的知识产权制度及运行在我国是个舶来品，是改革开放的附随品。我国知识产权制度是随着市场经济建设逐步建立和完善的。20世纪90年代初，商标、专利、版权三大支柱加上反不正当竞争，整个知识产权法制基本框架建构完成。但彼时，北京的北四环、中关村还是一片城乡交界处的景象，五环、六环还是一片片的农田、试验地；肇始于工业革命、兴盛于科技革命的"知识产权"制度，不仅在民众生活中不知其为何物，在法学、科技管理学等领域的学科专业塑造也尚处于萌芽阶段。

记得当时，像许多出了象牙塔后不愿长大、只愿一辈子做大学生的学子一样，我立志回到北大继续（赖着）学习。1993年报考北大法学院硕士研究生时，我和很多考生一样，尚未关注到知识产权学院正在筹建、有专门的招生名额，仍然报了当时的传统专业；幸运的是，当时的考卷没有专门的知识产权法，我参加统考的专业课仍然是民法、民诉法。这样，总分上线的我，就被调剂到新设立的知识产权法方向，有幸拜郑胜利教授为导师。于我而言，1994年的秋天是学海生涯的一个节点，在如愿回到燕园的同时，走进了知识产权领域的大门。伴随北大知识产权学院的正式成立，学校和法学院对知识产权法学科的建设高度重视，专门调入了郑胜利、陈美章等国内最早一批从事知识产权相关工作和研究的老师，对我们这些来自不同专业背景的硕士生倾注了极大精力，韦之、张平等年轻的学者也先后加入北大知识产权专业团队。同时，除了硕士生必修的法理、宪法等基础课程外，民法、民诉、行政法等传统学科均配备了当时法学院的著名学者授课和担任指导教师。20世纪90年代中末期，虽然国内改革开放事业进展顺利，经济发展迅速，但知识产权制度的重要性随着中美贸易争端的不断加剧和加入WTO的迫切需要才开始被国家所认识。现在回想起来，北大法学院，包括当时设立的一批知识产权法学专业的教学研究机构,老师们均是当时法学领域最顶尖的精英和在知识产权领域有丰富经验的实务专家;北大知识产权学院在课程设置方面借鉴国际经验设立了比较科学的学生培养目标,在硬件设施和软件支撑方面建立了灵活的激励措施(知识产权学院学生每月可获得黄金富奖学金资助,另有各类年度奖学金,羡煞旁人),有很多当下知识产权硕士人才培养在规模不断扩张的情况下难以对标的优势。

于我而言,虽然进入了知识产权法学专业学科的大门,但当时对这一新兴学科的认识及其今后对国家社会发展的重要作用仍懵懂不知。不过,迄今仍记得很清楚,郑胜利老师在课堂上手举一枚小小的芯片,告诉我们它的来历和为什么要用知识产权法律制度对其进行保护;也是郑老师带领我们到学校东门外的一个无线电系的实验室或小车间,参观集成电路布图设计的制作生产流程;郑老师还牵头承担了高教网络建设方面的课题,带着我们一起做,那是我第一次知道什么是做研究和写报告。还记得知识产权学院特设的专业英语课程,成了全年级英语大牛们抢占前排练听力飙口语的公选课;迄今为止,我所记得的非显而易见性等专业词汇及意义,基本来自托马斯·孙老师的那本厚厚的美国专利法英文案例教材。记得的还有每天往返当时的北京市第一中级人民法院知识产权庭、为期3个月的实习经历,让我对知识产权司法保护相关议题的兴趣持续至今;更不用提丰富多彩的各系公开课、讲座、活动,整个北大校园环境早已融入脑海,对我今后职业生涯和生活带来潜移默化的影响。

回顾过去的三十年,我很庆幸自己赶上了国家经济腾飞高速发展的好时期,也赶上了由此带来的知识产权事业从兴起走向兴旺的好时代。而知识产权这一领域的理念、路径和具体制度、规则的发展变迁,也反映出整个国家在市场经济建设和科技文化发展方面的成就和面对的新问题。关于我国知识产权事业，成就无须多讲细讲，用官方和学界通行概括就是"从无到有，用四十年时间走过了发达国家几百年的发展道路"；当前，在百年变局的历史节点上，身处国际国内形势巨变的洪流中，知识产权保护"双刃剑"特性及其反映在每个具体制度规则的设立和适用上的利益平衡考量问题仍需我们直面。

　　知识产权制度的本质是市场经济法律规则，而这一本质特征尤为体现在知识产权国际保护规则的磋商和确定是国际经贸体系建立的重要内容这一方面。表现为对技术创新成果、文化艺术科学创作成果和商业竞争经营成果提供法律保护的知识产权制度，尽管在哲学上有着其作为无形财产专有之自然权利的正当性阐释，但越来越体现出工具主义特征。质言之，在国际范围内，从制度萌芽到制度兴盛，知识产权制度的正当性阐释实际上基于两种主要学说：在权利来源上更多适用劳动财产或自然权利说，在保护范围和力度上更多适用实用主义或工具主义说。在很多场合下，两种学说并无截然分野，相反不时交错贯穿于对知识产权保护客体之创造、权利形成和确立、权利内容及归属、权利限制与例外、侵权判定与救济等各个方面。实践经验表明，无论国内外理论上对知识产权制度的法哲学、政治经济学、民法学等不同角度的研究基础多么薄弱，甚至至今尚未形成一致的"知识产权"一词的定义；但这并不妨碍知识产权成为国家治理和国际经贸往来的重要公共政策工具。即使在近些年来逆全球化思潮和民族主义、单边主义不时泛起和新冠肺炎疫情肆虐的情形下，依托高新科技发展的"工业 4.0"仍被主要发达国家和发展中国家纳入国家发展战略。这其中，起源于西方发达国家且被融入国际经济法治秩序、持续至今为其带来国际竞争优势地位和国际垄断利润的知识产权制度，在今后各国的国家发展和国际经贸体系中的作用将被进一步提升是毋庸置疑的。

我国知识产权制度经过四十年发展，目前呈现一种类似两极化现象的复杂情形：一方面某些主体的知识产权意识和制度运用能力高度增强，力图将尽量多的无形信息资源纳入自己的专有权范围，甚至向精于利用制度漏洞占有公有领域或他人享有在先权利的信息，或向权利滥用、限制竞争和垄断发展；另一方面，"互联网+"和"数字化生存"的生产生活方式，使得广大产业界人士和大众在尚未提升知识产权法律意识的情况下，先行领受互联网带来的便利，有意和无意的侵权规模都因网络效应而前所未有地扩大，给权利人的维权和行政、司法部门的工作带来难题。考察我国知识产权制度的现状与未来，还有一个不可忽视的因素是，由于知识产权与国际贸易密不可分，我国知识产权制度建立和发展的进程，始终受到美国等发达国家主导的知识产权国际保护规则的影响；直至今日，尽管我国基于发展内需确立了创新驱动发展战略、高度重视知识产权保护工作，但相关双边、多边国际经贸协议中知识产权条款带来的高标准、严保护要求，始终给国内知识产权制度运行带来一种压力。究其根本原因，是我国总体经济实力跃升第二，但人均GDP仍处于发展中国家水平，科技、文化和经济的竞争力总体上还未能与发达国家比肩，尤其是美国。因此我们在将国家知识产权战略推向新的阶段时，对外需要格外关注国际知识产权发展动向，积极参与相关谈判，加强知识产权国际保护话语权建设；对内则在需要统筹考虑不同发展程度的地区之间的国情差异，灵活运用各种平衡机制，避免在信息时代因知识获取的障碍加剧地区发展的失衡。

具体而言，在步入新发展阶段后，除了加强管理、促进制度运行之外，我国知识产权事业尤其需要在完善法律制度、加强执法和提高知识产权法律意识几个方面同步推进。

知识产权是现代产权制度中最重要的财产类型之一，知识产权保护首先要有法可依。知识产权法治的基本要求就是依法保障公民和法人就其智力创新成果所享有的知识产权，制止不劳而获窃取他人劳动成果和利用知识产权优势地位进行的不正当竞争行为，加大对侵权假冒行为的惩处，有效保护知识产权。为此，知识产权法律规则需要进一步修改完善以适应新时代科技文化发展的需求，以便于执法者准确理解和适用。首先，要明确现阶段我国知识产权立法的宗旨是激励创新、加强保护，因此，我国在知识产权法律近期修订中，加大对侵犯知识产权行为的惩处、提高知识产权保护力度的导向应当肯定，例如提高法定赔偿额度、引入惩罚性赔偿、减轻被侵权人的举证负担等。立法上注重加大保护力度，降低维权成本，提高侵权代价，有助于以严格执法有效遏制侵权行为。其次，新规则的设立或改变需要准确把握科技文化和社会发展方向，寻求相关利益的平衡点。比如，从保护知识产权就是保护创新、知识产权制度是市场经济法律制度一部分的基本认识出发，将网络环境下著作权授权机制的建立交给市场解决。互联网企业作为商业使用者，在版权产业链中是传播者，而创作者和权利人才是作出智力创新贡献的源头，对著作权人的一种限制若非为了公共利益所必需，不宜作普适性扩张。同时，公众的浏览等个别使用，可以通过现有著作权合理使用制度解决，也可考虑增设公共图书馆等文化机构线上提供作品的法定许可制度。我国文化产业处于新兴阶段，加强版权保护能促进原创者创作激情、增加投资者回报期望，促生更多的既能体现中华文化又适应时代和市场需求的优秀作品，提高我国的文化软实力。最后，我国需要继续完善与知识产权相关的法律制度，包括：在农业产业化进程中树立商标品牌意识，梳理、细化现有的地理标志法律保护机制，探索整合形成专门保护制度的可行性；制定和完善《反不正当竞争法》《反垄断法》适用中与数据财产等无形信息相关的不正当竞争和垄断行为的认定标准和程序;推进民间文艺、传统中医药保护、遗传资源惠益分享机制等方面的立法工作,特别是文化遗产的数字化典藏及开发利用制度,开拓并保护我国丰富的创新之源。

关于执法,自我国建立知识产权法律制度以来,实行的是行政执法与司法保护的"双轨制"。根据我国经济发展现状,对比较严重的侵犯知识产权并影响消费者利益和市场竞争正当秩序的行为,以政府机关的行政执法来弥补民事和刑事救济的不足,有利于打击侵权假冒扰乱市场的行为和加强知识产权保护,因此便捷的知识产权行政执法在一定时期内仍有必要。根据党的十八大以来我国关于政府职能转化、合理配置执法资源、提高执法效率的改革方向,知识产权主管行政机关应逐渐强化其公共服务职能,而将其知识产权行政执法职能逐渐整合到各地的市场监管综合执法体系中,以提高行政执法的效率和水平;比如可以在地方市场综合执法队伍中建立一支专门的知识产权执法小组,打击盗版假冒等侵犯知识产权和扰乱市场竞争秩序的活动。此外,关于知识产权行政执法的内容,各知识产权单行法的修改中是否需要明确增加和强化主管部门行政执法权能的规定,是需要结合国家治理中的行政执法权配置全盘考虑的问题。长远来说,知识产权海关边境措施是国际通行的独立的行政执法,其他的知识产权行政执法将逐渐过渡到刑事司法保护,当然这也需要刑事司法理念的革新。目前,国家检察机关也十分重视知识产权的刑事辩护问题,一定时期内的"以罚代刑"现象逐渐式微,应开始注重行政执法与刑事司法制度的衔接。另外,专利领域的行政执法向来有争议,但外观设计的行政执法除外,可考虑将外观设计单独立法予以保护。

对于知识产权管理部门来说，应准确定位并重视发挥其管理和服务职能，比如优化申请及授权程序、加强专利商标审查中的国际合作、组织专题研究和培训、建立公共信息集散平台、进行政策宣传和公众教育、配合相关部门的执法和司法活动、对涉及公共秩序和公共利益的知识产权事项进行决策等。总的来说，知识产权行政主管部门可以通过制定和实施各个层级、地区、行业的知识产权战略推进计划，包括制定面向新时期科技文化发展的知识产权强国战略，引导企业和地方政府在知识产权或创新能力判断中从以量取胜逐渐过渡到注重质量和效益，真正认识到知识产权制度对建设创新型国家的重要作用，从商标、专利的知识产权大国转变为强国，提高文化产业市场竞争力。具体措施包括提高专利审查标准、完善创新评价指标、改进创新激励措施，发布各种产业发展知识产权战略指南、涉外知识产权保护指南等。另外也可联合相关部门制定知识产权资产评估方面的办法，以便使公司入股、资本变现、风险投资、侵权损害赔偿等相关领域中的知识产权价值估算具有可操作性，保障知识产权投资者、拥有者、运用者的合法利益。

在司法方面，知识产权个案争议的终局保护规则由司法机关确立和执行是世界通行的规则。由于知识产权与变化迅速的新技术密切相关，立法通常具有一定模糊性和滞后性，司法解释在我国法律适用中具有重要的指导作用。近期，我国知识产权立法进行了一系列修改，在制定和实施相关司法解释时需要与立法思路保持一致，避免过度扩张或限缩，维系恰当平衡。知识产权司法保护的路径包括完善知识产权审判体制、优化审判资源配置、简化救济程序。在新发展阶段，随着我国整体法治环境的完善和法院司法审判能力的提高，知识产权司法保护的作用将得到更充分的发挥。目前，根据各地社会经济发展的具体情况，我国知识产权专业化审判体系正在形成，集中审理技术类案件的上诉机制——最高人民法院知识产权法庭也在有效运行。今后一段时期，在专业化审判体制建设方面需进一步考虑合理布局，避免徒增机构，同时需尽快提出我国专利商标确权程序简化的可行性方案。还需尽快加强知识产权民事、行政与刑事程序的协调，结合各地法院知识产权案件"三审合一"经验，进一步统一裁判标准和尺度。当然，在新发展阶段，知识产权司法保护的目标仍在于公正司法，有效遏制侵权，消除长期以来权利人"赢了官司输了钱"、侵权人反复恶意侵权等极不利于保护创新的现象。另外，在知识产权专业化审判配套机制方面，也需要完善适应知识产权案件的证据规则以合理分配举证责任，同时，应建立适合中国国情的技术调查官辅助审判、专家证人、专业鉴定等多元化技术事实查明和审判辅助机制，考虑研究并尽快推动立法机构制定针对知识产权案件的特别程序法。

知识产权领域法治的实现，还需要有全民创新文化作背景支撑。目前我国正处于经济转型期，市场经济建设过程中相关领域竞争规则尚未明晰，竞争主体还未真正形成自觉的知识产权法律意识，尤其是与知识产权相关的市场竞争中假、冒、仿、靠行为屡禁不止、乱象百出。同时，我国社会总体仍处于发展阶段，尤其是各地区发展极不平衡，欠发达区域和人口比例占多数；人们无论在工作中还是日常生活行为中的知识产权法律意识淡薄，再加上传统上民众的从众心理、爱慕虚荣等因素，多数人对知识产权这一建立在无形客体之上的私权受法律保护的意识，相对于有形物的财产权保护意识更加陌生，因此对侵权假冒等行为持有容忍态度，不像对盗窃抢夺有形物之不法行为那么痛恨。为此，要形成尊重知识、积极创新的风气，除了在完善立法、加强执法外，还需要坚持不懈地通过各种方式普及全民知识产权法律意识，培养市场主体尊法、信法、守法、用法的意识和依法维权的能力，提高党政机关领导带头守法的意识，形成守法光荣、违法可耻的社会氛围，逐渐引导人们在日常工作和生活中，将买盗版、假货、抄袭、变相剽窃，以及各类打擦边球模仿他人的习惯抛弃。知识产权法律意识的培养，除了例行的普法工作，还可以通过一定方式纳入国民教育体系，使人们从小养成尊重创新、保护知识产权的意识。此外还要重视将知识产权法律意识融入知识产权创造、运用和管理各环节专门人才的培养中，全面塑造符合建设创新型国家和法治中国需要的复合型知识产权人才。

总之，知识产权制度是市场经济下，保护创新者利益回报、激励再创新、带动经济发展、增加社会整体福利的规则体系。规则明确、执法程序公正透明、法律后果可预期性强，可以使创新者及其相关投入者没有后顾之忧。有效的知识产权保护有助于实现新领域、新业态市场资源的优化配置，最终促进科技文化的发展。为此，在我国新发展阶段，有必要多管齐下，全方位提升知识产权综合竞争力，推进知识产权强国事业的发展。

恩师郑老师印象点滴

——写在北京大学郑胜利教授八十华诞之际

高　巍[*]

于我而言，在最好的年华，遇到郑老师，师从郑老师，何其荣幸，何其感恩！在恩师郑胜利教授八十华诞之际，我想用"严谨不倦、淡泊明志、抱诚守真"这十二字来形容我对恩师郑老师的点滴印象。

说郑老师"严谨不倦"，说的是他治学严谨，对科研和学术问题实事求是的态度和精神，并且锲而不舍、不知倦怠。

郑老师的理工科背景形成了他在知识产权领域独特的学理思维。他在讲授知识产权课时思路尤为清晰，不用引经据典、长篇大论，却能思维缜密、深入浅出、毫无差池。他看重论文质量的"精"，而不看重论文数量的"多"。他说，人这一生如果只发表了一篇论文，哪怕这一篇论文只有几千字，如果这一篇几千字的论文所传递的思想对时代进步具有一点推动作用，那么也是极有价值的事情。至今我仍然觉得，不是每一个学者都会秉持郑老师如此开明而深邃的学

---

[*] 北京大学知识产权学院2002级博士研究生，现为全面依法治国研究中心研究员。

术观。

记得在我博士毕业论文进入瓶颈状态时,郑老师几句话就点拨了我!他说:"论文要有你自己鲜明的观点,这个观点本身没有对错,但要贯穿你论文的始终,你能自圆其说就好。"郑老师说话不疾不徐,却直击症结、切中要害,让我顿感拨云见日、茅塞顿开!郑老师的这种教导直到现在都指引着我的文字工作,使我在遇到一项课题或是撰稿任务时,即便有或多或少的困惑,但最后总可以从容面对。

说郑老师"淡泊明志",是说郑老师淡泊名利、志趣高洁。"夫君子之行,静以修身,俭以养德。非淡泊无以明志,非宁静无以致远",这正是对郑老师的真实写照。郑老师最为可贵的就是,他能时时保有一颗平常心——不卑不亢、不急不躁,有自己既定的奋斗目标,不随波逐流,也不苛求人生。

记得2002年被录取为北大博士研究生之前,在近两年的时间里,全身心拼命备考几乎就是我生活的全部。那时每天都在紧张和压力中度过,绝少有快乐和轻松的心境,仿佛考不上博士研究生生命就不完整了一样。而对于究竟为什么要考博士研究生、究竟要过什么样的人生,自己却始终没有想清楚。考取郑老师的博士研究生之后,一次偶然的机会听到他说,当他每一次乘飞机从高空俯瞰大地,都会由衷地感慨世界之大而个人之渺小。他说考北大的研究生比登天都难,他不会强求他身边的人都去考北大。他当时的这番话直至今日我仍会时常想起。在这之后随着年龄的增长,我越发能感觉到郑老师这种"不强求"的人生态度,其实反映了他多么包容与豁达的胸襟!

郑老师的平和心态,对我的启迪非常大。在过往的岁月里,有过成功的喜悦,也有过失败的苦涩,我不停地寻找自己的人生坐标。

地域的变迁、学业的变化、工作的变动……这些磕磕碰碰、跌跌荡荡的人生经历，使我深切感悟到：生而为人，能拥有郑老师这样平和的心态才是最难能可贵的。其实人生的奋斗目标并不在于拥有什么名利，而是在于能够做自己真正喜欢并适合的事情，过自己真正喜欢并适合的生活。我为能有这样一位心态平和的导师而深感自豪、心存感激！

说郑老师"抱诚守真"，是说郑老师志在真诚，保持本性，恪守不违。郑老师平时话语不多，不属于喜欢高谈阔论的健谈之人，但他老人家为人真诚，让我无论什么时候想起他，心里都会有一种温暖油然而生。

印象中有一件事情记忆犹新，那是在2006年9月，在八宝山郑成思教授追悼会上，我和郑成思教授的博士生郎贵梅自发守在告别厅门口维持秩序。在走进告别厅向郑成思教授遗体告别的人流中，我见到郑老师，他向郑成思教授的遗体注目、敬礼，泪水从他的面颊悄悄滑落——看到他抬手擦泪的那一瞬间，我感觉喉咙堵得痛……

我博士毕业参加工作之后，郑老师也一直关注我的工作和生活状况。有一次去看望郑老师，郑老师和师母对我说，有一次去建材市场遇到我了，当时没有打扰我，但是猜我是不是开始新生活了，于是拿出一个大红包送给我，表达他们二老的美好祝福。郑老师和师母的无声举动、默默的关怀，所传递给我的真诚与温暖，一直在我心里默默涌动！至今提笔回忆到这里时，我的眼睛仍然禁不住湿润了……

记得2011年夏天，父亲身患肺癌晚期在北京接受治疗。有一次恰逢郑老师全家来我家附近公园游玩，于是我就和父亲以及家人一道请郑老师全家吃饭。席间父亲感谢郑老师对我多年的培养，还评价郑老师说他给人的印象永远都是一个最平和、最真诚的人！父亲当时甚至还略带调侃地说，即使郑老师说一句谎，让人听起来他仍然是在说真话——父亲这是在极言郑老师的人格魅力，极言他在我们心目中不容置疑、已经刻录在我们心里的最真诚、最美好的形象……当时父亲幽默的话语还引来我们阵阵笑声……2012年2月12日，还没有过上六十四岁生日的我最亲爱的父亲，永远地离开了我们……悲痛肝肠断……此时想起那次相聚场景，想起父亲曾经评价郑老师的话语，更别有一番酸楚在心头……

恩师如父。今年是我的恩师郑胜利教授八十华诞，在衷心祝贺郑老师的同时，我更是会情不自禁想到我的父亲……由此更加由衷祝愿我的恩师郑老师平安、健康、长寿！因为在我们晚辈心中，恩师郑老师的健康长寿，才是我们最大最真诚的祝愿！

真心希望郑老师九十华诞、百岁华诞之时，我们师生再次真情聚首，再次感受恩师的矍铄风采！

在郑老师指导下开展研究的点滴

何 隽[*]

郑胜利老师八十华诞之际,谨以此文记述在郑老师指导下开展研究的经历,分享心得,感谢郑老师对后辈言传身教的谆谆教诲。

2007年9月我进入北京大学法学院知识产权学院攻读博士学位,2008年2月,加入郑老师主持的北京大学知识产权学院与日本松下电器有关技术标准的联合研究项目。该项目于2008年9月启动第三期"关于适合中国社会环境的技术标准化与专利池许可制度框架的研究",我作为北京大学知识产权学院三名主要研究人员之一参与其中。

自项目研究启动至2010年3月中英文双语研究报告印刷,在郑老师的主持下,项目组历经八次会议研讨。其中前七次为研究团队定期会议,中日双方的研究人员采用见面会议或电视会议的方式按照预定规划就研究项目逐一探讨;最后一次为项目结题报告会,除双方研究人员外,还邀请了知识产权和技术标准领域学术界及实业界的学者、专家,对研究成果进行鉴定,项目组在专家意见和建议的基础上修改完善研究报告终稿。

---

[*] 北京大学法学院2007级博士研究生,知识产权法专业,现为清华大学深圳研究生院副教授。

作为联合研究的另一方,松下方面对该项目非常重视,松下电器产业株式会社大阪本部知识产权运营许可中心的五位专业人士以及松下电器(中国)有限公司知识产权部包括部长在内的四位专业人士全程参与了该项目研究;松下电器研究开发(中国)有限公司技术合作与标准化所包括所长在内的三位专业人士阶段性参与了研究。

学术界与产业界特别是长期在业界从事知识产权运营和标准制定与管理的专业人士合作研究,能够各取所长,发挥各自优势。但由于知识结构和实践经验的不同,以及中日双方对同一问题在理解和认识上存在差别,因此该项目在具体执行中的挑战性是可以想见的。郑老师作为项目的主持人,在项目研究中发挥了重要的领导作用。在每次研讨会议召开之前,郑老师都会召集我们三位研究人员,面对面进行内部研讨分析,并针对每位研究人员具体负责的部分进行细致指导。郑老师不仅对研究结构和内容总体规划宏观把控,在研讨会议上阐释具体问题时还巧妙利用类比方法触类旁通加以说明,在合作沟通环节中举重若轻地应对交流中的差异。

例如,项目启动后的第一次研讨会议在北大法学院陈明楼召开,会议的重点是讨论本阶段的研究思路和研究内容,松下方面有八位专业人士参加。松下电器产业株式会社大阪本部标准许可团队的负责人石田博士提出,引入美国经济学者迈克尔·波特教授的"国家竞争优势"理论,以此对中国企业的技术发展阶段进行划分,从而对应研究中国标准化的进程。对于石田博士的建议,郑老师进行了分析并指出,简单地用波特的国家竞争阶段来划分中国企业的技术实力是行不通的。中国企业的技术实力发展不均,大部分中国企业处于第一阶段即生产要素导向阶段的末期;部分企业已进入第二阶段,即投资导向阶段;个别企业进入了第三阶段,即创新导向阶段。因此,项目的研究需要综合考量,将研究重点落在宏观制度构建和制度设计层面。郑老师的这一意见，松下方面听后非常认同，并在此次会议上根据这一思路将研究内容进一步细化。

由于项目研究目标在于建立一套全新的"国家基础设施推广型技术标准"制度设计，因此项目组提出了一些新的组织机构和决策过程的设想，例如在传统的标准制定组织（SSO）之外，设立"独立专家委员会"这一机构。为了便于理解和把握标准制定过程中独立专家委员会与标准制定组织之间的关系，郑老师以法律制定过程中全国人大常务委员会与下设的法制工作委员会之间的关系作为参照。这样大家就很容易理解了两者之间在标准化过程中的具体职能划分。又如，在对"独立专家委员会"确定标准方案的决策表决机制的设计中，郑老师首先提出参考国际奥林匹克委员会在选择奥运会举办城市时的决策机制，即首轮投票中获得过半数支持者获选，否则得票排名前两名候选者进入第二轮投票，再以两者中的得票高低决定最终当选者。

类似的例子在项目研究的开展中不胜枚举，这些细节无一不显示出郑老师高超的领导、沟通艺术和丰富的知识结构、人生阅历，让我们后辈学生深深佩服，也获益良多。

我本人在参与项目的过程中培养和锻炼了研究能力，除了项目研究报告外，先后发表了三篇相关研究成果的学术论文。郑老师和我合作撰写的《国家基础设施推广型技术标准制定与技术制定组织建构》发表于《电子知识产权》2010年第4期。由此项目，我又对技术标准中的必要专利及其独立评估机制做了一些延伸研究，相关成果先后发表于2011年的《知识产权》和《科技与法律》。

每当回首这些往事时，我眼前就会浮现起郑老师戴着眼镜，一手夹着香烟，一手拿着研究文稿，认真阅读，时而停下来用红笔划上两道写上几句，又抬头与我们详细讨论的情景。郑老师八十华诞，借此祝郑老师健康长寿！

智慧之光不随时光黯淡

——寄语郑胜利教授八十华诞

徐 瑄*

我 1997 年入北京大学法律系,跟随赵震江教授攻读理论法学博士。起初,并没有决定把知识产权作为自己的研究方向,具有哲学功底的我,很自信能够在理论法学上攻坚克难。考虑到法学不是理论学科,不能离开司法技术弄法理论,所以 1999 年博士论文选题开始,我开题时提交的博士论文选题是:技术秘密保护的法律问题。可是在收集材料的过程中,我发现技术秘密的法律问题无法一下就上升到法理高度。正苦恼之时,郑胜利老师给第一届北京大学知识产权专业学生开设了知识产权法哲学专题课程,征得导师赵震江教授同意后,我决定重新选题,并选修了郑老师的这门课,就是在这里,我开始了知识产权法哲学研究,也开始思考更深层次的法律理论问题。

我至今还记得,1999 年秋天那个学期,我和郑老师首届知识产权博士生团队(罗东川、张广良、崔国斌、薛红等)一起,在知识

---

* 北京大学法学院 1997 级博士研究生,知识产权法专业,现为暨南大学法学院教授、博士生导师。

产权法哲学讨论课上如鱼得水的那种感觉。因我是在北京大学哲学系学了哲学再学法学的,本来对本质、本体、本原等终极问题就有兴趣,且我对知识产权问题的研究迫切需要回答这些问题。从此,我便一头扎进了知识产权法哲学里,并正式把博士论文选题改为"论知识产权法哲学——基于自然法对知识产权的思考"。当时,社会上对"知识产权"到底是什么样的权利、客体是什么、对象是什么、保护的目的是什么等深层问题刚刚开始关注,另外,微软案件暴露出来的弊端也引起了学界的关注:按照知识产权法保护起来的科技企业微软公司,在美国会因为违反反垄断法而必须被拆分、分割。这对我们这些刚刚相信财产权法律维护正义的学子来说,还是非常震撼的:财产权法律难道不能确定科技产权保护标准的正当性、正义性吗?尽管法学界很多人提到利益平衡问题,但我最先听到知识产权利益平衡理论,却是在郑老师的课堂上。由物理学、计算机科学再到从事知识产权法学的郑胜利教授,对自然界的"平衡"、经济发展的"平衡"、法律应该怎样尽可能追求利益平衡,是有深刻见解并发表了很多论文和演讲的。但是,法律怎么样达到平衡?他在讨论课上让我们讨论。正是为了论证怎样才算达到了知识产权利益平衡,我才开始了知识产权对价理论的研究。攻坚几年,我基于自然法的理念和价值,考察了现行知识产权法中的客体本质,对暗藏在知识产权法中的那个对价本体有了些认识,顺利完成了博士论文并于 2001 年 9 月顺利通过论文答辩。郑老师是我的答辩委员会组成人员之一,他对结论似乎并不是很满意,因为通篇论文只是论证知识产权客体属于自然法财产权客体是必须保护的,回到了知识产权为什么要保护的问题,至于要保护多少才平衡,保护多少才对价,我还没有明确的结论。我就对郑老师说,博士毕业后我会继续研究的。

言出必行，我从此开始了非常艰苦的研究。2002年的某一天夜晚，老天好像可怜我这么艰苦求问，所以好像得到某种启示一样，"对价"概念像一盏明灯照亮了我的心，也好像照亮了我的小书房，终于找到了知识产权利益平衡的方法——对价。2002年我发表了《中国法学》上那篇《专利权垄断性的法哲学分析》文章后，2003年我发表了第一篇《中国社会科学》文章《知识产权的正当性——兼论知识产权法中的对价与衡平》，这才觉得终于可以把知识产权制度作为一个有机整体了，并找到了其内在的对价逻辑。郑老师看到了我的那篇文章，非常高兴并表示赞同我的观点。这篇文章，也得到了更多知识产权研究者的认同。这篇论文我原创性地提出了一个独立的分析工具"对价"。虽然在法律语言中对价是个常用词，但对对价作为工具本身的研究和作为一种通用对价方法的研究，以及什么才是对价、对价本身是什么、理论形态是什么、内在逻辑是什么，我还没有找到答案，对价本体对我仍然是个谜。我一头扎进对对价本体的追问中，犹如我在冰场上掉进了一个小水洞，下面原来是汪洋大海，从此我就在汪洋大海中遨游。这是非常孤独的体验，但有我的博士导师赵震江教授的爱护和郑胜利教授的关注，我内心认同了这些年孤独的使命，踏上了继续追问的道路。

这一去又是两年，我孤独地思索，痛苦地追求，苦不堪言。对一个兼职执业律师的法学教授来讲，离开第一法律战场去思考终极"海底"问题，遭遇的冷遇和误解也是不堪回首的。有几次坚持不住想停下来，但又不忍半途而废。孤独吞噬着我，但对价之光又吸引着我，我几乎不敢奢望学界还会有人关心我、关注我。

2005年知识产权研究会在广州开年会，郑老师来了。我去郑老师下榻的宾馆看望郑老师和同行的朱启超老师时，和郑老师一见面的对话是这样的：

郑：徐瑄，你找到了吗？
徐：找到了。
郑：是什么？
徐：不是东西，是方法。
郑：噢，这就对了。

朱启超老师听我和郑老师的对话莫名其妙，我解释后，他也释然了。

我继续解释说，"对价本体"应该就是"智慧本体"，包含了真理，而真理就是方法。我笑着对郑老师说："放心吧，对价不会被我像面包一样独吞的，我会把它送给每个人。"

这是我首次披露我对价研究的最新思考进展，也知道了，这些年来，郑老师一直关注我关于对价问题的研究进展。郑老师说，他其实还担心我走火入魔呢。我顿生无限感激之情。是啊，有多少次精神的风险需要自己独自承受！原来郑老师知道我承担的巨大理论风险！这真是更让我感动。郑老师应该也走到我掉进的这个"洞"了，原来我们是真正学术上的"同路人"。那么，郑老师是真正理解我的学术处境的了，我觉得即使苦点也值得了。

2005年8月，我在《北大知识产权法律评论》上发表了《智慧的财产权构建如何可能——TRIPS协议下对知识产权基于自然法的解答》，清晰诠释了知识产权法平衡机制的对价问题。此后我对对价本体的研究，每走一步，都会向郑老师报告一声，也不断得到郑老师的认同和共识。郑老师还专程请我回北大法学院讲课，把我的知识产权对价研究成果在课堂上讲给学生们听。郑老师组织的几次国际知识产权会议，我都是主要演讲嘉宾，演讲主题都是知识产权对价理论的最新进展。2009年在一次郑老师组织的知识产权国际会议上,我用《知识产权运营中的对价问题》为题,发布了我对知识产权运营对价的最新学术成果,赢得了学术界的集体关注;《南京大学学报》发表了我的最新成果《知识产权对价论的理论框架——知识产权法为人类共同知识活动激励机制提供激励条件》;2008年我获得国家社会科学基金重大委托项目《贯彻科学发展观实施知识产权战略研究》,对知识产权战略中的对价研究,让我更加明晰了我所建构的对价工具作为方法论对国家知识产权战略制定和实施的重要作用。2011年作为课题成果,我在《中国社会科学》上再发表了《视阈融合下的知识产权诠释》,基本上完成了知识产权对价论的法哲学诠释体系。

其实,我痴迷对价的初心是由郑老师对知识产权利益平衡的追问引起的。正因为有郑老师一直以来的学术关注,我才下狠心一直研究到现在。知识产权对价理论能够逐步成为知识产权学界的共识,固然有我的执着和坚守、勤奋和刻苦,但离不开北京大学法学院赵老师、郑老师的教导、呵护、鼓励和支持。仔细想来,这些年是赵老师、郑老师用他们的智慧之光照亮了在黑暗中寻找智慧光明的我等弟子们,我们不过是沿着他们开启的智慧之路继续前行而已。而我不过是承载了郑老师那一代人对利益平衡的沉重追问和思考责任,完成了我们这一代人应该给的回答。这需要深厚的哲学基础和非常前沿的法律实践,这些条件北京大学已经给我了。更何况,当时知识产权法哲学班上只有我一个是学哲学出身的,确实是责无旁贷啊!庆幸的是,追问了二十多年了,我可以找到对价智慧并用它来指导我对知识产权的认知和实践!

现在,知识产权对象是智慧本体已经被我们看清,这个藏在知识产权对象之后的本体终于呈现在我们面前,让我们掌握了作为智慧本体表达的知识产权本体。这个本体因对价机制的内在力量而平衡、而发展、而繁荣，但它一旦失去平衡就会制造垄断甚至罪恶。它引导一切热爱真理和追求知识的人们，在知识产权创造中激励发明鼓励创新，并时刻警惕它给人类制造的不公平，拿起对价"手术刀"，给这个失衡体制"做手术"，保证人类知识活动向着公平正义方向，趋向永久和平与发展。我们因知识产权的缘故不断地被激动、被激励、被吸引并不由自主地去创造，成就了我们每个人不老的青春；郑老师则凭他的智慧劳作和不停耕耘、关爱和启发学生思想和追问，成就了他八十耄耋仍不见老的智慧生命。

那句古老的箴言是这样说的：智慧之光不随时光黯淡。

"知识产权"和蕴含在知识产权中的"智慧之光"就这样照亮了郑老师和我们这群热爱知识产权的人的生命，使我们知识产权人常怀激情、永葆青春。

还有九十、一百岁，让所有的年轮都来吧，欢迎你们！

论 文

数据财产化及其知识产权保护研究[*]

冯晓青[**]

摘　要：在大数据时代，数据日益成为一种重要的生产要素，并具有重要的财产性利益。数据具有财产属性，应受到法律保护。符合知识产权法保护条件的数据可以纳入知识产权保护范畴。我国知识产权现行立法可以实现对相当部分数据财产的法律保护，知识产权司法实践也体现了对数据的保护。不具备知识产权客体条件的数据，在存在值得法律保护的财产性利益或竞争性利益时，可纳入反不正当竞争法保护。

关键词：数据　财产权　知识产权　知识产权法　反不正当竞争法

引　言

当前，随着信息网络技术的迅猛发展，以及大数据、云计算、

---

[*] 原载：冯晓青. 数据财产化及其法律规制的理论阐释与构建［J］. 政法论丛，2021（4）：81-97. 本文为简要版。

[**] 北京大学法学院 2000 级博士研究生，知识产权法研究方向，现为中国政法大学民商经济法学院教授、博士生导师、知识产权法研究所所长、中国知识产权法学研究会副会长、中国政法大学知识产权法国家重点学科负责人及学术带头人。

人工智能、区块链等新兴技术的推广与运用,人类进入大数据时代。在大数据时代,数据的生产、储存、传播、利用、交易和再生产,不仅成为一种新的商业模式,而且构成市场经济主体获得竞争优势的战略性手段。人工智能技术及其产业的发展,则在很大程度上助推了数据价值的极大提升,以致数据逐渐上升为国家的战略资源,并成为国家和地区数字经济发展的核心内容。在数据市场竞争十分激烈、数字经济成为经济增长重要引擎的背景下,近些年来我国在国家政策和制度层面加大了对数据保护、数据产权规范和促进数字经济发展措施的落实力度。在我国数据产业和数字经济蓬勃发展之际,如何界定和保护数据产权、调整数据关系、规范数据行为,是当前数据产业和数字经济发展必须解决的重大问题。本文拟从知识产权保护角度,探讨数据财产化中的知识产权保护问题。

一、从产权、财产权角度看数据的财产属性

关于数据产权或者数据资源产权问题,当前我国有关部门发布的政策文件和规范明确提出了从"产权"角度架构和发展的理念与思路。例如,2021年1月,中共中央办公厅、国务院办公厅印发《建设高标准市场体系行动方案》,提出要建立数据资源产权、交易流通、跨境传输和安全等基础制度与标准规范,推动数据资源的开发利用。笔者从产权与财产权理论出发,探析数据的财产属性,进而为认识数据产权、数据财产权原理提供理论基础。

(一)产权与财产权理论:数据产权和数据财产权研究的基础

产权是一个经济学概念,是"一个社会所强制实施的选择一种

经济品的使用的权利"。❶ 产权和所有权不能等同。根据产权经济学家德姆塞茨的观点，产权的意义在于帮助交易各方构建合理的预期，无论在交易过程中受益或者受损情况是否出现。❷ 产权包括支配权、使用权、处分权等内容。在经济学上，产权设计与安排和资源有效配置与使用效率直接相关。产权经济学主张，产权安排应以产生最佳的激励效果为目标，为此需要促进资源的有效配置和使用。❸ 在经济学上，赋予产权的合理性体现于解决资源的稀缺性和有用性，以及外部性内部化问题。

产权是人与人之间以权利和义务为内容的社会关系的反映，因而也是一个法学上的概念。在法学意义上，有观点认为，产权就是财产权、财产所有权和财产权利的简称，意指对于财产的占有、使用、收益和处分的权利。也有观点认为，产权既不等同于财产权，更不等同于财产所有权。从我国现行法律规范的术语来说，除了"知识产权"这一术语使用了"产权"的用语，使用"产权"表述的不多见。笔者也认为，在法学上，除了"知识产权"这一无形财产权使用"产权"的表述外，"产权"一般未被视为标准的法学术语。但是，产权作为一个经济学上被广泛采用的概念，在涉及相关财产权、财产所有权、财产性利益，特别是涉及财产的动态流转问题，以及作为规范相关财产权保护和财产性利益规范和分配等问题时，仍然是一个具有价值的用语。以本文所探讨的数据财产化问题为例，当前我国涉及数据保护、数据交易和数据产业发展等政策规

---

❶ 科斯，阿尔钦，诺斯，等．财产权利与制度变迁：产权学派与新制度学派译文集[M]．刘守英，等译．上海：上海人民出版社，2014：121．

❷ DEMSETZ H. Toward a Theory of Property Rights[J]. The American Economic Review, 1967, 57（2）: 347.

❸ COASE R H, The Problem of Social Cost[J]. J.L. & ECON, 1960, 3（4）: 1-44.

范时,"数据产权""数据资源产权"之类的提法并非罕见。其原因在于,产权和法学常用专业术语"财产权""财产所有权"等既具有区别,也有重要的联系。从区别的角度来说,产权强调和侧重于财产在市场交易和流转中实现特定对象物的价值,市场交易与动态流转是产权的要义所在。产权概念之所以率先由产权经济学派提出和发扬光大,很大程度上也是基于以适当的产权制度安排,促进资源的优化配置及向着最有效率的方向流转,并形成一个最佳的激励机制。比较而言,法律意义上特别是民事法律意义上的财产权、财产所有权更多的是在充分确权的基础上,强调财产的静态归属,至少首先不是财产的市场化运行和财产的动态流转。如何促进数据的流动和分享,实现数据的经济社会价值和竞争价值,始终是数据产业和数字经济发展的重点。基于此,与数据相关的政策规范使用产权之类的表述有其独特的重要意义。

(二)产权与财产权视角下数据的财产属性

在大数据时代,数据的地位和作用日益提高,成为支撑整个数字经济和信息网络社会构建与运行的基础和保障,数据蕴含的经济社会价值及其对市场经济主体的竞争价值也日益提升,数据的财产属性与财产价值及其相关的数据法律保护问题接踵而至。在数据的法律保护问题中,前述数据产权问题无疑又是关键所在。从当下对数据法律问题的讨论来看,数据产权问题则是围绕数据的财产属性、数据确权等问题进行的。在此,需要进一步认识数据的财产属性。

根据对数据的分类,数据的财产属性主要针对的是企业数据。企业数据的财产属性体现于企业能够基于对于数据的控制,以及通过数据的交易、利用实现一定的经济收益乃至形成一定的竞争优势。

从当前我国关于数据的保护规范来说，尽管没有明确的对于数据财产赋予财产权的规定，但《中华人民共和国民法典》（以下简称《民法典》）第五章"民事权利"部分第127条规定"法律对数据、网络虚拟财产的保护有规定的，依照其规定"。从该规定可知，《民法典》上述规定为其他法律对于数据和网络虚拟财产保护进行规定提供了专门的法律依据，有利于构建数据财产性保护法律制度。同时，该规定也表明，数据和网络虚拟财产一样可以纳入"民事权利"的范畴。由于民事权利包括人身权利和财产权利，除个人数据外一般不涉及人身权利，故而可以推理出数据受财产权保护的法律地位。不过，这仍然有待于保护数据的实体性法律的构建与完善。

数据本身能否作为财产，在我国当下民事法律中难以找到直接的答案。除了上述规定的考虑外，从民事法律关于财产的概念和财产权保护制度来说，数据归入物权客体或者归入知识产权这一无形财产权的客体都存在障碍。❶ 再从比较法的角度看，美国有关数据立法有将数据作为财产保护的趋向，欧盟现有相关立法则尚不明确。不过，研究数据产权尤其是数据财产权保护的研究者不应因此而沮丧，因为随着大数据技术和产业发展，新兴商业模式兴起，围绕数据的财产性利益日益扩大，在法律上承认数据的财产属性和确保数据财产性利益没有争议。有学者即以企业数据为例，认为数据的财产性利益表现为："（1）在表现形式上属于承载于数据上的无形物；（2）具有经济利益；（3）可以被控制转移"；同时，还认为"数据民事财产属性是以数据模型作为媒介来实现自我呈现的属于民法规制

---

❶ 在我国《中华人民共和国民法总则》（现已废止）的制定过程中，曾有版本将"数据信息"明确纳入受知识产权保护的客体类型。但最终通过的《民法总则》未予采纳。不过，这并不影响从知识产权保护的角度研究数据法律保护问题，尤其是数据财产化问题。对此，后面还将继续探讨。

的财产属性",以及"民事法律所保护的财产属性体现于民事财产性法益"。❶ 笔者对上述观点表示赞同。数据的财产性利益反映了数据的财产属性,在当前如火如荼的数据产业和数字经济发展中,数据的财产性利益又体现在产业的数字化以及数据的市场化和产业化进程中。就前者而言,产业数字化显然是当前数字技术发展的结果,随着大数据、云计算和人工智能等新兴技术的引入和发展,产业数字化趋势还将不断增强。这也是为何当前经济发展形态被冠以"数字经济"的重要缘由。就后者而言,数据市场化和产业化是当前数字经济的重要特点和发展趋势。这首先体现为海量的商业数据本身被作为市场流通的数据产品,如我国贵州大数据交易所、北京大数据交易所等就是体现;同时,也体现为数据产业正在随着机器生成数据规模和应用的急剧扩大而急速发展。在当前数据资源日益成为一个国家或地区具有战略性的资源以及企业获取市场竞争优势的重要资产、数据市场日益活跃、数据产业方兴未艾的背景下,在法律上确认数据的财产性利益应当是毫无疑问的。

进而言之,在法律尚未对数据明确赋予财产权、但理论及司法实践中又承认数据具有值得受保护的财产性利益的情况下,需要通过明确数据的财产性法益而实现对数据财产性利益的保护。当然,在数据及其衍生产品能够满足知识产权保护客体的条件时,这部分数据及其衍生产品则能够以获得实体性权利的形式受到知识产权这一无形财产权的保护。

---

❶ 许娟.利用爬虫技术侵犯企业数据知识产权法益的司法解释[J].苏州大学学报(哲学社会科学版),2020(1):47-58.

二、数据财产化的必然性及数据财产保护制度的正当性

（一）数据财产化的必然性

20 世纪 60 年代，美国学者艾伦·威斯丁提出数据财产化问题和数据财产理论。根据他的观点，在数据上设立数据财产权能够更好地使用户利用其个人数据获取经济利益。❶不过，在那个时代，并不存在信息网络背景下的机器生成数据和大数据问题，数据的财产价值也尚未被充分体现出来。随着社会发展，特别是数字和网络技术发展，数据的财产价值和竞争意义日益凸显。如前所述，随着信息网络技术发展，数据日益成为企业的重要生产要素，在国家层面还成为重要的战略性资源。因此，数据的财产化存在必然性和必要性。

数据的财产化，在民事法律中体现为是否应将数据视为财产、将数据作为民事权利客体，以及设立数据财产权问题。如前所述，我国《民法典》第 127 条规定，法律对数据、网络虚拟财产的保护有规定的，依照其规定，该规定为相关法律确立数据财产权提供了法律依据。其第 126 条规定："民事主体享有法律规定的其他民事权利和利益。"这一兜底性质规定，也为相关法律确认和保护数据财产权利或者财产性利益提供了保障。此外，如后面还将讨论的，在数据法律保护模式中，知识产权法律具有独特性，符合知识产权客体条件的数据集合及其衍生产品能够受到知识产权法的保护。《民法典》第 123 条第 2 款也兜底性规定"法律规定的其他客体"可以纳

---

❶ WESTIN A F. Privacy and Freedom[J]. Washington and lee law review, 1968, 25（1）：167-169.

入知识产权客体的范畴。结合这些规定，可以认为我国现行民事立法已为数据财产权利的确认与保护提供了法律基础与依据。当下涉及数据的司法实践在事实上也肯定了数据受法律保护的财产性利益。

财产，实际上是受法律保护的合法利益的重要内容。数据则存在值得保护的合法利益。有观点不大赞同将数据与财产直接关联，认为这种关联"忽视了数据赖以生存的环境，以及其价值实现的具体方式"，并且"单独对数据进行权利化无助于这种权利的实际行使、流转和保护规则的系统构建"。❶ 这里所说的生存环境，主要是指在当前大数据时代数据离不开计算机和互联网，价值实现方式主要体现为借助于平台和算法，侧重于数据的分享和传播。不过，还需要看到的是，即使不能或者不宜为数据设立财产权，在司法实践中数据仍被认为具有受法律保护的合法利益，这种利益一般可以理解为财产性利益。

（二）数据财产保护制度的正当性与合理性

数据财产保护侧重于维护数据生产者、控制者、数据用户等对特定数据的财产化利益，明确数据的控制和收益权。数据财产保护制度的正当性和合理性，可以从以下几方面加以认识。

第一，数据财产保护制度，是基于数据本身具有的财产属性以及数据动态流转和利用具有的财产性利益。如前所述，数据具有财产属性，并且在数据的交易和利用中能够实现财产性利益。数据的财产属性来自于多方面因素。例如，从数据的产生渠道来看，无论是大数据和人工智能背景下的机器生成数据还是传统数据，都基于需要付出

---

❶ 梅夏英.《民法典》对信息数据的保护及其解读［J］.山西大学学报（哲学社会科学版），2020（6）：26-31.

劳动而值得被赋予财产权或者财产性利益。对此可以从洛克的财产权劳动学说加以理解。该学说表明，通过添加自己的劳动改造自然物，在满足留给他人足够多、同样好的前提下，赋予财产权保护具有正当性。根据这一理论，数据的产生值得拥有财产权。只是这种财产权的获得不能妨碍其他人同样获得。前述数据本身的非排他性和非消耗性则恰恰能够满足这一条件。同时，数据本身具有无形性、公共性和共享性特征，这些特征使其不能依靠传统的占有制度确认相关数据权利，而应当通过赋予数据相关主体数据财产权的形式，明确数据的生产、存储、加工、流转中的权属关系，将围绕数据产生的利益关系纳入财产权制度调整范畴。由于数据在流转和利用中能够产生财产性价值，如果不赋予数据相关主体财产权或者财产性利益，则必然会导致数据市场的无序，最终挫伤数据生产者、投资者和开发利用者的积极性，也不利于实现数据的经济社会价值。

第二，数据财产保护制度确认数据的产权归属，是实现现实中数据流通和交易的前提。在当前数字经济时代，数据交易和流通是数据实现其经济社会价值的基本形式，也是数据财产制度规范的重要内容。从产权经济学的角度看，产权交易的前提是需要产权归属明确，避免因为产权界定不清晰或者模糊而造成市场失败。现代市场经济社会，要求产品能够在市场中自由流通。从马克思政治经济学原理来看，产品在市场中流通首先需要承认和确认被交换产品的所有权。数据本身的价值和使用价值性，实际上使其能够成为市场上可以被流通和交易的一种特殊的无形商品。数据作为数字经济的产物，能够被商品化，并且在交易过程中也能产生经济价值，进一步凸显了数据的财产属性。❶因此，建立数据财产保护制度，不仅可

---

❶ 汤琪. 大数据交易中的产权问题研究［J］. 图书与情报，2016（4）：38-45.

以为现实中的数据产权交易提供基本的前提条件，而且可以促进数据在交易中实现更大的价值。

第三，建立数据财产制度，是激励数据生产和投资的重要保障，也是产权约束的制度机制。数据是一种无形资源，是具有稀缺性的资源。在数据成为社会主要的基础资源的情况下，建立数据财产制度、赋予数据财产权、保护数据财产具有必要性。❶ 只有当数据成为可以获取财产性利益的资产时，才能调动数据开发者和投资者从事数据开发与投资的积极性，这既符合经济学上经济理性人的假设，也符合法学尤其是知识产权法学上激励理论的观点。设立数据财产制度的必要性，还可以从产权约束的角度加以理解。数据的产权约束意味着，数据权利人不限于享有权利和实现财产性利益，需要根据产权安排承担相应的责任和义务，并且还需要承担相关的风险。建立数据财产制度，数据权利人则能在产权约束下合理分配数字资源，并承担数据开发和投资风险。因此，从这个意义上说，数据财产制度的建立有利于维持数字经济的正常运行秩序。

第四，建立数据财产制度，是促进数据产业发展的保障。如前所述，产权制度是市场经济运行的基本前提和保障。数据产业是在数据及其衍生产品的市场化基础之上规模化和社会化的结果，数据产业的形成和发展以数据主体的数据行为作为动力，并且需要对数据资源进行合理配置，防止违反法律和道德的数据滥用与数据侵害行为。数据财产制度则能够为市场经济主体数据行为提供指引和预期，从而能够维持数据市场秩序，包括数据市场竞争秩序，为数据产业发展提供良好的制度保障和规范指引。

---

❶ 齐爱民，盘佳. 数据权、数据主权的确立与大数据保护的基本原则［J］. 苏州大学学报（哲学社会科学版），2015（1）：64—70.

第五，数据财产制度还是保护个人数据财产性利益以及"界定政府和市场的边界"之所需。❶从个人数据保护看，有观点不主张个人数据的财产权保护模式。❷但应看到，个人数据人格利益的实现会伴随着财产性利益，对其财产性利益的维护并不与人格利益相矛盾或冲突。相反，设立数据财产制度，不仅能够对商业数据财产制度给予足够重视，而且能够关注个人数据的财产性利益，从而为个人数据提供更全面的法律保护。从界分政府与市场的角度看，政府在数据产权界定和数据保护中具有独特定位，个人数据、商业数据和政务数据（公共数据）这三类不同数据具有不同特点。其中以企业为重要主体的商业数据和以政府为重要主体的公共数据的分野尤为明显，因为商业数据需要建构数据财产保护制度，公共数据则以开放和共享为基本理念。建立数据财产制度，能够清晰地划分企业数据和公共数据，并促使政府成为数据交易秩序的制定者和维护者，使企业成为推动数据产业发展的主力军。

三、数据财产化法律规制之构建：
以知识产权法保护为视角

当前大数据时代，法律调整数据关系、保护数据的必要性日益提升。在将数据作为财产或者财产性利益保护时，赋予其类似于物权之类支配权性质的法定财产权是一个重要的立法考量。但数据具有无形性、非消耗性和非排他性等特点，与物权客体属性不同，通过法律赋予其客体排他性的独占权不大现实。但如下所述，日益完

---

❶ 杜振华，茶洪旺. 数据产权制度的现实考量[J]. 重庆社会科学，2016（8）：19-25.
❷ 杨宏玲，黄瑞华. 个人数据财产权保护探讨[J]. 软科学，2004，18（5）：14-17.

备的现行知识产权法律制度能够接纳符合知识产权保护条件的数据。对于这类无形财产权的保护,无论是从自然权利理论、人格理论还是效用主义理论看,都具有必要性。❶ 此外,即使不对数据明确赋予财产权,但基于数据生产、加工、流通和利用等行为中产生的财产性利益仍然需要法律调整。其中,反不正当竞争法就是十分重要的方面,其不仅对于未公开的符合商业秘密保护条件的商业秘密提供保护,而且对于不属于商业秘密范畴、具有财产性利益或竞争性利益的数据提供保护。当然,基于数据涉及不同领域和场所,数据财产或者财产性利益还可以通过其他法律,包括公法进行保护。不过,随着数字技术和数据产业加速发展,针对数据财产关系及其他问题的调整,考虑到其必要性和可行性,不排除出台相关专门法律的可能性。无论如何,知识产权法保护路径是一个重要的立法选择。

在数据财产保护中,知识产权法是赋予法定权利的重要法律。2021年3月,国家知识产权局颁发的《推动知识产权高质量发展年度工作指引(2021)》也提出要研究制定大数据、人工智能、基因技术等新领域新业态知识产权保护规则。❷ 以下将从数据与知识产权保护客体的贯通性出发,探讨知识产权专门法律对数据的保护。

(一)数据与知识产权保护客体的贯通性:数据财产知识产权保护的现实基础

知识产权不是公权力为刺激创造而给予的赏赐,乃是一种新的

---

❶ 费歇尔. 知识产权的理论 [M] // 刘春田. 中国知识产权评论:第一卷. 北京:商务印书馆,2002:44.

❷ 国知发运字〔2021〕3号.

财富形态出现之后，法律遵照市场规则设计的分配机制。❶数据被纳入知识产权法保护，可以理解为对数据市场规则的分配机制，尤其是数据控制与数据分享、数据保护与数据限制，其合理性源于数据与知识产权客体的诸多共性。从知识产权客体的属性看，其具有无形性、非物质性、非排他性、非消耗性等特点。基于此，知识产权制度不能像物权法律一样授予权利人对客体的排他性控制权，而只能在保障客体共享的前提下，以法律"拟制稀缺"的形式人为地规定法定权利，以对客体的商业性使用和市场交易控制为重点，实现对知识产权人利益的保护。客体共享与客体之上的权利专有，是知识产权法的重要特点。

知识产权的客体被认为是信息或者财产性信息，在我国知识产权学界基本已形成共识。例如，郑成思教授主张，知识产权的客体是信息。❷郑胜利教授等认为，知识产权客体的本质是财产性信息。❸国外则有学者认为，知识产权制度的重要特点是控制信息如何分配，强调针对信息的控制与利用。❹从司法实践看，国外相关判例也确认了知识产权客体的信息性质。❺如前所述，数据与信息之间具有内在联系，数据是信息的重要表征和外在形式，在大数据环境下数据和信息具有很强的共生性和相互依赖性。数据具有的信息特征为知识产权法律接纳数据提供了重要基础。在将数据纳入知识产权保护范

---

❶ 李琛. 知识产权法基本功能之重解[J]. 知识产权，2014（7）：3-9.
❷ 郑成思. 知识产权法[M]. 北京：法律出版社，2003：127.
❸ 郑胜利，袁泳. 从知识产权到信息产权：经济时代财产性信息的保护[J]. 知识产权，1999（4）：7-10.
❹ DEAZLEY R. The myth of copyright at common law[J]. Cambridge law Journal, 2003, 62（1）：106.
❺ Price v. Hal Roach Studios, 400 F.Supp.836（S.D.N.Y. 1975）.

畴时，不能因为数据的公共性和开放共享特征而认定其与知识产权专有性特征相矛盾。

当然，将数据纳入知识产权保护对象、以知识产权法保护数据的原因，并非完全限于数据与知识产权客体即信息的共通性。实际上，数据保护制度与知识产权法律制度两者存在相似的立法价值取向，这尤其体现于利益平衡、激励创新、促进公平竞争、提高效率等价值目标。其中，利益平衡已被普遍认为是知识产权立法与司法的重要原则，甚至可以在一般财产制度的发展过程中加以认识，如从所有权之上的财产概念到追求利益平衡的财产观体现了财产理论发展的进步。❶ 就激励创新而言，它是知识产权法的重要价值取向。数据财产保护也存在通过产权激励形式促进包括数据衍生产品开发在内的数据开发利用，形成知识增量的价值意蕴。公平竞争价值在知识产权法中体现于构建技术和文化创新领域公平竞争秩序，防止权利滥用和垄断。在数据财产保护中，维护数据市场、数据交易公平竞争也是相关制度设计的重要取向。至于效率原则，则既是知识产权法价值追求的经济理性体现，也是数据财产保护制度构建的现实需要，因为数据法律制度构建侧重于盘活数据资产，释放数据活力，推动数据动态流转，满足数据主体和社会公众对数据的合法需求，这些都具有效率上的要求。

（二）数据财产的著作权法保护

将数据财产纳入著作权保护，是针对符合作品独创性构成要件的汇编数据保护而言的。现行《中华人民共和国著作权法》（以下

---

❶ 路小华. 信息财产权：民法视角中的新财富保护模式 [M]. 北京：法律出版社，2009：188.

简称《著作权法》）第 15 条规定："汇编若干作品、作品的片段或者不构成作品的数据或者其他材料，对其内容的选择或者编排体现独创性的作品，为汇编作品，其著作权由汇编人享有，但行使著作权时，不得侵犯原作品的著作权。"应当说，我国《著作权法》对数据汇编的著作权保护，是遵循国际公约对于汇编作品著作权保护的体现。在这方面，《保护文学艺术作品伯尔尼公约》第 2 条第 5 款规定了汇编作品的保护。世界贸易组织《与贸易有关的知识产权协议》（TRIPS）第 10 条第 2 款则进一步明确了构成智力创作的数据或其他材料汇编的著作权保护制度。这些规定表明，只要数据汇编在内容的选择或者编排方面能够体现独创性，就可以直接作为汇编作品受著作权保护。在数据财产保护实践中，这体现于各式各样的具有独创性的数据库。近些年来，我国涉及数据财产的司法实践的一些典型案件，如关于商标数据编排与整理的案件即可见一斑。❶

关于数据财产的著作权保护，更需要注意的是不具有独创性的数据汇编问题。在数据实践中，大量数据汇编、集合其实是缺乏独创性的。我国《著作权法》对于这类缺乏独创性的数据汇编未做任何规定，这导致其在实践中无法根据《著作权法》规定加以保护。当然，从司法实践看，如下所述，原告可以转而采取制止不正当竞争之诉的形式维护自身基于涉案数据的财产性利益。不过，从国际立法看，对于不具有独创性的数据库也给予了类似于邻接权的保护。这里不妨以最具代表性的欧盟《数据库保护指令》的规定为例加以探讨。该指令一方面对于在数据的选择或编排方面具有独创性的数据库赋予汇编作品著作权保护；另一方面，对于不具有独创性的数据库赋予了数据库制作者一项特殊权利。特殊权利旨在禁止他人擅

---

❶ 广东省佛山市中级人民法院（2016）粤 06 民终 9055 号民事判决书。

自摘录或者提取数据库中的实质内容，从而为权利人收回投资并获取利润提供保障。此外，为保障社会公众获取知识、信息的便利，维护公共利益，该指令也规定了对特殊权利的若干限制。当然，欧盟这种立法是否属于成功范例，还值得总结分析。此外，国际上关于不具有独创性的数据库保护的立法探讨，还值得一提的是《世界知识产权组织数据库公约（草案）》。该草案第1条规定了对于数据库内容的收集、核验、组织等方面进行实质性投入的要求，第2条规定了数据库制作者的定义。不过，由于其诸多规定对发展中国家不利，最终并没有获得通过。❶

在大数据时代，随着数字技术发展，具有重要商业价值而不具有独创性的数据库将日益增多，进而也会引起更多的数据库纠纷。在我国现行立法保护框架中，如何采取合适的法律保护方式，值得进一步研究。

（三）涉及数据技术的专利保护

涉及数据的技术发明创造，利用自然规律解决特定的技术问题，形成特定的技术方案，就能够通过申请专利的形式获得专利保护。近些年来，随着大数据技术迅猛发展和国际竞争的加剧，围绕数据领域的专利竞赛也日益白热化。有资料统计，涉及大数据领域相关发明包括特别适用于特定功能的数字计算机设备或数据处理设备或数据处理方法、专门适用特定经营的系统或方法、❷用于阅读或识别

---

❶ 马忠法，胡玲. 论数据使用保护的国际知识产权制度［J］. 电子知识产权，2021（1）：14—26.

❷ Mayo Collaborative Servs.v. Prometheus Labs., Inc., 132 S. Ct. 1289（2012）.; *Alice Corp. v. CLS Bank Int'l.* 134 S. Ct. 2347（2014）.

印刷或书写字符或者用于识别图形、程序控制系统等。❶根据我国《专利审查指南（2010）》第九章规定，这类发明创造是涉及计算机程序的发明专利。在相关专利授权确权实践中，这类涉及数据程序的发明纠纷，争议焦点往往在于划清发明与不属于发明的抽象的算法本身的界限。此外，在涉及方法专利实施中产生的数据，该数据是否应纳入受方法专利控制的范围，司法实践呈现谨慎的态度。如欧洲法院就动物基因测试数据否定了其受专利权保护。❷无论如何，涉及数据的专利权保护，有利于鼓励数据领域技术研发和投资，促进数字技术进步和创新，从而有利于促进数据产业升级和转型，助推数字经济发展。因此，尽管数据技术专利化问题本身与本文探讨的数据财产化并不完全一致，但由于其与数据产业发展息息相关，在涉及数据财产知识产权保护问题研究时也有必要涉猎。

此外，与知识产权保护密切相关的反不正当竞争法对数据财产性利益或竞争性利益的保护，也值得探讨。从现行《中华人民共和国反不正当竞争法》（以下简称《反不正当竞争法》）对不正当竞争行为的规定来看，就数据财产或者财产性利益保护而言，主要涉及商业秘密保护以及适用"一般条款"的保护，此外其第6条和第12条也在一定程度上涉及数据财产化利益的保护问题。例如，根据其第12条第2款规定，经营者利用技术手段，通过影响用户选择或者其他方式，实施妨碍、破坏其他经营者合法提供的网络产品或者服务正常运行的行为，属于不正当竞争行为。以下主要对商业秘密保护和适用一般条款保护数据财产性利益问题进行简要探讨。

---

❶ 徐实. 企业数据保护的知识产权路径及其突破 [J]. 东方法学，2018（5）：55–62.
❷ 华劼. 欧盟数据生产者权利质疑：以知识产权制度安排为视角 [J]. 知识产权，2020（1）：72–78.

在 2019 年《反不正当竞争法》修正之前，关于商业秘密的定义一直限于"技术信息和经营信息"；2019 年修正后则在此基础上扩大到其他商业信息。这无疑为《反不正当竞争法》适用商业数据的保护提供了更大的空间，因为在大数据时代商业信息层出不穷，只要符合法律规定的秘密性、商业价值性和采取保密措施的法定条件，都可以被纳入商业秘密保护。商业秘密保护需要满足严格的条件，而大数据时代的商业数据基于其公共性和共享性特点，其价值实现以公开和自由流通为重要形式。在司法实践中商业秘密对商业数据的保护仍然会受到较多限制。当然，对此也可以从积极方面加以认识：很多商业数据因为被公开而不能受到商业秘密保护，进入公共领域，这反而有利于数据的流通，避免数据垄断，从而维护社会公众利益。实际上，在笔者看来，这体现了商业数据作为财产性利益保护的利益平衡。

在我国司法实践中，数据财产也可以适用《反不正当竞争法》一般条款保护。审理这类案件的法院，首先需要认定作为数据收集者或者控制者的原告是否对涉案数据付出了实质性投资，并由此产生了竞争法上值得受法律保护的正当利益；其次进一步判明被告是否采取了违反商业道德、不劳而获的不正当手段而获取了涉案商业数据；最后认定被告行为是否构成不正当竞争行为。❶ 在实践中，基于数据的公共性、共享性及自由流动的自然特性，需要查明和认定个案中被告究竟是以不正当方式获取并危害竞争秩序、不公平地损害竞争对手财产性利益或竞争性利益，还是基于数据产业领域新商业模式、基于数据分享和流动的正常利用而对原告利益产生影响，

---

❶ 如"酷米客"诉"车来了"不正当竞争纠纷案，广东省深圳市中级人民法院（2017）粤 03 民初 822 号民事判决书；上海汉涛信息咨询有限公司诉北京百度网讯科技有限公司不正当竞争纠纷案，上海知识产权法院（2016）沪 73 民终 242 号民事判决书。

重点是涉案行为对竞争秩序的不当影响。然而，过度使用一般条款则可能在价值观念和取向上先入为主，不利于维护数据权益的公平性。基于这些问题，笔者主张在司法实践中对于数据等不正当竞争案件严格适用一般条款。毕竟，反不正当竞争法从法律位阶上是作为权利法的补充而不是直接作为权利法的形式出现的。

四、结　语

自人类法律制度建立起，技术发展与法律制度之间就是一种互动关系。当前如火如荼的数据产业和数字经济发展导致数据法律制度产生与发展也是如此。在现有法律制度框架下，数据财产化和财产制度是沿着权利法和行为法两条路径运行的。在权利法层面，知识产权法律制度起着不可替代的关键作用；在行为法层面，传统的反不正当竞争法则可以在对数据财产性利益或竞争性利益的保护中实现数据财产化保护的目的。随着数据在数字经济中的重要性提升，有关数据的专门立法问题也不断被提出。可以预料，未来随着大数据、云计算、人工智能等技术的进一步发展，数据的生产、加工、存储、挖掘、流通、交易等将会出现新的特点和方式。但无论如何，在界分数据类型基础上，确认和保护数据财产与财产性利益仍然将是数据法律保护制度的重要内容和重点所在，而知识产权法律制度在保护数据财产方面依然具有十分重要的作用。

知识产权法官造法批判 *

崔国斌 **

引　言

在财产法领域，法官利用成文法的原则条款或者普通法的宽泛学说创设新的财产权的造法活动通常都受到限制：很多大陆法系国家物权法将物权法定（numerus clausus）作为法律原则加以明确宣示，❶ 英美法系的主要国家则事实上奉行这一原则 ❷。究其原因，"物权法定"原则具有保证成文法的确定性、降低交易成本、维护交易安全等方面的功能，❸ 在各国具有普遍的价值。当然，在传统物权法领域，这一原则并没有被绝对化，存在一些例外。❹ 只有这样，法律才可能保持一定的弹性，满足现实社会的特殊需要。

---

* 本文录入本书时，原则上保持成文时的研究状况，仅作编辑性处理，未根据相关法律规定的修改对内容进行实质性修改。故文中讨论相关问题时依据或引用的法律、法规、司法解释等均为相关时点有效的版本。本文的删节版发表于《中国法学》2006 第 1 期第 144~164 页。

** 北京大学法学院 1999 级博士研究生，现为清华大学法学院教授、博士生导师。

❶ 谢在全. 民法物权论：上册［M］. 北京:中国政法大学出版社，1999：40.

❷ MERRILL T W, SMITH H E. The Property/Contract Interface［J］. Columbia Law Review, 2001, 101：773; MERRILL T W, SMITH H E. Optimal Standardization in the Law of Property：The Numerus Clausus Principle［J］. Yale Law Journal, 2000, 110（1）：1.

❸ 杨玉熹. 论物权法定主义［J］. 比较法研究，200（1）：34-35.

❹ 王利明. 物权法论［M］. 北京：中国政法大学出版社，1998：94.

知识产权法上权利法定和法律弹性之间的矛盾冲突同样存在，而且比传统财产法上的冲突更为激烈。一方面，知识产权法所保护的客体智力产品大多具有公共物品属性，不因使用而耗竭，能够为社会公众所广泛共享。法院对于个人创造成果保护范围或者某些客体范围的认定，对整体的社会成本和福利有着重要影响。❶ 在智力产品上创设财产权，影响所及远远超过在有形物上创设物权。因此，知识产权法似乎更需要维护知识产权法法定原则，对法官的造法活动进行更严格的限制。另一方面，知识产权法需要直面科学技术、文化艺术和商业贸易飞速发展所带来的源源不断的新问题。知识产权立法也因此被认为不能跟上社会发展的节奏，无法对这些新问题作出及时回应。❷ 于是，知识产权领域的法官造法现象在很多国家都不同程度和不同形式地存在。比如，在美国法院可能依据普通法判例中确定的"非法盗用学说"（Misappropriation Doctrine）对联邦立法保护范围之外的一些知识产权客体提供保护，比如实时新闻、名人形象、未出版的作品等。❸ 大陆法系国家在知识产权领域的造法活

---

❶ REICHMAN J H. Legal Hybrids Between the Patent and Copyright Paradigms [J]. Columbia Law Review, 1994, 94: 2432.

❷ KELLER B P. Condemned to Repeat the Past: The Reemergence of Misappropriation and Other Common Law Theories of Protection for Intellectual Property [J]. Harvard Journal of Law & Technology, 1998, 11: 401.

❸ 关于"非法盗用学说"的代表性案例，参见 International News Serv. v. Associated Press, 248 U.S. 215 (1918); Feist Publications, Inc. v. Rural Tel. Serv. Co., 499 U.S. 340 (1991); NBA v. Motorola, Inc., 105 F.3d 841 (1997) 等。美国法院严格限制这一学说的适用。学者对于是否需要拓宽其适用范围，争论激烈。支持意见参见: KARJALA D S. Misappropriation as a Third Intellectual Property Paradigm [J]. Columbia Law Review, 1994, 94: 2594; KELLER B P. Condemned to Repeat the Past: The Reemergence of Misappropriation and Other Common Law Theories of Protection for Intellectual Property [J]. Harvard Journal of Law & Technology, 1998, 11 (2): 403; 反对观点参见: ALEXANDRI M. The International News Quasi-Property Paradigm and Trademark Incontestability: A Call for Rewriting the Lanham Act [J]. Harvard Journal of Law & Technology, 2000, 13 (1): 303; PATRY W. The Enumerated Powers Doctrine and Intellectual Property: An Imminent Constitutional Collision [J]. George Washington Law Review, 1999, 67: 359.

动与英美法系国家相比，有过之而无不及。法官常常对民法典或者反不正当竞争法等相关法律的原则条款进行扩充解释，将知识产权法的实际保护范围向外拓展。❶比如，德国司法判例就广泛适用反不正当竞争法的原则条款对知识产权法不保护的客体提供补充性的保护。❷法国也是如此。❸

有研究认为，法院适用民法或者反不正当竞争法的原则条款，禁止竞争者未经许可利用他人创造的知识产品，并非创设新的独占性的财产权，仅仅是在禁止某种竞争行为。❹从理论上讲，反不正当竞争法上的保护与绝对的财产权保护有一定的差距。❺但是，法院对于所谓的"竞争关系"或者潜在市场作非常宽泛的解释，最终导致法院所谓制止不正当竞争的权利与知识产权的财产权只是量的不同，并无本质的差别，只是给同一事物贴上不同的标签而已。❻对知识产权权利人利益构成实质性影响的行为，绝大多数都可以解释为广义上的竞争行为。因此，本文在后文中不再刻意强调反不正当竞争法

---

❶ CORNISH W R. Intellectual Property: Patents, Copyright, Trade Marks and Allied Rights [M]. London: Sweet & Maxwell, 1999: 14.

❷ 邵建东. 德国反不正当竞争法研究 [M]. 北京: 中国人民大学出版社, 2001: 31-32; 韦之. 论不正当竞争法和知识产权法的关系 [J]. 北京大学学报（哲学社会科学版），1999（6）: 25-33.

❸ CORNISH W R. Intellectual Property: Patents, Copyright, Trade Marks and Allied Rights [M]. London: Sweet & Maxwell, 1999: 14.

❹ Marybeth Peters, Statement Before the House Subcommittee on Courts and Intellectual Property on H.R. 2652 105th Congress, 1st Session, Oct. 23, 1997; http://www.house.gov/judiciary/41112.htm. 又如 H.R. Rep. No. 105-525, at 9（1998）也宣称特殊保护法案不创设类似版权的财产权，而是提供一种反对占用的侵权救济。转引自: PATRY W. The Enumerated Powers Doctrine and Intellectual Property: An Imminent Constitutional Collision [J]. George Washington Law Review, 1999, 67: 396.

❺ 韦之. 论不正当竞争法和知识产权法的关系 [J]. 北京大学学报（哲学社会科学版），1999（6）: 28.

❻ PATRY W. The Enumerated Powers Doctrine and Intellectual Property: An Imminent Constitutional Collision [J]. George Washington Law Review, 1999, 67: 396.

上的保护与传统意义上知识产权保护的差别。

本文尝试在中国的语境下，对维护法律的确定性与保持知识产权法的弹性的问题展开讨论。中国继承了大陆法系的传统，缺乏判例法制度，对知识产权领域的法官造法活动本该持严格限制态度。但是，中国的学者实际上更强调维持知识产权法的弹性，鼓励法官利用法律的原则条款拓展知识产权法的保护范围。国内很多学者认为这是法院弥补现有法律不足的有效办法，甚至认为这是立法之前的摸索范例。❶在这一理论认识的鼓舞下，中国很多法官忽略学者在民法基本原则能否成为法官判案的依据方面的争论，❷利用《民法通则》《反不正当竞争法》等的法律原则条款，不断增加知识产权保护的客体类型、拓宽解释知识产权的权能，甚至直接否定知识产权法成文法规则。

本文对中国法院的造法活动进行批评，希望重新确立知识产权法定原则在中国司法活动中的统治地位。本文首先通过具体案例揭示中国知识产权司法实践中法官造法的具体表现，然后分析了造法活动所折射出的"自然权学说"的权利观。正是受这一权利观的影响，中国法官在大陆法的传统下对造法活动持非常开放的态度。本文认为这一权利观违背中国知识产权法的立法指导思想，也背离了

---

❶ 韦之. 论不正当竞争法和知识产权法的关系 [J]. 北京大学学报（哲学社会科学版），1999（6）：25-33；其他类似观点参见：郑成思. 反不正当竞争法在国内外的新发展 [M] // 郑成思. 知识产权研究：第6卷. 北京：中国方正出版社，1998：95-106；李顺德. 试论反不正当竞争法的客体和法律属性 [M] // 唐广良. 知识产权研究：第8卷. 北京：中国方正出版社，1999：279-311；宋红松. 论反不正当竞争法在知识产权法体系中的地位 [M] // 唐广良. 知识产权研究：第12卷. 北京：中国方正出版社，2002：70-85.

❷ 梁慧星教授认为法院可适用原则条款直接判案，并认为这是民法学界通说。参见：梁慧星. 电视节目预告表的法律保护与利益衡量 [M] // 梁慧星. 民商法论丛：第3卷. 北京：法律出版社，1995：347. 但也有反对意见，参见：龙卫球. 民法总论 [M]. 北京：中国法制出版社，2002：64.

中国现阶段的社会现实,从而将部分法院的司法活动引入歧途。接下来,本文具体分析了法官造法活动对成文法造成的现实危害:否定立法政策,打破法定的利益平衡,威胁公共领域的行动自由和法律的统一性,并可能为国际保护打开后门。最后,本文指出为了维护知识产权法的立法目的,避免司法造法活动泛滥,应当清除司法活动中的自然权学说的不良影响,限制法院在民法基本原则的幌子下宽泛解释劳动者对其智力产品的控制权,强调知识产权法的独占适用。在极端例外的情况下,适用原则条款也应当谨慎对待所谓"市场失败论",将造法活动限制在有限的范围内。

一、中国法官的造法活动

(一)扩充保护客体的范围

中国诸多法院在缺乏明确法律依据的情况下,先后利用法律原则条款在判决中确认商品装潢、不具备原创性的数据库、未注册商标、域名、未保密的技术成果受法律保护。尽管法院在这些案例中的判决未必是终局性的,但是透过这些案例中可以看出部分法院在适用法律原则条款上的一贯思路。

1. 商品装潢。在 1989 年莒县酒厂诉文登酿酒厂案[1]中,被告在其生产的白酒产品上使用了与原告产品相似的瓶贴装潢。山东省高级人民法院认为一审被告这一行为损害了原告的"合法民事权益"。法院判决的法律依据是《民法通则》第四条、第五条、第七条等原则性的规定。该案判决时,《反不正当竞争法》尚未出台。当时中国

---

[1] 莒县酒厂诉文登酿酒厂案,载《最高人民法院公报》1990 年第 3 期。

没有关于知名商品包装、装潢的保护规定。因此，该案被视为中国法院适用法律原则保护商品装潢的开创性案例。❶

2. 没有原创性的"作品"。在著名的 1994 年广西电视节目表案❷中，原告基于其和中国电视报社的协议取得在广西境内刊载《中央电视台节目预告表》的权利。被告未经许可刊载该电视节目预告表，因此引发争议。该案的焦点问题是电视节目预告表是否应该受到法律保护。终审法院认为："电视节目预告表不具有著作权意义上的独创性，不宜适用著作权法保护。"❸但是法院依据《民法通则》第 106 条第 2 款的规定，确认权利人对节目表享有一定的民事权益或者说财产权益。

这一案例受到了最高人民法院的肯定，也得到国内学者的支持。❹这通常被认为是法院在缺乏数据库保护专门立法的情况下，主动将知识产权的保护客体延伸到数据库的代表性的案例之一。❺在后来的一系列案件中，法院大多认为此类没有原创性的数据库应当受到保护，只是适用的法律条款有所变化。❻

---

❶ 韦之. 论不正当竞争法和知识产权法的关系［J］. 北京大学学报（哲学社会科学版），1999（6）：25–33；姚欢庆. 莒县酒厂诉文登霸酿酒厂不正当竞争纠纷案（评点）［EB/OL］.［2004-10-08］. http://www.civillaw.com.cn/weizhang/default.asp?id=9956.

❷ 广西广播电视报社诉广西煤矿工人报社案，载《最高人民法院公报》1996 年第 1 期。

❸ 最高人民法院公布的案例中没有直接表述，引自：孟勤国. 也论电视节目预告表的法律保护与利益平衡［J］. 法学研究，1996（2）：151–160.

❹《最高人民法院公报》1996 年第 1 期将该案作为典型案例公布。学者的支持观点参见：梁慧星. 电视节目预告表的法律保护与利益衡量［M］// 梁慧星. 民商法论丛：第 3 卷. 北京：法律出版社，1995：333–348；喻敏. 论法官造法：兼与孟勤国同志商榷［J］. 现代法学，1996（6）：85–90.

❺ 张平. 中美数据库著作权保护的司法比较［J］. 知识产权，1998（5）：3–9.

❻ 比如，青岛市气象科技服务中心等诉东岳时通电器公司案确认天气预报信息是受保护的智力劳动成果。案例参见：杨金琪. 最新知识产权案例精粹与处理指南［M］. 北京：法律出版社，1996：659–660；北京阳光数据公司诉上海霸才数据信息有限公司案［北京（1997）高知终字第 66 号］中确认事实性金融信息汇编受保护等。一审案情介绍参见：孙建，罗东川. 知识产权名案评析［M］. 北京：中国法制出版社，1998：262.

3. 域名。域名本身在国内知识产权法上并非直接的保护客体类型。❶但是，在 2001 年 10 月的中项网公司与美欧亚公司域名纠纷案、2002 年 12 月 "51job" 域名纠纷案等案件中，法院又都直接承认域名之上会直接产生一种民事权利并受保护。❷法院的这一立场似乎受最高人民法院 2001 年 6 月 26 日通过的《最高人民法院关于审理涉及计算机网络域名民事纠纷案件适用法律若干问题的解释》的影响。❸与法院立场相呼应，国内也有学者主张域名是一种独立的知识产权或者一种受保护的民事权益。❹

4. 未注册商标。我国《商标法》奉行注册保护原则，没有注册的商标通常不能获得商标法上的保护。❺对于未注册的驰名商标或者知名商标则存在一定的例外。❻对于未注册商标不给予保护，"法院有时感到实在不公平，只好在《商标法》及《反不正当竞争法》之

---

❶ 美国微软公司诉天津市医药集团有限公司侵犯商标权案［北京市第一中级人民法院（1999）一中知初字第 182 号民事判决书］中，法院就不认为域名本身受到知识产权法保护。

❷ 深圳市中项网卫星网络有限公司诉美欧亚国际商务网络（北京）有限公司案，北京市第二中级人民法院（2001）二中知初字第 69 号民事判决书；北京润安信息顾问有限公司诉厦门精通公司案，北京市第二中级人民法院（2002）二中民初字第 6906 号民事判决书。

❸ 参见 2001 年《最高人民法院关于审理涉及计算机网络域名民事纠纷案件适用法律若干问题的解释》第 5 条。

❹ 张平. 域名的知识产权地位［M］// 陶鑫良，程永顺，张平. 域名与知识产权保护. 北京：知识产权出版社，2001：68-73；同一文集中其他论文也持类似观点，比如：程永顺. 审理域名注册纠纷案件的若干问题［M］// 陶鑫良，程永顺，张平. 域名与知识产权保护. 北京：知识产权出版社，2001：158-172；夏德友. 论域名德法律地位：兼析知识产权的特征［M］// 陶鑫良，程永顺，张平. 域名与知识产权保护. 北京：知识产权出版社，2001：149-157。

❺ "因为中国《商标法》实行注册商标专用权制度，故全法中仅有第三十一条对未注册、已有一定影响的商标，在他人恶意抢注的情况下给予有限保护。"郑成思. 反不正当竞争：知识产权的附加保护［J］. 科技与法律，2003（4）：8-11。

❻ 参见《商标法》（2001 年修正）第 13 条、《反不正当竞争法》第 5 条。

外找间接的原则去判案"。❶ 比如，在北京市东城区景山炉灶曹维修服务部诉北京育德建筑安装工程公司案一审判决中，法院就承认商标的先使用人享有民事权益，依法受到保护。❷ 国内也有诸多学者支持法院对未注册商标提供法律保护。❸

5. 未保密的智力成果。在 1995 年北京仪表机床厂诉北京汉威机电有限公司案中，一审法院明确原告"主张的商业秘密未能满足法律规定商业秘密必备的要件，都不能作为商业秘密给予保护"。❹ 但是，法院依然认为被告雇佣其雇员并获取相关技术知识的行为违背民法的基本原则（《民法通则》第 4 条）和《反不正当竞争法》第 2 条。法院认为被告聘用原告员工，利用其掌握的同类产品的信息为自己服务，减少了自己在寻找、取舍、确定制造专用生产设备厂家和外协加工单位所应付出的劳动，节省了时间。这些行为都违背公认的商业道德，违背诚实信用、公平原则，应当受到法律的规范和制裁。❺ 参与该案审理的法官在二审法院否定一审判决意见后评论该案时依然坚持一审的意见。❻ 该法官的意见显然不是孤立存在的，

---

❶ 郑成思. 反不正当竞争：知识产权的附加保护 [J]. 科技与法律，2003（4）：11.

❷ 一审法院认为虽然原告注册在先，商标的在先使用者（被告）可以继续使用该服务商标。案情介绍参见：罗东川，马来客. 知识产权名案评析 [M]. 北京：经济日报出版社，2001：287-294. 法官的评论可参见：姜颖. 一波三折"炉灶曹"[J]. 中华商标，2001（5）：25-27. 此案二审引发很大争议，法院最终否定在先使用权确认侵权存在，但没有追究赔偿责任。

❸ 参见：韦之. 论未注册商标的法律保护 [M] // 吴汉东. 私法研究：第一卷. 北京：中国政法大学出版社，2002；506；杨金琪. 涉及未注册商标先用权的侵权案 [J]. 中国专利与商标，1995（2）：90-95；孙爱万. 谈未注册商标的法律保护 [J]. 人民司法，1998（6）：40-41.

❹ 北京仪表机床厂诉北京汉威机电有限公司案 [北京市第一中级人民法院（1995）一中知初字第 54 号]，参见：孙建，罗东川. 知识产权名案评析 [M]. 北京：中国法制出版社，1998：265-270.

❺ 孙建，罗东川. 知识产权名案评析 [M]. 北京：中国法制出版社，1998：267.

❻ 孙建，罗东川. 知识产权名案评析 [M]. 北京：中国法制出版社，1998：274.

在前面提到的青岛天气预报一案中，法官实际上也持有类似的思想——认为天气预报信息作为一种技术成果，即使在公开后依然受到保护，他人不得利用。❶ 在广东省高级人民法院判决的宋维河诉东北菜风味饺子馆不正当竞争纠纷案❷中，法院也认为设计师设计的对外公开的饭店的整体风格属于智力劳动成果，尽管缺乏明确的法律依据，还是可以依据《反不正当竞争法》第 2 条获得保护。

（二）扩充知识产权的权能

中国法院还会利用《反不正当竞争法》和知识产权法的一些原则条款，扩充某些知识产权的权能，为权利人提供超出成文法范围的保护。比如，法院先后确认过商标权人禁止反向假冒的权利、著作权人的网络传播权等。

1. 禁止反向假冒的权利。在北京市京工服装工业集团服装一厂诉北京百盛轻工发展有限公司等案中，被告同益公司从公开市场上购买了原告"枫叶"牌服装，然后撕下"枫叶"商标，贴上"鳄鱼"商标对外销售。❸ 该案争论的焦点是被告撤换原告商标，即所谓的反向假冒行为是否构成不正当竞争行为。依据当时的《商标法》，商标侵权行为基本上限制在利用与注册商标相同和类似的标志的范围内。❹《商标法》并不赋予商标权人以积极的保证其商标必须附着在

---

❶ 杨金琪. 最新知识产权案例精粹与处理指南 [M]. 北京：法律出版社，1996：659—660.
❷ 广东省高级人民法院（2001）粤高法知终字第 63 号，参见 [EB/OL]. [2004-10-08]. http://www.chinalawedu.com/news/2004_4/20/1140061577.htm. 法院指出："宋维河在经营海口东北人风味餐厅过程中，由该餐厅企划广告设计师纪文静设计了餐厅的视觉识别系统，系统涉及字号的字体、装饰及服饰图案、广告语、吉祥物等多个方面，是智力劳动的成果。"
❸ 参见北京市中级人民法院（1994）中经知初字第 556 号民事判决书。
❹《商标法》（1993 年修正）第 38 条。

其商品上的"积极权利"。❶法院在《民法通则》和《反不正当竞争法》原则条款的名义下❷,为商标权人创设了一项新的与先前商标权有着质的不同的权利——未经许可不得揭掉商标标志的积极权利。

2. 信息网络传播权。在著名的"王蒙等诉世纪互联通讯技术有限公司案"❸中,被告未经许可在网站上上载了原告作品,法院所面对的核心问题是网络传播行为的著作权法规范。当时的《著作权法》并没有像2001年修正后的《著作权法》的第10条那样规定信息网络传播权❹,于是一审和二审法院均"开创性"地解释了法条中的"等"字,认为信息网络传播权是著作权的一项权能。这一案例也因此成为中国知识产权法领域的经典案例,备受国内学者的好评。最高人民法院在2000年的司法解释中也确认了这一案件的结论。❺《最高人民法院案例公报》后来公布了这一系列案件中的一个。❻

(三) 否定现有的法律规则

中国法院的造法活动最为极端的表现就是最高人民法院出台司法解释,直接否定现行成文法规则。比如,2002年最高人民法院在

---

❶ 北京市京工服装工业集团服装一厂诉北京百盛轻工发展有限公司案的审理法院显然也认识到这一点,这应该是判决通篇没有提到商标法的原因。参见北京市中级人民法院(1994)中经知初字第556号民事判决书。

❷ 法院的判决依据:《民法通则》第4条,第134条第1款第7项、第9项、第10项;《反不正当竞争法》第2条。

❸ 参见北京市海淀区人民法院(1999)海知初字第57号民事判决书。

❹ 《著作权法》(2001年修正)第10条第1款第12项。

❺ 《最高人民法院关于审理涉及计算机网络著作权纠纷案件适用法律若干问题的解释》(2000)第3条。

❻ 张承志诉世纪互联通讯技术有限公司侵犯著作权纠纷案,载《最高人民法院公报》2000年第1期。

司法解释中直接规定,在没有约定的情况下,当事人委托他人创造自传体作品,著作权归当事人(委托方)所有。❶最高人民法院刻意使用了"合意",而避免适用"委托""合作"来表述当事人和创作者之间的法律关系。其实,在大多数情况下,二者的关系属于典型的委托或者合作创作关系。依据《著作权法》,在没有约定的情况下,著作权应该由受委托方(创作者)享有或者合作方共有。❷最高人民法院作出上述司法解释可能与先前困扰法院的"末代皇帝"的《我的前半生》著作权权属纠纷案有关。❸最高人民法院的上述司法解释直接否定了《著作权法》关于委托作品或者合作作品著作权归属的明确规定,已经不是释法而是地地道道的修法了。这类造法活动明显超越法院职能,其错误不言而喻。后文不再对此类法院"修法"活动作任何讨论,而是将注意力集中在前面提到的扩充保护客体和知识产权权能两类造法活动上。

二、法官背离知识产权法立法思想

(一)不同的知识产权观

中国法院在知识产权司法实践中对创设新的知识产权的开放态

---

❶ 《最高人民法院关于审理著作权民事纠纷案件适用法律若干问题的解释》(2002)第13条、第14条。关于这一司法解释的整体介绍,参见:蒋志培. 如何理解和适用《关于审理著作权民事纠纷案件适用法律若干问题的解释[J]. 人民司法,2002(12):4-10.

❷ 《著作权法》(2001年修正)第17条、第13条。

❸ 李淑贤诉李文达等案,参见北京市中级人民法院(1989)中民字第1092号事判决书、北京市高级人民法院(1995)高知中字第18号事判决书。该案《我的前半生》的执笔人最终被剥夺了作者身份。笔者认为该判决违背法定的著作权归属规则,是错误的。

度，与法院所接受的知识产权权利观有着密切的关系。在具体分析中国法院的知识产权观之前，这里简单介绍一下知识产权领域两种对比鲜明的权利观的学说：劳动自然权学说和功利主义学说。❶

所谓洛克式的劳动自然权学说，大致如下：上帝将整个世界赐予人类，每个人对自己的身体继而对自己的劳动享有所有权；当其将劳动添加到自然物上，人便获得该物的所有权。❷洛克的劳动学说有着深厚的自然法思想渊源。❸后世学者们试图将洛克的学说精确化，期望按照一个严密的逻辑来验证财产权制度的合理性。遗憾的是，不同的解释之间存在严重的分歧，以至于人们会怀疑二者是否在谈论相同的文本。❹不仅如此，还有学者直接质疑洛克理论自身的

---

❶ 实际上，除了这两种学说之外，人格权学说（Personality Theory）在知识产权法领域也有着非常强大的影响。它被视为知识产权中精神权的理论基础。HUGHES J. The Philosophy of Intellectual Property [M] // MOORE A D. Intellectual Property, Moral, Legal, and International Dilemmas. New York: Rowman & Littlefield Publishers, Inc. 1997: 108—109. 人格权学说和劳动自然权学说一样，也倾向于强调较强的保护，因此后文仅仅将注意力集中在劳动自然权学说和功利主义学说的对比上，不再讨论人格权学说。

❷ LOCKE J. Two Treatises of Government [M]. Beijing: China Social Sciences Publication House, 1999: 287—290.

❸ 洛克是为了反驳罗伯特·菲尔默（Robert Filmer）对于格劳修斯自然法观念的歪曲而提出的劳动学说的。DRAHOS P. A Philosophy of Intellectual Property [M]. Aldershot: Dartmouth Publishing Company Ltd, 1996: 41—42.

❹ DRAHOS P. A Philosophy of Intellectual Property [M]. Aldershot: Dartmouth Publishing Company Ltd, 1996: 43—44. 洛克的财产观甚至包含着两种对立的解释，其一是必须给予劳动者以回报，这样才能刺激劳动者的积极性从而获得更多的劳动成果；其二是一种规范性的阐释，那就是劳动者应该获得回报。HUGHES J. The Philosophy of Intellectual Property [M] // MOORE A D. Intellectual Property, Moral, Legal, and International Dilemmas. New York: Rowman & Littlefield Publishers, Inc., 1997: 114. 类似观点参见：ODDI A S. TRIPS: Natural Rights and a "Polite Form of Economic Imperialism" [J]. Vanderbilt Journal of Transnational Law, 1996, 29 (3): 415; CHERENSKY S. A Penny for Their Thoughts: Employee-Inventors, Preinvention Assignment Agreements, Property, and Personhood [J]. California Law Review, 1993, 81 (2): 595, 634.

逻辑。比如，诺齐克（Robert Nozick）提出的著名的"番茄汁"的例子。❶ 不过，广泛存在的争论和质疑并没有影响到洛克理论的社会影响力。劳动自然权学说对于财产权制度的影响，同其理论自身的精确性、逻辑严密性似乎没有必然的联系。该学说的威力来源于人们直觉性地接受和遵从。❷

洛克的劳动自然权学说，最初所描述的财产客体无非是麦子、果实之类有形财产。但是，在"大脑劳动的产物等同于双手的劳动成果"的观念下❸，后来的学者则很自然地将它应用于知识产权的合理性论证上，认为劳动者对其付出劳动创造出的智力成果享有当然的支配权。不过，像传统的财产权领域一样，知识产权领域也继续重复着传统财产法领域无休止的对"正当性"的争论。❹

所谓功利主义财产权学说，主要源于休谟（David Hume）和边沁（Jeremy Bentham）。❺ 休谟认为我们所遵循的正义规则来自那些被认为有利于促进人类幸福的习俗（Convention）。人们遵守这些规

---

❶ NOZICK R. Anarchy, State and Utopia [M]. Beijing: China Social Sciences Publication House, 1999: 175.

❷ GORDON W. On Owning Information: Intellectual Property and the Impulse [J]. Virginia Law Review, 1992, 78（1）: 149. "财产权劳动学说很容易获得人们道德上的认同，并往往成为人们抵制资本肆意横行的有力思想武器。" 易继明. 评财产权劳动学说 [J]. 法学研究, 2000（3）: 95-107.

❸ SPENSER H. Social Statics [M]. rev. ed. 1896: 68. 转引自: LACEY L J. Of Bread and Roses and Copyrights [J]. Duke Law Journal, 1989, 38（6）: 1532.

❹ HETTINGER E C. Justifying Intellectual Property [M] // Moore A D. Intellectual Property, Moral, Legal, and International Dilemmas. New York: Rowman & Littlefield Publishers, Inc., 1997: 17–38; HUGHES J. The Philosophy of Intellectual Property [M] // MOORE A D. Intellectual Property, Moral, Legal, and International Dilemmas. New York: Rowman & Littlefield Publishers, Inc. 1997: 107–178.

❺ MICHELMAN F I. Property, Utility and Fairness: Comments on the Ethical Foundations of "Just Compensation" Law [J]. Harvard Law Review, 1967, 80（6）: 1165.

则是为了个人的私利,同时自然也有利于公共福利。私人所有权及其规则的基础除了这一实用目的别无其他。❶休谟之后,边沁更明确地指出,并不存在所谓的自然权,财产权完全是法律的人为创设。❷具体到知识产权,功利主义认为社会提供知识产权制度的终极原因是为了提供刺激动机,以扩大相应成果的供给,保证社会公众能够获得充分的知识产品。❸在版权法领域,"版权的目的绝不是为了给予作者回报,但法律这样做是为了实现它的最终目标——促使其将其创造的天才的产品公之于世"。❹对于专利系统,功利主义的解释更是直接:专利只是经济政策的一个公共工具,有着两方面的功用:首先是提供刺激动机,刺激有实用性的发明创造不断涌现,从而导致社会福利的增长;其次,专利制度本身构成一个完备的信息系统,促进整个社会的技术信息的迅速传播,避免不必要的重复研究开发,从而减少社会财富的浪费。❺

  劳动自然权学说和功利主义学说对知识产权法的司法适用有着不同的影响。在劳动自然权学说的影响下,知识产权法更倾向于忽略保护知识产权所带来的社会经济影响,❻重心更倾向于保护创造者

---

  ❶ HUME D. A Treatise of Human Nature[M]. Beijing: China Social Sciences Publication House, 1999: 484-501.

  ❷ 边沁. 立法理论[M]. 李贵方, 等, 译. 北京: 中国人民公安大学出版社, 2004: 138-140.

  ❸ PATRY W F. Copyright Law and Practice: Vol.1[M]. Arlington: The Bureau of National Affairs, Inc., 1994: 136.

  ❹ BETTIC R V. Copyright Culture, the Political Economy of Intellectual Property[M]. Boulder: Westview Press, 1996: 33.

  ❺ BETTIC R V. Copyright Culture, the Political Economy of Intellectual Property[M]. Boulder: Westview Press, 1996: 25.

  ❻ CHISUM D S. JACOBS M A. Understanding Intellectual Property Law[M]. Menands: Matthew Bender, 1995: §1C 1-7.

的劳动成果。任何妨碍权利人实现其劳动成果的市场价值的行为，都有可能依据知识产权法、民法等法律规则或者原则被禁止。而功利主义学说的默认规则不是保护，而是不保护。在缺乏明确法律规则的情况下，一切智力成果一旦公开，就进入公共领域。对他人劳动成果的使用，没有特别法的禁止都是许可的，即使这种使用给权利人造成强有力的竞争压力，损害其商业利益。在这种思想理念中，公共领域无所不在，权利人控制的区域不过是公共领域中的特区而已。❶

对造法持开放态度的部分法官实际上是自觉或者不自觉地接受了劳动自然权学说的指导。❷ 在前面提到的诸多案例中，在没有明确法律依据的情况下，法院习惯于将劳动创作活动作为确认创作者对该劳动成果享有财产权或获得法律保护的基础。❸ 法院本着"保护劳

---

❶ 正如美国最高法院大法官在 Bonito Boats, Inc. v. Thunder Craft Boats, Inc., 489 U.S.141, 151（1989）案中指出的那样："思想的自由利用是基本规则，联邦专利法的保护则是一个例外。"

❷ 法官是否了解洛克、是否了解劳动自然权学说并不重要，重要的是法官自觉或者不自觉地站到了劳动自然权学说的立场上来判决那些模糊的案件。其中的道理就像美国法院虽然明确拒绝自然权学说，但是在具体的案件中法官还是经常受到这一学说的强烈影响一样。比如，美国最高法院在 Ruckelshaus v. Monsanto Co., 467 U.S. 986, 1002-03（1984）案中就引述过洛克的 Second Treatise 说明商业秘密是一种"财产"应该受到保护。Gordon W J. A Property Right in Self-Expression: Equality and Individualism in the Natural Law of Intellectual Property［J］. Yale Law Journal, 1993, 102（7）: 1533, 1540.

❸ 比如，青岛市气象科技服务中心等诉东岳时通电器公司案，案例参见：杨金琪. 最新知识产权案例精粹与处理指南［M］. 北京：法律出版社，1996：660；北京仪表机床厂诉北京汉威机电有限公司案一审判决，参见：孙建，罗东川. 知识产权名案评析［M］. 北京：中国法制出版社，1998：265-270；宋维河诉东北莱风味饺子馆案［广东省高级人民法院（2001）粤高法知终字第63号］，参见［EB/OL］.［2004-10-08］. http://www.chinalawedu.com/news/2004_4/20/1140061577.htm. 在广西广播电视报社诉广西煤矿工人报社案（载《最高人民法院公报》1996年第1期）中，从公开的判决中虽然不能直接看到法院判决的理由，但是对该案结果有着重大影响的学者作了很好的说明："电视节目预告表，不论其是否足以成立著作权，因为是电视台通过复杂的专业技术性劳动制作完成的成果，……已属于原告的合法财产。"梁慧星. 电视节目预告表的法律保护与利益衡量［M］// 梁慧星. 民商法论丛：第3卷. 北京：法律出版社，1995：346.

动所得和合法所得不受他人侵犯"的"民法之基本精神"，❶将"劳动者对其创造的劳动成果有当然的控制权"确定为一项公理性的法律原则。法院在具体案件中会因为适用法律的不同，给这一"劳动者控制劳动成果"的原则穿上不同的外衣：如果适用民法的原则条款，则可能被表述为"诚实信用原则"或者"合法的民事权益受到保护"；如果适用反不正当竞争法的原则条款，则常常被表述为"正常的商业道德"。❷

劳动自然权学说有着直觉性的号召力，中国很多法官深受这一学说的影响并不奇怪。但是，劳动自然权学说并非中国知识产权法立法的主导思想。相反，功利主义学说在中国立法中占据了统治地位。法官在司法活动中接受劳动自然权学说的指导，很容易背离立法者确立的立法政策。接下来，本文进一步揭示中国知识产权法的立法指导思想。

（二）中国立法中的功利主义

中国知识产权法并没有实质意义上的值得称道的历史传统。❸现

---

❶ 梁慧星. 电视节目预告表的法律保护与利益衡量 [M] // 梁慧星. 民商法论丛：第 3 卷. 北京：法律出版社，1995：347.

❷ 参见青岛市气象科技服务中心等诉东岳时通电器公司案、北京仪表机床厂诉北京汉威机电有限公司案、宋维河诉东北菜风味饺子馆案、广西广播电视报社诉广西煤矿工人报社案。

❸ 中国学者虽然提出过一些历史文献材料，揭示了中国传统中的知识产权保护思想的萌芽（郑成思. 版权法：修订本 [M]. 北京：中国人民大学出版社，1997：5，23-24）；但是，这些零星的纪录并不能说明版权保护观念在中国传统社会中获得了积极响应和广泛认同。正如周林所言："在缺少人权保障的封建专制制度下，除了少数几个牌记以外，不可能为现代版权制度留下多少本土资源。"周林. 中国版权史研究的几条线索 [M] // 周林，李明山. 中国版权史研究文献. 北京：中国方正出版社，1999：Ⅶ. 关于中国知识产权法历史的分析，可参见：吴汉东. 关于中国著作权法观念的历史思考 [J]. 法商研究，1995（3）：44-49.

行知识产权法诞生之时，中国社会并不存在劳动者当然享有其智力成果的社会共识。这些立法得以出台在很大程度上源自改革开放的外部需要，而不是主要源于社会内部自然权利意识的凝聚。❶ 立法之时，中国在政治生活中接受马克思主义学说的指导。虽然马克思的劳动学说具有深厚的自然法渊源，❷ 但是马克思却凭借劳动价值论对私有的财产权进行了系统的批判。马克思主义不但没有在中国培植出自然权的主流意识，甚至导致著作权之类的私权被彻底否定。❸

中国知识产权法并不是孕育在一个像传统欧洲那样富有自然法传统的社会环境中。❹ 中国的立法者制定知识产权法为智力成果提供保护，并不是出于对所谓自然权学说的默认规则的尊重❺，而是出于一系列功利主义的考虑。比如万里同志在《专利法》立法前关于该法立法目的的阐述就非常清楚地显示了这一点。当时认为专利法的立法目的有三点："其一，便于发动大家搞发明创造；二是便于迅速

---

❶ 通常认为我国《著作权法》和《专利法》立法的重要推动力源于 1979 年《中华人民共和国科学技术委员会和美利坚合众国能源部在高能物理领域进行合作的执行协议》第 6 条、1979 年《中华人民共和国和美利坚合众国贸易关系协定》第 6 条。参见：赵元果. 中国专利法的孕育与诞生[M]. 北京：知识产权出版社，2003：37-38；沈仁干，钟颖科. 著作权法概论[M]. 北京：商务印书馆，2003：21.

❷ HARRIS J W. Property and Justice [M]. Oxford: Clarendon Press, 1996: 191-197.

❸ 参见：1960 年文化部党组、中国作家协会党组《关于废除版税制、彻底改革稿酬制度的请示报告》[M]//周林，李明山. 中国版权史研究文献. 北京：中国方正出版社，1999：321-324.

❹ 欧洲大陆典型的代表是法国。在启蒙时代的法国，在大革命热情的感染下，将对智力创造的控制视为一种人权。参见"Lois & Actes du Government (1790-91)"，转引自：ODDI A S. TRIPS: Natural Rights and a "Polite Form of Economic Imperialism"[J]. Vanderbilt Journal of Transnational Law, 1996, 29 (3): 421.

❺ 值得一提的是，1983 年原中国专利局副局长沈尧曾在评论自然权理论时明确指出："这个理论将思想、知识和物质财富放在相同的地位，存在着方法上的错误。"沈尧曾. 专利制度的理论和实践[J]. 专利工作调研资料，1983，59：2.

推广应用技术发明;三是便于引进外国的先进技术。"❶从这一典型的表述中,我们丝毫看不到自然权学说的影子。中国专利法的立法过程中充满着各种各样的政策性权衡。❷政策性权衡的结果直接体现在当时的《专利法》中。比如,该法的第25条就出于国家政策的原因明确将食品、药品等客体排除出《专利法》的保护范围。❸中国版权法领域也存在类似的政策性权衡,这里不再赘述。❹

中国知识产权法不是对强调保护个人成果的自然法规则的确认,而是在"知识共享和自由竞争的主流规则"之外创设的特殊规则,在原本毫无知识产权观念的社会中创设一些法律禁区,为权利人提供有限的保护。中国的立法者就像当年美国国会那样选择了功利主义的立法思想:"制定版权法是创设了权利,而不是确认已经存在的权利"❺,"不是基于作者的自然权利,而是基于公共利益,促进科学技术的发展"❻。

中国立法者所选择的功利主义指导思想,在中国当今社会中依然存在深厚的社会基础。这一点我们可以从先前中国社会围绕盗版

---

❶ 这是时任国务院副总理万里同志1983年8月2日在国务院常务会议上的讲话内容。参见:黄坤益. 贯彻国务院常务会议精神,建立专利工作体系:黄坤益同志在专利工作座谈会上的讲话[J]. 专利工作动态,1983(64):1-18.

❷ 参见:赵元果. 中国专利法的孕育与诞生[M]. 北京:知识产权出版社,2003:82-97.

❸ 《专利法》(1984年公布)第25条规定:"对下列各项,不授予专利权:……四、食品、饮料和调味品;五、药品和用化学方法获得的物质;……"立法排除的理由,参见:文希凯,陈仲华. 专利法[M]. 北京:中国科学技术出版社,1993:33.

❹ 中国版权的诸多历史文献可以参见:周林,李明山. 中国版权史研究文献[M]. 北京:中国方正出版社,1999.

❺ Wheaton v. Peters, 33 U.S. (8 Pet.) 590 (1834),转引自:GOLDSTEIN P. Copyright[M]. New York: Aspen Law & Business, 1999:135.

❻ H.R. Rep. No. 2222, 60th Cong., 2d Sess. 7. (1909). 转引自:GOLDSTEIN P. Copyright[M]. New York: Aspen Law & Business, 1999:136.

软件终端用户的法律责任所展开的激烈争论中略见一斑。表面看来，终端用户在安装盗版软件的时候，大多要进行复制从而侵害软件权利人所享有的复制权，因此按照现行的著作权法追究终端用户的侵权责任不成问题。❶可是，中国社会却在这一问题上展开了激烈的争论，结果纯粹的政策性的意见取得了优势。❷最高人民法院在司法解释中实际上迎合了这一公众意见。❸本文无意对这场争论的是非作出评判，只是想通过这一案例说明：中国社会公众远远没有将版权视为创造者的天然的一种权利。中国社会的知识产权理念依然是功利主义的，更愿意将知识产权法视为一种政策性的规则。不仅在个案中如此，中国社会在讨论其他重要的知识产权议题时，也同样习惯于按照功利主义的思想去进行规则的取舍，而不是在追求某种自然法上的权利。在中国这样的发展中国家里，社会公众所期待的立法基调依然是推崇知识信息的共享，推崇模仿以促进竞争。中国还远远没有到达可以以保护主义当头的时代。

中国立法者从整体上选择了功利主义的立法思想，并不妨碍《著作权法》在某些微观制度环节上引入了欧洲大陆的一些极富自然权学说或者人格学说色彩的制度规则，比如著作精神权保护制度

---

❶ 许超. 软件最终用户侵权应当承担法律责任［J］. 电子知识产权，2002（9）：37-38.

❷ 关于这场争论，可以参考博客中国网的"我反对——争论《软件保护条例》"专题。该专题将《最高人民法院关于审理著作权民事纠纷案件适用法律若干问题的解释》第 21 条对软件最终用户使用未经授权软件问题的规定视为民间抗议的胜利成果。参见：［EB/OL］.［2004-10-11］. http://www.blogchina.com/idea/call/.

❸《最高人民法院关于审理著作权民事纠纷案件适用法律若干问题的解释》第 21 条字面上没有对非商业性用户使用盗版的问题给出结论，但应当理解为该司法解释免除了非商业性用户的侵权责任问题，否则就没有必要针对 2002 年开始施行的《计算机软件保护条例》第 30 条的明确规定出台司法解释。

等。❶ 中国的立法者和国内学者似乎认为著作精神权并不对现实生活中作品的利用构成现实的威胁,因此毫不吝惜地给予无期限的保护。❷ 不过,中国在移植这些带有欧洲大陆色彩的规则时,低估了此类权利对于作品自由利用的潜在影响。禁止作品被歪曲、保护作品完整权可能被利用来限制后人自由改编、演绎处在公共领域的作品,成为私人审查的工具。❸

(三)民法和知识产权法的观念冲突

中国知识产权立法者选择功利主义,而司法者执着于自然权观念。中国法院之所以在知识产权法审判活动中倾向于选择自然权学说的默认规则,与中国民法学说在中国的统治地位有着直接的关系。中国在大民法的体制下,将知识产权视为民事权益的一种,习惯了将知识产权客体与普通民事财产客体等同起来的思维模式。而中国的民法学说和制度直接从欧洲大陆移植过来,有着深厚的自然法传统。❹ 自然权学说所体现的是一种个人本位的传统财产法理念。❺ 比如,劳动权利说强调的是个人对自己劳动成果的支配权,人格权学说则强调财产权旨在完善个人的人格发展等。自然权学说并不十分

---

❶ HUGHES J. The Philosophy of Intellectual Property [M] // MOORE A D. Intellectual Property, Moral, Legal, and International Dilemmas. New York: Rowman & Littlefield Publishers, Inc. 1997: 141-152.

❷ 参见《著作权法》第20条;作为对比,《保护文学艺术作品伯尔尼公约》第6条之二并没要求著作财产权终止后继续提供精神权保护。

❸ JAZSI P. Toward a Theory of Copyright: The Metamorphoses of "Authorship" [J]. Duke Law Journal, 1991 (2): 455.

❹ 江平,苏号朋. 民法文化初探 [J]. 天津社会科学, 1996 (2): 45-51;曹诗权,陈小君,高飞. 传统文化的反思与中国民法法典化 [J]. 法学研究, 1998 (1): 25-34;苏号朋. 民法文: 一个初步的理论解析 [J]. 比较法研究, 1997 (3): 242-258.

❺ 江平,苏号朋. 民法文化初探 [J]. 天津社会科学, 1996 (2): 51;曹诗权,陈小君,高飞. 传统文化的反思与中国民法法典化 [J]. 法学研究, 1998 (1): 33.

关注财产权对社会公益的影响。❶ 正因为如此，有学者指出深受自然权学说影响的"欧洲大陆的知识产权体制更强调保护个人的权利，而不是强调促进公众获得艺术享受的长远利益"。❷

知识产权客体与传统有形的财产权客体相比，有着巨大的差别。知识产权客体因其无形而具备了与传统财产权客体显著不同的公共物品属性及无损耗属性。❸ 无形的信息资源在同一时间可以由无数人共享，而不减损其使用价值。

"与侵占物理财产不同，侵占信息或者其他无形财产通常并不剥夺原始使用者同时使用的机会。在无形的有价值的商业信息上设置独占权利，会妨碍竞争者接触该有价值的信息，从而损害竞争，也堵塞了公众充分利用有价值的思想和创意的渠道。"❹

法院赋予一种无形客体以垄断权时，对社会造成的冲击远远超过法院确认某一种有形财产。❺ 正因为如此，知识产权法在社会的演进过程中逐步从个人本位转向社会本位。❻ 知识产权法比传统民法更

---

❶ MCMANIS C R. Unfair Trade Practices[M]. St. Paul, Minn.: West Publishing Co., 1991: 9.

❷ BAIRD D G, Common Law Intellectual Property and the Legacy of International News Service v. Associated Press[J]. University of Chicago Law Review, 1983, 50（2）: 411.

❸ MYERS G. The Restatement's Rejection of the Misappropriation Tort: A Victory for the Public Domain[J]. South Carolina Law Review, 1996, 47（4）: 673.

❹ MYERS G. The Restatement's Rejection of the Misappropriation Tort: A Victory for the Public Domain[J]. South Carolina Law Review, 1996, 47（4）: 684. 作者引用了"Restatement（Third）of Unfair Competition（1993）"section 38 cmt. b 的表述；类似表述参见：BAIRD D G, Common Law Intellectual Property and the Legacy of International News Service v. Associated Press[J]. University of Chicago Law Review, 1983, 50（2）: 413.

❺ BAIRD D G, Common Law Intellectual Property and the Legacy of International News Service v. Associated Press[J]. University of Chicago Law Review, 1983, 50（2）: 414.

❻ MCMANIS C R. Unfair Trade Practices[M]. St. Paul, Minn.: West Publishing Co., 1991: 9.

强调维护信息自由,更强调权利限制,更强调个人和社会利益之间的平衡。在知识产权法中,维持公共领域的自由开放,保证社会成员对信息的充分接触和利用,甚至比传统社会中保障个人对有形财产的掌控更为重要。

中国法院接受传统民法学说的指引,更倾向于按照自然权学说的理解来解释知识产权规则。在司法活动中将信息产品与有形物类比,忽略信息的公共物品属性,很容易导致对信息产品的过分保护。❶ 知识产权法和传统民法的冲突,本质上是个人本位的财产观与社会本位的财产观的冲突。现代民法虽然存在着由个人本位向社会本位过渡的趋势❷,但是在时下的中国显然远远落后于知识产权法的脚步。如前所述,中国的立法者实际上选择了社会本位的功利主义的知识产权观。法院在司法活动中应该像美国法院那样抛弃传统民法领域的自然法的立法思想,努力维护功利主义知识产权观在司法活动中的统治地位。

三、法官造法泛滥的现实危害

(一)违背知识产权法基本原则

在知识产权法对某些客体不提供保护的情况下,法院在利用原

---

❶ ALEXANDRI M. The International News Quasi-Property Paradigm and Trademark Incontestability: A Call for Rewriting the Lanham Act[J]. Harvard Journal of Law & Technology, 2000, 13(1): 335-336; PATRY W. The Enumerated Powers Doctrine and Intellectual Property: An Imminent Constitutional Collision[J]. George Washington Law Review, 1999, 67: 382; BAIRD D G, Common Law Intellectual Property and the Legacy of International News Service v. Associated Press[J]. University of Chicago Law Review, 1983, 50(2): 414.

❷ 王利明. 我国民法的基本性质探讨[J]. 浙江社会科学, 2004(1): 104-111; 同样观点参见: 江平, 苏号朋. 民法文化初探[J]. 天津社会科学, 1996(2): 51; 曹诗权, 陈小君, 高飞. 传统文化的反思与中国民法法典化[J]. 法学研究, 1998(1): 27-36.

则条款造法提供延伸保护时,常常有意无意地忽略了现行知识产权法拒绝保护这些潜在客体的真正原因。如果现行知识产权法恰好是为了维护某些至关重要的立法政策才拒绝对这些客体提供保护,则法官的造法活动将危及知识产权法的基本原则,损害知识产权法所刻意维护的公共政策。在前文提到的广西电视节目表案等案例中,法院的造法活动中就出现这一问题。

  版权法存在这样一项基本原则:版权保护不延及事实和思想。❶版权法确立这一原则,有着非常明确的立法目标:单纯的事实和思想的自由交流对于现代社会有着重要的意义,这方面的个人垄断将会严重地限制后来者的创造自由。❷"原始事实可以随意复制……,这正是版权法促进科学进步的手段。"❸对社会公众而言,自由复制是法律赋予的一种权利。❹因此,著作权法拒绝对思想和事实提供保护,并非有意将这些内容的保护留给其他法律(比如中国法院所理解的民法或者反不正当竞争法的原则条款),而是著作权法认为基于既定的社会公共政策,这些客体本来就不应该获得法律的保护。就像美国最高法院大法官在 Feist 案中所说的那样,拒绝对此类客体提供保护好像不公平,但这不是成文法的未曾遇见的负面结果,相反,正

---

 ❶ Feist Publications, Inc. v. Rural Tel. Serv. Co., 499 U.S. 340, 344(1991).
 ❷ PATRY W. The Enumerated Powers Doctrine and Intellectual Property: An Imminent Constitutional Collision[J]. George Washington Law Review, 1999, 67: 381;版权保护越宽,后续新的作品的创作成本因此越高。参见:LANDES W M, POSNER R A. An Economic Analysis of Copyright Law[J]. 18 Journal of Legal Studies, 1989, 18(2): 325.
 ❸ Feist Publications, Inc. v. Rural Tel. Serv. Co., 499 U.S. 340, 350(1991).
 ❹ PATRY W. The Enumerated Powers Doctrine and Intellectual Property: An Imminent Constitutional Collision[J]. George Washington Law Review, 1999, 67: 367. 作者认为许可公众自由复制事实或者其他没有原创性的材料,是保证科学进步的必要手段。美国国会试图立法干涉这一自由复制的权利,将剥夺公众依据美国宪法所享有的"消极权利",超越法律所赋予的国会的立法权限。

是著作权精髓的体现。❶

中国法院在广西电视节目表案、霸才数据信息案等案件中对不具备原创性的"作品"提供替代保护，❷表面上是利用原则条款在填补法律的空缺，实际上是在否定著作权法的基本原则，否定维持公共领域自由开放的重要性。著作权法强调对事实和思想的自由利用，拒绝保护没有原创性的数据库作品，或许真的会导致数据库类作品的供给不足，因而有可能需要修正著作权法这一原则，将数据库作为例外进行特殊立法保护。❸但是，这一法律调整将对社会的公共生活和产业竞争产生深远的影响。❹在世界知识产权组织缔结相关条约时，各国持谨慎的态度，最终导致拟议中的数据库条约流产。❺中国法院在立法者为著作权法基本原则设置例外之前，就突破这一原则将知识产权保护延及没有原创性的"作品"，实在是草率。

除了数据库类的客体以外，中国法院还通过原则条款将知识产权的保护范围延伸到未注册商标、未保密的技术、未注册的外观设计等客体上。法院在相关案例中的判决同样威胁到现行《商标法》《专利法》的立法政策。

---

❶ Feist Publications, Inc. v. Rural Tel. Serv. Co., 499 U.S. 340, 348–349（1991）.

❷ 北京阳光数据公司诉上海霸才数据信息有限公司案，案例参见：孙建，罗东川. 知识产权名案评析 [M]. 北京：中国法制出版社，1998：262.

❸ 关于数据库特殊保护立法的介绍，参见：崔国斌. 数据库保护的立法现状与理论基础 [M] // 郑胜利. 北大知识产权评论：第1卷. 北京：法律出版社，2002：90–110.

❹ 关于数据库保护所造成的负面影响，可以看下列文章：LESSIG L. The Path of Cyberlaw [J]. The Yale Law Journal, 1995, 104（7）：1743；GINSBURG J C. Putting Cars on the "Information Superhighway": Authors, Exploiters, and Copyright in Cyberspace [J]. Columbia Law Review, 1995, 95（6）：1466.

❺ 1996年外交会议上WIPO关于《数据库公约》（WIPO Database Treaty）没有获得通过。参见：WIPO. Recommendation Concerning Databases: Dec. 20, 1996 [EB/OL]. [2004-10-11]. http://www.wipo.int/documents/en/diplconf/distrib/100dc.htm.

首先，以未注册商标为例。中国商标保护商标的基本原则是注册保护原则。❶法院确认经营者对其投入实际使用但没有注册的非驰名商标以所谓的"在先权"，可以对抗在先善意注册的商标权人。❷这实际上违反了商标注册保护原则的基本价值取向，降低了经营者注册商标的紧迫感，同时也损害了注册体制本身的确定性以及权利人的正常预期。中国现行的《商标法》中并没有所谓的"在先使用"的侵权例外。在他人善意注册商标后，在先使用者继续使用该商标显然构成《商标法》第52条意义上的商标侵权行为。法院基于民法或者反不正当竞争的原则确认先用者所谓的"在先权"，等于否定了《商标法》所作出的明确结论。

其次，以未申请专利的技术成果为例。《专利法》实行强制申请原则。发明人或者设计者未申请专利就对外公开其技术方案或者产品外观设计（产品包装装潢），则该成果当然进入公共领域。法院在所谓的不正当竞争的名义下，限制竞争对手采用公共领域的技术成果或者设计方案❸，则违背《专利法》上的强制申请原则。如果当事人能够在专利法之外轻松地利用法律的原则条款为自己的公开技术寻求保护，那又何必花费人力物力寻求《专利法》保护呢？❹正因为如此，美国严格限制州法律对非商业秘密的公开技术提供替代性的保护，以防止联邦专利法所维护的上述政策受到损害。❺在版权领域

---

❶ 董葆霖. 商标法律详解[M]. 北京：中国工商出版社，2004：15-16.

❷ 比如，北京市东城区景山炉灶曹维修服务部诉北京育德建筑安装工程公司案（一审），案情介绍参见：罗东川，马来客. 知识产权名案评析[M]. 北京：经济日报出版社，2001：287-294.

❸ 如前所述北京仪表机床厂诉北京汉威机电有限公司案、宋维河诉东北菜风味饺子馆不正当竞争案等。

❹ 参见 Bonito Boats, Inc. v. Thunder Craft Boats, Inc. 489 U.S. 141 (1989).

❺ BAIRD D G, Common Law Intellectual Property and the Legacy of International News Service v. Associated Press[J]. University of Chicago Law Review, 1983, 50 (2): 425.

也是如此。❶

  本文认为，中国法院要避免上述违背知识产权法基本原则的造法活动，就必须摆正自己的角色："法院不是立法机构，它们的任务不是宣布一项新的规则或者制定新的政策，而是在一项既定政策指引下，根据案件的所有细节决定具体的结果。"❷法院在决定对一项新的客体提供延伸保护之前，必须认真分析并充分尊重现行知识产权法的基本原则和既定立法政策。法院不能在所谓的原则条款的名义下，擅自否定成文法的这些原则，肆意拓宽知识产权法的客体范围。

（二）破坏法定的利益平衡关系

  本文在前面的案例中，已经指出法官造法活动不仅表现在拓宽知识产权法保护客体范围上，同时还体现在创设新的权能上。法院通常将现行成文法解释为赋予权利人对某些客体以全面而周密的控制权。❸当某项行为对权利人的全面控制权构成挑战，权利人却无法依据成文法赋予的具体权能寻求救济时，法院就会在成文法原则条款的名义下，创设新的权能将这些法外的利益纳入权利人的控制范围。

  法院在造法活动中所描绘的知识产权权能体系与功利主义立法

---

  ❶ PATRY W. The Enumerated Powers Doctrine and Intellectual Property：An Imminent Constitutional Collision[J]. George Washington Law Review, 1999, 67：383.

  ❷ WEINREB L L. Copyright for Functional Expression[J]. Harvard Law Review, 1998, 111（5）：1149.

  ❸ 法官典型的意见如："我国著作权法第十条第五项所明确的作品使用方式中，并没有穷尽适用作品的其他方式存在的可能。"参见王蒙等诉世纪互联通讯技术有限公司案民事判决书［北京市海淀区人民法院（1999）海知初字第 57 号］；"《中华人民共和国商标法》及《中华人民共和国商标法实施细则》规定了六种商标侵权行为，但并非概括无遗，除此之外，尚存在其他形式的商标侵权行为。"参见建大工业股份有限公司诉青岛泰发集团股份有限公司等商标侵权纠纷案民事判决书［青岛市中级人民法院（1999）青知初字第 159 号］。

者实际创设的权能体系有着本质的差别。知识产权权利人所享有的权利是由成文法赋予的一系列单项的权能组合起来的。所谓的权能，对社会公众来说则是一种代价。立法者经过审慎的政策性权衡，将社会付出的代价限制在维持创造者正常的再创造的动力的范围内，从而建立知识产权法精细的利益平衡机制。❶在此范围之外，社会没有必要为创造者或者投资人提供额外的回报。这也就是说，知识产权法上的权利虽然是一项项法律具体赋予的明确的权能的总和，但是法律并不承认权利人因此对智力成果享有的笼统的、全方位的支配权利。比如，《著作权法》在赋予权利人复制、发行、改编等一系列具体权能之外，就没有普遍承认作品的进口权、功能性使用权、出租权、追续权、收回作品权、作品形象的商业化权等❷——尽管后面这些被"遗漏"的权能从形式上可以被视为作者对作品的控制权。立法者的基本思路是：在没有这些权能的情况下，《著作权法》已经实现了权利人和社会之间的利益平衡。

在前面提到的王蒙等诉世纪互联通讯技术有限公司案中，法院对《著作权法》中的"等"字进行扩张性的解释，从中创设出一种新的权利，即后来所说的"信息网络传输权"。❸法院关于设立此类权利的必要性的解释也许有一定道理，但这并不意味着法院可以违背立法精神径自创设此类权利。否则，法院完全可以依据同样的逻辑将著作权的权利内容扩展到所谓的出租权、进口权、作品形象的

---

❶ Bonito Boats, Inc. v. Thunder Craft Boats, Inc. 489 U.S. 141, 147（1989）.

❷ 出租权仅仅限于电影类作品和计算机软件（《著作权法》第10条第1款第（七）项）；关于其他各类权利的简要介绍，参见：韦之. 著作权法原理［M］. 北京：北京大学出版社，1998：70-73；李明德，许超. 著作权法［M］. 北京：法律出版社，2003：80-81，105-107.

❸ 法院在判决时参考了《世界知识产权组织版权公约》（WCT）。参见：蒋志培，张辉. 依法加强对网络情况下著作权的司法保护［J］. 人民司法，2001（2）：9-11.

商业化权、作品标题的控制权等。这样一来,《著作权法》通过一系列精细的制度安排所建立起来的利益平衡关系就可能被法院轻易打破。在王蒙等诉世纪互联通讯技术有限公司案中,当时《著作权法》赋予著作权人的"复制权""发行权"两类权利就可能为权利人提供有效救济。❶ 退一步,当事人还可以选择所谓的共同侵权规则来追究网络内容提供商的责任。❷ 在这种背景下,法院依然拒绝适用现有的规则,执意创设新的权利,更加缺乏正当性基础。❸

法院在商标侵权案例中,也同样存在拓宽商标权权能的行为。比如,前面提到的"反向假冒"的案例。❹ 当时中国商标法上的判断商标侵权的基本标准是"未经注册商标所有人的许可,在同一种商品或者类似商品上使用与其注册商标相同或者近似的商标"。❺ 也就是说,商标权人仅仅享有禁止他人使用其商标的消极权利,并没有保持其商标与商品之间联系的积极的权利。在上述"反向假冒案"中,法院恰恰是利用法律的原则条款确认商标权人享有这种超出《商标法》范围的积极权利。也许,真如学者所说的那样,当时的中国真的需要像其他国家那样立法确定禁止反向假冒❻,后来《商标法》

---

❶ 比如:金勇军. 好一个"等"字了得!:评张承志诉世纪公司著作权侵权纠纷案 [EB/OL]. [2004–08–07]. http://article.chinalawinfo.com/article/user/article_display.asp?ArticleID=2793. 该文作者认为应当定性为侵害发行权。

❷ 关于网络服务提供者的间接侵权责任或者共同侵权责任,参见:蒋志培. 网络联线服务者著作权法律责任 [J]. 电子知识产权, 1999 (11):12-15.

❸ 中国立法者技术上对所谓"等""其他权利"的滥用,显然也从客观上对法院的造法活动起到了帮助作用。不过,这不是本文关注的中心问题。

❹ 北京市京工服装工业集团服装一厂诉北京百盛轻工发展有限公司等案,参见北京市中级人民法院(1994)中经知初字第556号民事判决书。

❺ 《商标法》(1993年修正)第38条第1项。

❻ 郑成思. 知识产权论 [M]. 北京:法律出版社, 1998, 321.

也的确作出了这一规定,❶但是这并不意味着法院可以越俎代庖,为商标权人创设新的权利内容,确立一项对现有市场竞争秩序产生深远影响的新规则——这一判决如果得到实际执行将对中国国内各行各业广泛存在的分装销售业务产生重大影响。❷

法院创设新的知识产权在打破现有利益平衡关系的同时,并没有相应机制来消除同步出现的负面影响。法院不能像立法机构那样在知识产权立法过程中,调查、收集和研究各个利益群体的意见,难以对每一类客体所牵涉的权利人、社会公众、国家产业政策乃至国际竞争利益等问题全盘考虑以确立平衡的法律制度。❸"法院也不能像立法机构那样设定一个武断的权利保护期限,不能创设一个行政机构或者公共注册机构以平衡各方利益,不能创设实体性的机构。"❹以没有原创性的数据库的保护问题为例,成熟定型的保护机制对数据库保护条件、保护的期限、合理使用等都有着非常明确的规定,希望借此实现公众与权利人之间的利益平衡。❺而中国法院所确认数据库保护制度,没有实质性的入门条件,没有保护期限,没有

---

❶ 《商标法》(2001年修正)第52条第4项。

❷ 国内的食品、酒类、药品、电子、化工等诸多行业都存在普遍的分装业务。很多企业就是通过分装业务建立自己的品牌。按照鳄鱼反向假冒案的判决,这些行为的合法性都或多或少要受到质疑。

❸ YOUN M Y. Case Note: Neither Intellectual nor Property: National Basketball Ass'n v. Motorola, Inc. [J]. Yale Law Journal, 1997, 107 (1): 267; KARJALA D S. Misappropriation as a Third Intellectual Property Paradigm [J]. Columbia Law Review, 1994, 94: 2606.

❹ DEUTCH M. Unfair Competition and the "Misappropriation Doctrine": A Renewed Analysis [J]. St. Louis Law Journal, 2004, 48: 503.

❺ 比如《欧盟数据库保护指令》(EU Directive on Legal Protection of Databases)所确定的保护模式。相关介绍参见:崔国斌. 数据库保护的立法现状与理论基础 [M] // 郑胜利. 北大知识产权评论:第1卷. 北京:法律出版社,2002:93-94.

合理使用之类的权利限制等。❶很难想象，中国这样的数据库保护制度是一种平衡了各方利益的理想法律制度。

（三）损害知识产权法的确定性

在知识产权领域，明确的预见性比在传统的财产法领域中更重要。在处理有形财产时，人们能够通过自己的感觉有效把握该财产的物理边界，但是在知识财产上这一感觉不复存在。❷"知识财产的边界非常的模糊，人们非常容易侵害这些无形的财产。有时连专业的法律意见也不能为行为人提供明确的指导。如果存在利用模糊的原则条款创设权利的可能性，则加剧了法律的不确定性。"❸正因为如此，知识产权法总是尽力让权利人的竞争对手能够清楚地了解权利的边界，从而对各自市场行为的法律后果有一个明确的预期。❹比如，专利法要求申请人提供详细的权利要求，明确其权利界限，超出这一边界就是自由竞争机制的领地。❺

法官利用"诚实信用""遵守商业道德"等抽象而模糊的原则创设类似财产的权利，则会打破知识产权法所努力维护的法律预期。

---

❶ 广西广播电视报社诉广西煤矿工人报社案，载《最高人民法院公报》1996 年第 1 期；北京阳光数据公司诉上海霸才数据信息有限公司案，参见：孙建，罗东川. 知识产权名案评析［M］. 北京：中国法制出版社，1998：262.

❷ LANGE D. Recognizing the Public Domain［J］. Law & Contemporary Problems, 1981, 44（4）：147.

❸ MYERS G. The Restatement's Rejection of the Misappropriation Tort: A Victory for the Public Domain［J］. South Carolina Law Review, 1996, 47（4）：695.

❹ MYERS G. The Restatement's Rejection of the Misappropriation Tort: A Victory for the Public Domain［J］. South Carolina Law Review, 1996, 47（4）：688.

❺ MOY R C. Statutory Subject Matter and Hybrid Claiming［J］. UIC John Marshall Journal of Information Technology & Privacy Law, 1998, 17（1）：277.

社会公众每天不断地接受和利用各种各样的来自他人的思想、知识和信息。这些思想、知识和信息中都或多或少地凝聚着创造者、收集者、传播者的劳动和智慧，都或多或少地具有一定的市场价值。可以想象，社会公众在日常生活中、经营者在市场竞争中可能动辄得咎，无所适从。现有的知识产权体制给公众所描绘的生活场景本来是：知识产权法仅仅是在自由竞争的公共领域创设了一些权利的孤岛。❶ 在这些孤岛外，公共领域几乎是一片自由竞争的海洋，其中的任何可接触信息都是可以被自由利用的。❷ 在法官造法的威胁下，自由竞争的公共领域倒可能成了孤岛，剩下的全是权利的海洋。

在社会公众看来，抽象的法律原则导致公众丧失对行为的预见性。对法官而言，这些抽象的原则同样是漫无边际的。❸ 不同的法院在类似的案件中对法律原则条款的解释大相径庭甚至截然相反，从而严重损害了知识产权法的统一性。比如，在前面提到的域名❹、商

---

❶ REICHMAN J H, FRANKLIN J A. Privately Legislated Intellectual Property Rights: Reconciling Freedom of Contract with Public Good Uses of Information [J]. University of Pennsylvania Law Review, 1999, 147 (4): 875; MYERS G. The Restatement's Rejection of the Misappropriation Tort: A Victory for the Public Domain [J]. South Carolina Law Review, 1996, 47 (4): 692. 作者认为知识产权法上的一个基本原则就是：没有侵害专利、商业秘密、版权和商业秘密的情况下，一个公司可以自由地模仿、复制竞争对手的产品。美国最高法院在以下案件中均肯定这一原则：Sears, Roebuck & Co. v. Stiffel Co. 376 US 225 (1964); Compco Corp. v. Day-Brite Lighting, Inc 376 US 234 (1964); Bonito Boats, Inc. v. Thunder Craft Boats, Inc. 489 U.S. 141, (1989) 等。

❷ BAIRD D G, Common Law Intellectual Property and the Legacy of International News Service v. Associated Press [J]. University of Chicago Law Review, 1983, 50 (2): 414.

❸ 这一原则条款一旦被扩张利用，几乎可以涵盖一切智力活动成果，具体介绍参见：韦之. 论不正当竞争法和知识产权法的关系 [J]. 北京大学学报（哲学社会科学版），1999 (6): 31-32.

❹ 在 2000 年 12 月美国微软公司诉天津市医药集团公司侵权商标权案 [北京市第一中级人民法院 (1999) 一中知初字第 182 号] 中，法院不认为域名本身受到知识产权法保护。但是，在 2001 年 10 月的中项网案 [北京市第二中级人民法院 (2001) 二中知初字第 69 号]、2002 年 12 月北京润安信息顾问有限公司诉厦门精通公司案 [北京市第二中级人民法院 (2002) 二中民初字第 6906 号] 等案中，法院又承认域名之上会直接产生一种民事权利受保护。

标先用权❶、未保密的技术❷等问题上,中国不同地区的法院、上下级法院之间就经常出现完全相反的判决结论。

如何克服知识产权领域法官利用原则条款断案的不确定性,是一个世界性的难题。支持在更大的范围内适用"非法盗用学说"(法官造法的学说依据)的学者,为约束法官行为提出了一系列的复杂限制条件。❸或许,在一些具有判例法传统的国家,法院可以在在先案例中将这些规则固定下来以约束后面的判决,在一定程度上增强判决的确定性和统一性。❹不过,到目前为止,学术界提出的权衡因素依然是模糊而粗糙的。依据这些权衡因素,法官的判决依然不能从根本上摆脱判决的巨大不确定性。❺在中国,消除法官造法的不确定性的难度更大——中国不存在判例制度,在立法者采取措施之前,

---

❶ 比如在北京市东城区景山炉灶曹维修服务部诉北京育德建筑安装工程公司案中一审与二审的意见对在先权的理解就完全对立。案情参见:罗东川,马来客. 知识产权名案评析[M]. 北京:经济日报出版社, 2001: 287-294.

❷ 比如,青岛市气象科技服务中心等诉东岳时通电器公司案[参见:杨金琪. 最新知识产权案例精粹与处理指南[M]. 北京:法律出版社, 1996: 660]、宋维河诉东北菜风味饺子馆案[广东省高级人民法院(2001)粤高法知终字第63号)]、北京仪表机床厂诉北京汉威机电有限公司案[一审,北京市第一中级人民法院(1995)一中知初字第54号]等案中,法院认为公开的智力劳动成果应该受到保护,而更多的法院在类似案件中则认为保密是获得保护的前提。

❸ Wendy Gordon 提出 8 个考虑因素,并进行了详细论述,参见:GORDON W. On Owning Information: Intellectual Property and the Impulse[J]. Virginia Law Review, 1992, 78(1): 222-266. 在著名的 ASHIR 案[ASHIR Import, Manufacture and Dissemination v. Forum Ltd., 52(4)P.D. 289]中,以色列最高法院列举了 5 个参考因素。Miguel Deutch 结合以色列最高法院的案例,提出在适用非法盗用学说过程中应该权衡的一系列因素。参见:DEUTCH M. Unfair Competition and the "Misappropriation Doctrine": A Renewed Analysis[J]. St. Louis Law Journal, 2004, 48: 530.

❹ WEINREB L L. Copyright for Functional Expression[J]. Harvard Law Review, 1998, 111(5): 1181.

❺ GORDON W. On Owning Information: Intellectual Property and the Impulse[J]. Virginia Law Review, 1992, 78(1): 280-281.

建议中的方案没有统一适用的空间。因此，更明智的做法依然是严格限制法官造法。

在谈到法律确定性时，有学者强调知识产权法领域本来就存在很多不确定性的问题需要法官个案裁量，比如专利技术的创造性、商标的描述性、作品的原创性、作品的思想和表达的二分等，因此知识产权法似乎没有必要刻意强调法律的确定性。❶这实际上是以知识产权法部门法内部制度中固有的不确定性为维持知识产权法整个制度框架的不确定性辩护。本文认为，确立无形财产权之后围绕权利所产生的不确定性与是否存在无形财产的不确定性有着质的差别。如果无视这一差别，法律似乎就没有必要维护所谓的确定性的基本价值了。

（四）打开国际保护的后门

中国法院在知识产权案件中肆意扩充解释《反不正当竞争法》第2条，为国外的权利人打开了一个非常方便的后门，危及中国的国际知识产权保护政策。

《巴黎公约》、TRIPS等重要国际公约中均规定了反不正当竞争的内容。❷由于这些国际公约的相关条款还非常简略，因此，反不正当竞争法的国际保护水平取决于各国国内法。外国权利人依据国民

---

❶ DEUTCH M. Unfair Competition and the "Misappropriation Doctrine": A Renewed Analysis [J]. 48 St. Louis Law Journal, 2004, 48: 523.

❷《巴黎公约》第10条之二第1款、第2款，《成立世界知识产权组织公约》第2条等规定了不正当竞争的内容。TRIPS因为吸收了《巴黎公约》的内容，所以也是如此。具体可参见：李顺德. 试论反不正当竞争法的客体和法律属性 [M] // 唐广良. 知识产权研究：第8卷. 北京：中国方正出版社，1999：278.

待遇原则享有与国内权利人同等的反不正当竞争法保护。❶ 中国法院在个案中对此已经予以确认。❷

中国法院提供宽泛的反不正当竞争法保护，导致外国人无须通过国际谈判、签署公约，就能够在中国获得知识产权方面的替代性保护。以没有原创性的数据库保护为例，依据现行的国际公约，中国并没有必要为外国的此类数据库提供特殊保护。❸ 中国的数据库产业非常落后，在国际产业竞争中处于明显的劣势地位。❹ 中国理当在数据库的国际保护上采取谨慎态度。❺ 但是，如前所述，在广西电视节目表案之后的一系列案件中，法院却毫不犹豫地将《反不正当竞争法》第2条延伸到数据库保护上。❻ 这也就意味着外国权利人也可以基于同样的理由在中国寻求数据库的保护了。在美国及国际社会在数据库保护问题上争论不休的时候，中国的法院就早早地给如此重要的政策性问题下了结论，而且后续的法院还在不断重复这一结论。这一事实本身就值得中国学者深思。

知识产权国际公约中确定保护范围的一些重要条款通常都比较宽泛。各国法院在具体案件中对国内法以及这些公约条款的解释，

---

❶ 参见《巴黎公约》第2条和TRIPS第3条。

❷ 在新加坡安创（私人）有限公司等诉天永机械电子（上海）有限公司不正当竞争案［(1999) 浦知初字第4号］中，上海浦东新区法院适用《巴黎公约》第10条之二对新加坡的国民提供不正当竞争法上的保护。案例参见：最高人民法院民三庭. 知识产权审判指导与参考：第5卷［M］. 北京：法律出版社，2002：349-367.

❸ 参见 TRIPS 第10条、《伯尔尼公约》第2条。

❹ 吴家柱. 我国数据库产业发展对策研究［J］. 情报学报，1996（6）：451-459.

❺ 邹汴. 论数据库的保护［J］. 电子知识产权，1997（1）：2-7. 类似观点参见：张平. 中美数据库著作权保护的司法比较［J］. 知识产权，1998（5）：3.

❻ 比如，青岛市气象科技服务中心等诉东岳时通电器公司案、北京阳光数据公司诉上海霸才数据信息有限公司案。

直接关系到公约实际的保护范围。比如 TRIPS 第 27 条关于专利法保护的技术客体的范围的规定看上去就非常宽泛。❶ 如果国内法院接受自然权学说的指导，对这些概念的解释持宽松的态度，很容易导致知识产权法保护范围的扩张。比如，生物工程、计算机程序等领域的一些新型客体——基因、程序算法、商业方法等，无一不是天才式的劳动和密集资本结合的产物，具有极大的市场价值。受自然权学说的影响，法院将很难拒绝利用现有的知识产权法原则进行延伸保护。可实际上，发展中国家基于产业政策的考虑，尽量对这些新技术客体的保护保持低调，在缺乏国际公约约束的情况下尽量拖延立法保护的时间表。因此，法院在司法活动过程中谨守功利主义财产观，不轻易利用原则条款对知识产权法进行拓宽解释，对于落实国家的宏观产业政策有着重要意义。在这一方面，中国法院可以参考美国最高法院那样，将政策性取舍的重大问题推给立法者，而不是尝试着自己解决。❷

四、知识产权法的独占适用

在对中国法院的造法活动提出系统批评之后，本文接下来从正面阐述中国法院在知识产权司法活动过程中应当坚持的基本指导思想，全面落实知识产权法定的基本理念。首先，要否定所谓的劳动学说在知识产权领域的支配地位，确立功利主义财产观；其次，严

---

❶ 参见 TRIPS 第 27.1 条。
❷ 比如美国最高法院先后将肯定计算机程序算法［Gottschalk v. Benson, 409 U.S. 63（1972）］的专利性、判断生物发明的危害性［Diamond v. Chakrabarty, 447 U.S. 303,（1972）］、电视录像设备的非法性［Sony Corp. of America v. Universal City Studios, Inc. 464 U.S. 417,（1984）］等问题推给国会。

格限制民法和反不正当竞争法等的法律原则条款的兜底适用；最后，极端情况下适用原则条款，也要慎重对待所谓的"市场失败论"。

（一）拒绝劳动自然权学说

中国社会私有财产神圣的基本观念还不够深入人心。在这种背景下，劳动学说可能被视为有效的激发财产权神圣感的催化剂，用来抗衡中国社会中一直存在的强调权利社会化的倾向。❶在传统的财产法领域，中国也许真的需要借助个人本位的劳动自然权学说这一朴素理论的号召力促进公众对私有财产的普遍尊重❷——尽管对财产权的尊重并不必然要与劳动自然权学说挂钩❸。但是，将劳动自然权学说延伸到知识产权领域，将有形物和知识产品画上等号之前，则需要考虑更多的因素，比如前文所述的中国知识产权法的传统、知识产品与生俱来的共享属性、知识财产权利边界的模糊性、国际产业竞争等。综合考虑这些因素，中国的立法者没有接受很容易将劳动和产权联系起来的劳动自然权学说❹，而是选择了功利主义的立法思想。相应地，中国法院也应当在司法过程中坚持功利主义的指

---

❶ 参见：易继明. 评财产权劳动学说 [J]. 法学研究, 2000（3）：95-107；王文杰，李清潭，谢铭冠. 台湾"民法"与罗马法之关联 [J]. 比较法研究, 1996（1）：59-71；杨振山. 一部历史性的基本法律：纪念《民法通则》实施十周年 [J]. 中国法学, 1997（1）：3-11.

❷ 梁慧星. 民法总论 [M]. 北京：法律出版社, 1996：38. 美国也有学者担心过分强调功利性可能会导致公众不把财产权当作权利。WALDRON J. From Authors to Copiers: Individual Rights and Social Values in Intellectual Property [J]. Chicago-Kent Law Review, 1993, 68（2）：842.

❸ 美国在知识产权领域内的立法和司法实践就是以说明功利主义的财产观并不与财产权神圣的观念誓不两立。

❹ 劳动自然权学说的方法很容易从劳动转向产权，即便在美国，以洛克为代表的劳动自然权学说在过去的几十年里也促使很多偏离正轨的判决得以出台。参见：GORDON W. On Owning Information: Intellectual Property and the Impulse [J]. Virginia Law Review, 1992, 78（1）：149.

导思想,有效遏制劳动自然权学说所激发的知识产权扩张趋势。

在司法活动中放弃劳动自然权学说,首先要强调智力成果创造过程的社会性,打破自然法观念中劳动和产权之间的自然联系。"支持作者对作品控制权的最简单最直接的理由通常是:如果不是作者,作品就不会产生,因此保护其垄断权,也不会剥夺任何所获得的已有利益。"❶ 其实,"智力成果并非智力活动的凭空创造。考虑到后人对前人的智力成果的依赖,完全可以说智力成果是一种社会产品。即使智力成果的价值完全来自于人类的劳动,那也不能完全归功于某一特殊的劳动者。将个人的贡献从社会、历史背景中区分开来,简单地将智力劳动成果的市场价值归功于劳动者个人,忽略了其他人的历史贡献。"❷

就像福柯所指出的那样,因为作者创作而获得所有权的规则,并非源于自然法,而是社会自行创立的用来分配作品所有权的一种人为规则。❸ 也就是说,现代知识产权法之所以确立起发明人或者作者"崇拜"的意识形态,将产权赋予特定的个人,不过是为了解决产权归属矛盾、促进知识产权的立法目标的一种策略而已,并非对创造者自然权利的一种确认。基于同样的道理,法院也不应轻易接受劳动者应当收获其劳动成果的观念。在现有的法律规则之外,社

---

❶ WEINREB L L. Copyright for Functional Expression[J]. Harvard Law Review, 1998, 111(5):1219.

❷ HETTINGER E C. Justifying Intellectual Property [M] // Moore A D. Intellectual Property, Moral, Legal, and International Dilemmas. New York: Rowman & Littlefield Publishers, Inc., 1997: 22.

❸ FOUCAULT M. What is an Author? [M] // HARARI J V. Textual Strategies: Perspectives in Post-Structuralist Criticism. New York: Cornell University Press.1979: 159. 转引自: RILEY R. Recovering Collectivity: Group Rights to Intellectual Property in Indigenous Communities[J]. Cardozo Arts and Entertainment Law Journal, 2000, 18: 175.

会并没有设定"创造者一定要获得适当回报"的潜规则。❶

司法活动中放弃劳动自然权学说，还应该清除获取和利用他人智力成果的道德抵触感。西方社会在全球推行知识产权制度的过程中，将发展中国家的很多学习、模仿的竞争行为描述成"偷窃"乃至"海盗行径"，有意识地将人类传统的知识共享习惯"妖魔化"，给知识产权制度披上很强的道德外衣❷——尽管社会公众对智力成果的共享行为同杀人越货的海盗掠夺行为有着天壤之别。当今世界知识产权法的最激进、最坚定的布道者——美国自身的发展历史清楚地显示了这一道德诉求的虚伪性。❸历史告诉我们，分享他人智力成果，并不像西方所宣扬的那样伴随着强烈的道德内疚感。中国的法院应该正视这一历史事实，将"社会公众对信息的自由交流和言论自由作为一种基本价值加以珍视"。❹

法院在司法活动中应当对所谓的"劳动者控制劳动成果"法

---

❶ 参见：PATRY W. The Enumerated Powers Doctrine and Intellectual Property: An Imminent Constitutional Collision [J]. George Washington Law Review, 1999, 67: 388; BREYER S. The Uneasy Case for Copyright: A Study of Copyright in Books, Photocopies, and Computer Programs [J]. Harvard Law Review, 1970, 84 (2): 281. 作者举了很多例子说明社会并不总是给智力创造者以回报。

❷ 美国工业利益集团的游说者发现将知识产权侵权行为道德化能够引起政府的注意，他们因此不断地在政府耳边鼓吹自己的知识产品在被知识产品的进口国的一群"坏蛋"假冒、抢劫、偷窃、侵害。ODDI A S. TRIPS: Natural Rights and a "Polite Form of Economic Imperialism" [J]. Vanderbilt Journal of Transnational Law, 1996, 29 (3): 425.

❸ 美国1790年版权法仅仅对美国的公民和居民提供版权保护。英国当时针对美国的盗版行为同美国磋商，但是美国拒绝让步。在后来100多年的时间里，美国不但拒绝保护外国人的作品，而且鼓励对这些作品的盗版。参见：HENN H G. The Quest for International Copyright Protection [J]. Cornell Law Quarterly, 1953, 39: 43. 关于美国在世界版权史上的角色转化，可以参考：RINGER B A. The Role of The United States In International Copyright: Past, Present, and Future [J]. Georgia Law Journal, 1968, 56: 1050.

❹ HETTINGER E C. Justifying Intellectual Property [M] // Moore A D. Intellectual Property, Moral, Legal, and International Dilemmas. New York: Rowman & Littlefield Publishers, Inc., 1997: 20.

律原则作严格限制的解释。"财产权源自法律的创设,并不源自价值——哪怕这一价值是可以交换的。"❶ "一个产品耗费生产者金钱和劳动,他人愿意支付一定的对价来购买,并不能保证它能够获得财产权。""从法律上讲,并不能因为竞争者不劳而获,牺牲了对手的利益就认为其行为是不正当的。"❷ 在知识产权法成文法之外,劳动者控制其智力劳动成果这一原则仅仅在非常有限的范围内是正确的:劳动者仅仅对处于保密状态的智力成果享有控制权。一旦劳动者决定对社会公开其劳动成果,比如出版其作品、公布其技术方案、销售特定设计的商品等,则劳动者就丧失了对此类智力成果的实际控制权。社会可以像利用空气和阳光那样分享此类智力成果。❸ 只有依据知识产权法的明确规定,才能对这种自由利用进行限制。英美法的法官在一百多年以前就明确阐述了这一观点。❹ 在中国知识产权领域,我们同样有足够的理由拒绝接受大陆法系国家的民法传统,拒绝承认劳动者对其智力成果享有当然的支配权。法院在适用《民法通则》《反不正当竞争法》的原则条款时,不能认为"劳动者对其智力劳动成果享有支配权"是中国社会的诚实信用原则、商业道德的内在要求。

---

❶ International News Serv. v. Associated Press, 248 U.S. 215, 224(1918)(Holmes Concurring).

❷ International News Serv. v. Associated Press, 248 U.S. 215, 250(1918)(Brandeis, J., dissenting).

❸ 参见:GOLDSTEIN P. Copyright[M]. New York:Aspen Law & Business, 1999:131; PATRY W. The Enumerated Powers Doctrine and Intellectual Property: An Imminent Constitutional Collision[J]. George Washington Law Review, 1999, 67:382; BAIRD D G, Common Law Intellectual Property and the Legacy of International News Service v. Associated Press[J]. University of Chicago Law Review, 1983, 50(2):411.

❹ 英国的 Millar v. Taylor, 4 Burr. 2303, 98 Eng. Rep. 201(KB 1769)案和 Donaldson v. Becket, 17 Parl. Hist. Eng. 953(1774)案,美国 1834 年的 Wheaton v. Peters, 33 U.S.(8 Pet.)590(1834)案是涉及这一问题的重要案例。学者的评论参见:GOLDSTEIN P. Copyright[M]. New York:Aspen Law & Business, 1999, 1:30–35.

(二)限制原则条款的兜底适用

中国司法和理论界关于反不正当竞争法和知识产权法的关系有一种非常流行的观点:"在法律的适用上,知识产权法的规定优于反不正当竞争法,它们之间是特别法和普通法的关系。"❶在这种观念指引下,如果权利人在知识产权法上无法获得救济,那么法院依然可以利用反不正当竞争法的兜底适用来提供替代保护。《反不正当竞争法》的兜底适用为法官造法提供了理论上的借口:在成文法中找不到法官期待的答案,法官不认真思考找不到答案的真正原因,就选择原则条款进行造法。❷要避免法官肆意造法,就必须从制度上明确知识产权法和反不正当竞争法原则条款之间的关系,消除模糊的兜底论的借口。

首先,应当明确知识产权法部门法在各自保护领域的独占适用。各个部门法的适用领域是以其保护客体的外在形式来划分的。比如,只要某潜在的保护客体具备了作品的外在形式要件,则所有与该客体有关的利益的保护均独占性地适用著作权法。❸此类客体具备了成

---

❶ 韦之. 论不正当竞争法和知识产权法的关系[J]. 北京大学学报(哲学社会科学版),1999(6):30.

❷ 在部分案件中,法院甚至同时适用知识产权法与反不正当竞争法的原则条款。比如,杜邦公司诉北京国网信息有限公司案[北京第一中级人民法院(2000)一中知初字第11号],法院同时适用《商标法》和《反不正当竞争法》认定被告抢注域名的行为侵权;美国宝洁公司诉北京市天地电子集团[北京第一中级人民法院(2000)一中知初字第49号]案中也有类似现象。

❸ 其中的道理就像美国国会在评论联邦版权法对州普通法的先占适用(preemption)时所说的那样:"只要作品落入版权法客体的一般分类目录,即使该作品太琐碎或者没有原创性以至于无法获得版权保护,州法律也不能在对其提供保护。"参见:H.R. Rep. No. 1476, 4th Cong., 2d Sess. 131 (1976).

文法保护客体的形式要件，就推定其落入成文法立法者的视野，因此立法者必然要对与此类客体有关的各类利益的保护作出政策上的取舍。在没有明确的例外规定时，无论知识产权部门法对此类利益的保护作出肯定还是否定的结论，法院均应接受这一结论，不得在部门法之外进行新的造法尝试，否则将违背立法政策。❶ 前文提到没有原创性的数据库、未注册商标、未采取保密措施的非专利技术等，都分别具备了《著作权法》《商标法》《专利法》上保护客体的形式要件，这时就应当维护各个部门法对各自客体的独占适用。即使依据知识产权法最终以不符合某些法定要件为由拒绝保护❷，法院也不能再利用《反不正当竞争法》的原则条款为这些客体提供所谓的兜底保护。

其次，应当维持既有知识产权权能体系的刚性，限制法官利用知识产权法或者其他法律的原则条款在既有的权利束之外创设新的保护权能。如前所述，如果现有的知识产权法已经为某些客体提供了保护，那就意味着立法者已经在现有的法律所创设的权能体系下确立了一种利益平衡关系。法院不应在知识产权法、民法或者其他法律的原则条款的名义下，在现有知识产权法的权能之外创设新的权能，打破立法者确立的利益平衡关系。在前面提到的关于反向假冒、信息网络传播权等的案件❸中，中国的法院显然超出了现有《商

---

❶ 可参考美国最高法院的系列案例：Sears, Roebuck & Co. v. Stiffel Co. 376 U.S. 225（1964）；Goldstein v. California, 421 U.S. 546（1972）；Bonito Boats, Inc. v. Thunder Craft Boats, Inc. 489 U.S. 141（1989）。这些案例虽然讨论的是联邦知识产权法与州普通法之间的适用关系，其中的道理同样适用于本文所述的知识产权法与其他法律原则条款之间的适用关系问题。

❷ 比如，作品的原创性、发明的"三性"、强制注册要求等等。

❸ 北京市京工服装工业集团服装一厂诉北京百盛轻工发展有限公司等案、王蒙等诉世纪互联通讯技术有限公司案。

标法》《著作权法》的框架,为权利人创设了新的权能。

本文强调知识产权法的独占适用,并不意味着完全禁止法官在任何情况下适用民法或者反不正当竞争法的原则条款。社会进步的确有可能带来一些完全超出现有的知识产权法立法者预期的新问题。如果法院不利用原则条款为这些新问题提供解决方案,将危及某些对社会公众来说具有重要意义的智力成果的供给,则法院可能需要考虑利用原则条款进行扩充解释为当事人提供适当的保护。即便如此,法院也要坚持以功利主义指导司法活动:知识产权法没有作具体的设权性规定,则应初步推定该相关的智力成果处在公共领域,社会公众和竞争对手可以自由取用。法院优先考虑的不是个案的创造者或者投资者如何最大限度地收回投资,而是如何维持知识产权法所创设的公共领域的开放。只有充分的证据显示,不对创造者提供基本的保护,将导致不可避免的市场失败并最终损害社会公众利益时,法院才可以考虑适用原则条款提供适当的救济。

(三)谨慎对待市场失败论

人们为一种超出现有知识产权法范围的新客体的保护进行辩护时,最常利用的策略就是强调法律保护与正常供给之间的必然联系,宣称不保护投资人对该市场价值的控制的话,将不再有人愿意投资于相关领域向社会提供该智力产品,从而导致市场失败。实际上,在很多领域这一说法并不可靠,仅仅是权利人游说司法机关的堂皇借口。❶比如,在数据库保护方面,美国的实际例子就说明了这一点。在 Feist 案之前,美国版权法对数据库的保护就非常有限,却没有多

---

❶ WEINREB L L. Copyright for Functional Expression[J]. Harvard Law Review, 1998, 111(5):1236.

少人向国会抱怨当时的保护不足以提供足够的创造动机。❶ 在美国最高法院宣判 Feist 案前夕，美国数据库行业的发言人警告说，如果数据库得不到保护，该行业将崩溃，而且公众将难以获得高质量的作品。❷ 美国最高法院在 Feist 案中拒绝提供保护之后，数据库行业各种危言耸听的预言并没有成为现实。❸

数据库保护的例子说明，激励创造者提供一项新的智力成果的机制很多，赋予产权或者限制竞争对手搭便车只是其中的一部分。❹ 在很多场合，市场上的领先时间就足以保证投资者回收投资成本赚取利润，从而避免市场失败。市场领先时间的长短取决于很多因素，比如复制过程的复杂程度、产品的安全测试、生产线的建立、市场的开拓等。❺ 在特定的场合，这一市场领先时间机制可能足以保证创新者收回成本并获得丰厚的回报；模仿者对创新者的市场利益虽然造成一定影响，但并不足以威胁到创新者的积极性。❻ 在广西电视节

---

❶ PATRY W. The Enumerated Powers Doctrine and Intellectual Property: An Imminent Constitutional Collision[J]. George Washington Law Review, 1999, 67: 386.

❷ WEINREB L L. Copyright for Functional Expression[J]. Harvard Law Review, 1998, 111（5）: 1236.

❸ 统计数据表明，在 Feist 案之后，数据库的上市量不但没有降低，反而有了实质性的增长。PATRY W. The Enumerated Powers Doctrine and Intellectual Property: An Imminent Constitutional Collision[J]. George Washington Law Review, 1999, 67: 386; WEINREB L L. Copyright for Functional Expression[J]. Harvard Law Review, 1998, 111（5）: 1236.

❹ 对智力劳动者的回报方式，除了财产权激励外，还可以是其他的费用、奖金、致谢、表扬、安全保障、社会地位、权力等方式。参见: HETTINGER E C. Justifying Intellectual Property[M]//Moore A D. Intellectual Property, Moral, Legal, and International Dilemmas. New York: Rowman & Littlefield Publishers, Inc., 1997: 25.

❺ KARJALA D S. Misappropriation as a Third Intellectual Property Paradigm[J]. Columbia Law Review, 1994, 94: 2602.

❻ 有关市场自然领先时间（natural lead time）与知识产权保护模式的深入讨论，参见: REICHMAN J H. Legal Hybrids Between the Patent and Copyright Paradigms[J]. Columbia Law Review, 1994, 94: 2432.

目表案中，实际上法院就忽略了市场本身的机制。电视台制作电视节目表旨在推广节目、提高收视率，即使没有产权保护，也不会对电视台的创作积极性产生实质性的影响。❶同样的道理也适用于那些涉及作品标题（没有原创性）、作品角色形象、产品装潢等的保护问题的案例。❷到目前为止，我们没有看到任何实质性的证据证明不保护作品标题和普通产品包装、不禁止作品形象的商业化利用（当然以不损害现有知识产权为前提）会对作品的供给产生实质性的影响。

既然不保护智力成果与市场失败之间并不存在必然的联系，在适用原则条款造法之前，法院就应当要求原告证明市场失败将不可避免地存在。❸原告在相关智力产品市场上的利益减损的事实并不等于市场失败。原告必须证明：如果法院不提供救济，整个市场上该类智力产品的供给将难以为继，从而损害社会公众利益。在没有切实证据证明的情况下，法律默认的规则是自由竞争符合公众的利益。

在市场失败的确存在时，法院给权利人提供的救济也应该被限制在能够避免该市场失败的范围内。具体来说，法院需要考虑如下因素：保护的期限、保护的范围、是否适用禁令救济及适用的条件

---

❶ 现在国内央视、凤凰等主要的电视台都在其网站、电视频道中发布节目预告甚至节目广告，即是明证。

❷ 作品标题有关的案件如：郭石夫诉娃哈哈公司案［上海市第二中级人民法院（1998）沪二中知初字第 5 号］、季康诉曲靖卷烟厂（"五朵金花"）案［云南省高级人民法院（2003）云高民三终字第 16 号］。相关评论参见：孙玉锋，胡海燕.《五朵金花》：作品标题应适用著作权法保护［N/OL］.人民法院报，2003-04-10；［EB/OL］.［2004-10-08］. http://www.people.com.cn/GB/shehui/46/20030410/967966.html. 角色商品化利用的案例可以参考 Universal City Studios, Inc. v. T-Shirt Gallery, Ltd., 634 F. Supp. 1468（1986）等案例。

❸ KARJALA D S. Misappropriation as a Third Intellectual Property Paradigm［J］. Columbia Law Review, 1994, 94: 2607.

等。❶要求法官依据非常抽象的原则条款在个案中考虑这些因素，肯定具有很大的难度和不确定性。一些国家试图在立法中为此类造法活动制定指导性的规则，但是效果并不为学者们所认同。❷中国的立法者在短期内也不太可能改变这一现状。因此又回到本文的主题上来：强调知识产权法的独占适用，尽可能避免法官造法。

五、结　论

中国法院在司法活动中，利用民法或反不正当竞争法的原则条款，增加新的知识产权保护客体，扩充知识产权的权能，甚至直接否定成文法的规则，损害了知识产权法的立法政策，破坏了知识产权法所建立起来的利益平衡机制。司法造法活动也损害了中国知识产权法在全国范围内的统一性和确定性，妨碍公共领域的行动自由。同时，司法活动对法律原则条款的宽松解释，也为外国权利人在中国寻求变相的知识产权保护打开了后门，威胁中国在知识产权领域刻意维护的国际产业竞争的立法政策。

法官造法活动泛滥的深层次原因是部分法院接受所谓的劳动自然权学说的指导，在劳动者控制其成果的原则下，产生过度保护的自然倾向。实际上，中国立法者选择了功利主义的立法思想，社会

---

❶ KARJALA D S. Misappropriation as a Third Intellectual Property Paradigm[J]. Columbia Law Review, 1994, 94: 2604.

❷ 瑞士1986年12月的《联邦反不正当竞争法》(Federal Law on Unfair Competition) 第5 (c) 条为竞争者设置了反向工程的限制措施，即使在缺乏保密性的情况下。这样，投资者就有了足够的领先时间以对抗可能的寄生性竞争者。但是，到目前为止，瑞士法院对这一法律依然持敌视态度。1993年日本也仿照瑞士的立法，在其反不正当竞争法中设置了反对抄袭的一般条款 [The Unfair Competition Act of 1993, Section 2 (3)]。参见：REICHMAN J H. Legal Hybrids Between the Patent and Copyright Paradigms[J]. Columbia Law Review, 1994, 94: 2474-2475.

公众也普遍对知识产权保护持现实的功利主义态度。本文认为法院在司法活动中应该明确放弃所谓的个人本位的劳动自然权学说的指导,坚持立法者所选择的社会本位的功利主义立法思想。在具体的法律适用过程中,法院应该坚持知识产权法的独占适用,只要相关的客体符合知识产权客体的形式要件,就应当排除知识产权法部门法以外的法律原则条款的适用,从而保证立法者所确立的立法政策得到贯彻。在新的完全超出现有的知识产权法立法者预期的新问题出现、法院不得已适用原则条款时,也应当从社会公益的角度出发,要求知识产品提供者证明市场失败存在,然后法院才能够给予适度保护。

专利侵权惩罚性赔偿制度的司法适用政策[*]

朱 理[**]

摘 要：《民法典》关于知识产权侵权惩罚性赔偿的总括性规定，标志着惩罚性赔偿制度在知识产权领域的普遍建立。正确适用惩罚性赔偿制度，需要将知识产权专门法纳入民法体系中予以审视。知识产权侵权惩罚性赔偿应当以"故意"和"情节严重"为构成要件。其中，"故意"包括直接故意、间接故意两种情形，"情节严重"包含侵权行为恶性因素。司法实践中，应当积极审慎适用惩罚性赔偿，不断明晰适用条件，以精细计算为基础，恰当确定惩罚性赔偿倍数，并注重私法领域内部及公私法领域之间的比例协调。

关键词：民法典　惩罚性赔偿　故意　情节严重　比例协调

无论理论界对惩罚性赔偿存在多大争议，知识产权侵权惩罚性赔偿制度在我国已经成为法律现实。自《商标法》首次建立惩罚性赔偿制度以来，《种子法》《反不正当竞争法》亦陆续引入了惩罚性

---

[*] 本文原载于《知识产权》2020年第8期，录入本书时有所改动。

[**] 北京大学法学院2003级博士研究生，知识产权法专业，现为最高人民法院知识产权法庭副庭长。

赔偿制度。❶正在修订之中的《专利法》和《著作权法》的修正案草案亦包含了惩罚性赔偿的条款。❷万众瞩目的《民法典》则在侵权责任编中专门规定了知识产权侵权惩罚性赔偿的总括性规定,标志着惩罚性赔偿制度在知识产权领域的普遍建立。❸

惩罚性赔偿制度建立之后,其最佳效能的实现则主要取决于司法。惩罚性赔偿是最强力的民事责任手段之一,如运用得法,恰当发挥其威慑性和惩罚性,则可收事半功倍之效,成为维护创新和公平竞争的"重型武器";如运用不得法,威慑过度,过度打击创新和竞争行为的活跃度,则可能事倍功半,甚至得不偿失。因此,需要通过恰当的司法适用原则和政策,在保障发挥惩罚性赔偿的积极作用的同时,避免不当适用可能引发的负面效果,实现最佳的制度效能。为此,坚持积极审慎、条件明晰、比例协调、精细计算的司法政策,对于惩罚性赔偿制度的正确适用具有重要意义。

一、积极审慎

在专利侵权领域适用惩罚性赔偿,首先要坚持积极审慎的司法政策。一方面要正确认识惩罚性赔偿对于专利权保护的重要意义,依法积极适用惩罚性赔偿;另一方面又要坚持实事求是、审慎确定其适用条件和范围,避免因过度适用引发对创新和竞争行为的寒蝉效应。

---

❶ 参见《商标法》第63条第1款、《种子法》第73条第3款、《反不正当竞争法》第17条第3款。

❷ 参见《专利法修正案(草案)(二次审议稿)》第72条第1款、《著作权法修正草案(第二次审议稿)》的第54条第1款。

❸ 参见《民法典》第1185条。

（一）积极适用知识产权侵权惩罚性赔偿制度

积极适用知识产权侵权惩罚性赔偿制度，是由惩罚性赔偿的功能与知识产权保护需求的契合度所决定的。威慑与惩罚是惩罚性赔偿的两大基本功能。以超过实际损害的赔偿阻吓侵权行为，惩罚那些因主观恶性较强而应受责难的侵权行为人，是惩罚性赔偿得以正当化的重要理由。❶当权利极易被侵害、侵权行为易逃脱追责、维权成本高、损害赔偿数额难以确定时，通常所谓的补偿性赔偿往往不足以弥补权利人因被侵权所受的实际损害，因而导致威慑不足，惩罚性赔偿就具有了必要性。❷专利权恰恰具备上述特点。作为专利权客体的技术信息具有非排他性，一旦被创造出来并公之于众，其所有者很难控制它的传播和利用，极易被侵害。❸由此所决定，即使侵权行为发生，专利权人也难以觉察侵权行为的存在，认定侵权行为比较困难，侵权人逃脱侵权追责的概率相对较高。专利权边界模糊，专利权人维护其专利权时需要付出相对更多的调查取证成本和法律服务成本（管理成本和界权成本高）。同时，专利权侵权损害不像物权侵权损害那样具有确定性，且侵权行为与损害之间的因果关系非常复杂，法院在确定损害赔偿时存在较大困难（管理成本高），最终确定的损害赔偿数额常常低于专利权人的实际损失。因此，对于专

---

❶ 对于威慑和惩罚作为惩罚性赔偿的两大经济理由，参见：菲斯海尔. 对惩罚性赔偿金的经济分析 [M] // 考茨欧，威尔科克斯. 惩罚性赔偿金：普通法与大陆法的视角. 窦海阳，译. 北京：中国法制出版社，2012：277-297.

❷ 关于惩罚性赔偿的主要理由概括，参见：弗里德曼. 经济学与法律的对话 [M]. 徐源丰，译. 桂林：广西师范大学出版社，2019：256-262.

❸ 有学者将损害的分散性和普遍侵权作为惩罚性赔偿存在的重要事实基础。参见：江帆，朱战威. 惩罚性赔偿：规范演进、社会机理与未来趋势 [J]. 学术论坛，2019（3）：61-67.

利侵权行为而言，一般的补偿性赔偿往往难以弥补权利人所受损害，既不足以有效制止侵权行为，又不能对创新形成足够激励。惩罚性赔偿可以在一定程度上缓解上述问题。就此而言，惩罚性赔偿本身亦具有补偿之意义，在惩罚和补偿之间难有清晰的界限。❶此外，惩罚性赔偿对于侵权行为的阻吓效果与该种侵权行为相对于惩罚性赔偿责任的供给弹性有关。❷当侵权行为应受责难性越强、其行为发生频度相对于惩罚呈现较高弹性时，惩罚性赔偿就有了更大的用武之地。在专利权领域，故意侵权、反复侵权、多次侵权等恶性侵权行为屡见不鲜，这些行为不仅在道德上应当受到强烈责难，而且其发生频度还在很大程度上取决于处罚力度。因此，积极适用惩罚性赔偿确有必要。

（二）谨慎避免惩罚性赔偿的负面效果

作为一种重型法律武器，惩罚性赔偿具有与生俱来的风险，必须审慎适用。这种风险主要来自适用惩罚性赔偿可能带来过度威慑的负面效果。最可能的负面效果是可能引致妨碍科技信息传播和创新的寒蝉效应。与故意侵犯商标权、著作权（特别是假冒、盗版）相比，故意侵犯专利权的判断标准更加模糊。在他人专利基础上进行后续研发是累积性技术创新的必由之路，也是技术研发的常规手段。研发者通常是在知晓他人专利技术方案的情况下进行研发升级或者替代。即便被诉侵权人极力避免侵权，仍然可能被认定为专利

---

❶ 蒋舸. 著作权法与专利法中"惩罚性赔偿"之非惩罚性[J]. 法学研究，2015（6）：80-97.

❷ 弗里德曼. 经济学与法律的对话[M]. 徐源丰，译. 桂林：广西师范大学出版社，2019：259-260.

等同侵权；如果由此承担过高的惩罚性赔偿，则对于激励创新会产生消极影响。美国的实践生动地说明了这一点。为避免被认定故意侵权并承担惩罚性赔偿责任，部分公司的生产和研发人员会产生尽量不去阅读或者获知与其产品或者方法类似的任何专利文献的强烈动机，造成所谓的"有意无视效应"（intentional ignorance effect）。❶ 这种有意无视效应对科技信息传播造成负面影响并对合法模仿及基于模仿的创新形成妨碍。惩罚性赔偿的过度适用还可能诱发专利权人发起更多的威胁性诉讼或者骚扰性诉讼。惩罚性赔偿制度提高了专利权人的诉讼利益预期，使得通过诉讼谋取远超实际损失的利益越来越具有可行性，威胁性诉讼或者骚扰性诉讼的数量将大幅上升，市场竞争者和创新者将可能不堪其扰。❷ 在我国，《消费者权益保护法》规定的双倍赔偿催生出"知假买假"的职业打假人。❸ 在著作权领域，法定赔偿引发的"碰瓷式"维权现象亦屡见不鲜。❹ 在知识产权侵权惩罚性赔偿可高达五倍赔偿的情况下，这一风险更具现实性，值得我们警惕。还需注意的是，专利权、商标权等知识产权本身是具有内在不确定性的权利，其存在被宣告无效或者被撤销的可能性。据有关机构统计，在发生效力争议的专利中，被宣告无效或

---

❶ 美国学者马克·莱姆利在多篇文章中详细论述了"有意无视效应"。参见：LEMLEY M A. *Ignoring Patents* [J]. Michigan State Law Review, 2008, 19: 19; LEMLEY M A, TRNGRI R K.*Ending Patent Law's Willfulness Game* [J]. Barkeley Technology Law Journal, 2003, 18（4）: 1085.

❷ 惩罚性赔偿可能引发"劣币驱逐良币"的选择效应，专利权人可能不是选择真正的严重侵权人提起诉讼，而是选择更容易获得赔偿收入、更重视市场声誉的主体提起诉讼，以求获得更高赔偿。参见：赵鹏. 惩罚性赔偿的行政法反思 [J]. 法学研究, 2019（1）: 41-55.

❸ 关于职业打假现象的研究，参见：赵亚翔. "职业打假"的公共价值: 社会认同与信念之争 [J]. 浙江社会科学. 2013（3）: 101-106.

❹ 关于著作权领域"碰瓷性"维权现象的研究，参见：李欣洋，张宇庆. 版权蟑螂现象之法律规制: 以法定赔偿制度为视角 [J]. 河南财经政法大学学报, 2018（2）: 133-141.

者部分无效的比例在 60% 左右，其中发明专利被宣告无效或者部分无效的比例约为 54.34%，外观设计专利被宣告无效或者部分无效的比例约为 58.20%，实用新型专利被宣告无效或者部分无效的比例约为 65.91%。❶ 一旦专利本身应属无效，侵权惩罚性赔偿的正当性就大大减弱了。

二、条件明晰

法律的惩罚性越重，越需要明晰其适用条件，提升人们对法律后果的可预见性。由于立法时间、规制对象、关注重心的不同，相关法律对知识产权侵权惩罚性赔偿的适用要件规定有所差异。以下表 1 为《民法典》、知识产权专门法或者修正草案关于知识产权侵权惩罚性赔偿的具体规定对比。

表 1 知识产权惩罚性赔偿规定

法律条款	适用条件	赔偿倍数	惩罚性赔偿基数是否包含合理开支
《民法典》第 1185 条	故意侵害他人知识产权，情节严重的	被侵权人有权请求相应的惩罚性赔偿	未提及
《商标法》第 63 条第 1 款	对恶意侵犯商标专用权，情节严重的	可以在按照权利人因被侵权所受到的实际损失、侵权人因侵权所获得的利益、该商标许可使用费的合理倍数确定数额的一倍以上五倍以下确定赔偿数额	不包含

---

❶ 郑海洋. 2008—2018 年度中国专利无效案件统计分析报告［EB/OL］.［2020-06-06］. https://www.sohu.com/a/293164554_656884.

续表

法律条款	适用条件	赔偿倍数	惩罚性赔偿基数是否包含合理开支
《种子法》（2015年修订）第73条第3款	侵犯植物新品种权，情节严重的	可以在按照权利人因被侵权所受到的实际损失、侵权人因侵权所获得的利益、该植物新品种权许可使用费的合理倍数确定数额的一倍以上三倍以下确定赔偿数额	包含
《反不正当竞争法》第17条第3款	经营者恶意实施侵犯商业秘密行为，情节严重的	可以在按照经营者因被侵权所受到的实际损失、侵权人因侵权所获得的利益确定数额的一倍以上五倍以下确定赔偿数额	不包含
专利法全国人大公开征求意见稿第72条第1款	对故意侵犯专利权，情节严重的	可以在按照权利人因被侵权所受到的实际损失或侵权人因侵权所获得的利益、该专利许可使用费的合理倍数确定数额的一倍以上五倍以下确定赔偿数额	不包含
《著作权法修正案草案（第二次审议稿）》第54条第1款	对故意侵犯著作权或者与著作权有关的权利，情节严重的	可以在按照权利人因被侵权所受到的实际损失或侵权人的违法所得、该权利使用费确定数额的一倍以上五倍以下确定赔偿数额	不包含

由表1对比情况可知，不同法律对惩罚性赔偿规定的法律要件主要有两个：一是主观要件，其中《民法典》、《著作权法修正案草案》和《利法修正案（草案二次审议稿）》均规定了"故意"要件，更早完成修改的《商标法》和《反不正当竞争法》则规定了"恶意"要件，《种子法》则没有规定主观要件；二是客观要件，不同的法律

均规定了"情节严重"这一要件。

（一）故意

1. 惩罚性赔偿语境下"故意"的内涵与外延

对故意行为施加惩罚性赔偿，其原因之一是，故意侵权行为的应受责难性更强，在道德上更令人无法容忍。另一重要原因则是，相比于过失侵权，故意侵权行为的供给弹性更高，更能够为惩罚性赔偿责任所阻吓。❶对惩罚性赔偿语境下的"故意"应作何解？传统民法对"故意"的解释有意思主义与观念主义之别。意思主义认为，故意是指行为人不仅应认识到其行为的侵权结果，还应对该结果的发生持有追求或放任的心理状态，即故意应包括认识因素和意志因素。认识到侵权结果并追求其发生的，为直接故意；认识到侵权结果并放任其发生的，为间接故意。观念主义则认为，只要行为人对其行为的侵权结果有预知，即构成故意。❷即便行为人不希望该侵权结果发生并自信能够避免，但最终未能防止侵权结果发生的，仍属"故意"范畴。可见，观念主义下的"故意"不仅包括直接故意和间接故意，还包含了过于自信的过失这一过错状态。但是，与直接故意和间接故意相比，过于自信的过失这一过错状态在道德上的应受谴责性相对较弱，且该类行为相对于惩罚措施的供给弹性相对更小，惩罚性赔偿对其的阻吓效果不明显，不宜适用惩罚性赔偿。因此，在惩罚性赔偿语境下，"故意"不宜采观念主义的解释而宜采意思主

---

❶ 弗里德曼. 经济学与法律的对话 [M]. 徐源丰, 译. 桂林：广西师范大学出版社, 2019：259.

❷ 对该问题的一般性介绍，参见：史尚宽. 债法总论 [M]. 北京：中国政法大学出版社, 2000：112.

义的解释。❶

接下来的问题是,在惩罚性赔偿语境下的"故意"是否仅指直接故意,从而排除间接故意?在间接故意下,行为人认识到其行为可能导致侵权结果,但是仍然有意实施该行为,对于侵权结果的发生漠不关心。间接故意与直接故意既具有相同的认识因素——均认识到其行为具有造成侵权结果的可能性,又具有部分相同的意志因素——侵权结果的发生均不违反其意志。就此而言,直接故意与间接故意都是暗含了蓄意(deliberate)的一种有意识的心理状态,均属于蓄意而为、明知故犯。这种蓄意因素体现出行为人对他人缺乏一种起码的尊重,因而直接故意和间接故意在伦理上被当作相同的事物予以对待。❷两者的区别仅在于,间接故意对侵权结果漠不关心,放任其发生;直接故意则积极追求侵权结果之发生。直接故意与间接故意的区别仅涉及对侵权后果的心理状态(积极追求还是消极放任),在实践中区分直接故意与间接故意是困难的。由于直接故意与间接故意均是蓄意行为且难以区分,两者在道德上具有几乎相同的可责难性,相对于惩罚均具有较高供给弹性,故在适用惩罚性赔偿方面宜同等对待。因此,惩罚性赔偿语境下的"故意"不仅包括直接故意,还包括间接故意。

2. 惩罚性赔偿语境下"故意"的认定及其证明

由于知识产权特别是专利权存在高密度性、边界模糊性和效力不确定性,认定构成"故意"侵权存在复杂性。

---

❶ 有观点认为应采观念主义,但仅指直接故意。参见:王利明. 论我国民法典中侵害知识产权惩罚性赔偿的规则 [J]. 政治与法律,2019(8):95-105. 这一观点似自相矛盾,既然采观念主义,则实际上不考虑行为人希望还是放任损害结果发生这一意志因素,因而难以排除间接故意。

❷ 凯恩. 侵权法解剖 [M]. 汪志刚,译. 北京:北京大学出版社,2010:37-38.

构成故意侵犯专利权,就认识因素而言,要求行为人在其实施侵权行为时不仅知道他人具体专利权的存在,还知道其行为具有侵犯该专利权的高度可能性。坚持"具体认知"标准对于正确适用惩罚性赔偿非常重要。随着现代科技的发展,产品的复杂程度和专利密度越来越高,一件产品承载成千上万件专利的情形并不鲜见。例如,国际知名专利数据公司IPLytics和柏林工业大学联合撰写的5G行业专利报告显示,截至2020年1月,全球5G专利声明达到95526项。❶一部5G手机至少可能覆盖数万项专利。面对如此海量的专利,手机生产商使用他人的专利技术可能是必然的,但有时却难以事先知道其具体侵害了哪项具体的专利权。如果不将故意侵权的认识因素限制在"具体知道",则可能导致惩罚性赔偿的滥用。

认识因素可以通过客观化的证据予以证明,专利权人需要提供证据证明被诉侵权人在实施被诉侵权行为之时实际知道,或者事实如此明显以致可以推定其应当知道具体专利权存在及侵权的高度可能性。❷由于专利权的边界具有模糊性,专利权被授予并公开这一事实通常不足以证明侵权人知道或者应当知道被侵犯的具体专利及其行为侵犯该专利权。司法实践中,需要根据个案具体情况综合判断侵权事实是否明显进而可以推定侵权人知道其行为可能构成侵犯他人专利权。根据司法经验,可以考虑的事实包括:被告及其关联公司或者股东是否曾经被行政裁决或者司法裁判认定侵犯诉争的具体

---

❶ Technical University of Berlin, IPlytics GmbH. 5G patent study 2020[EB/OL].[2020-07-20]. https://www.iplytics.com/report/5g-patent-study-2020.

❷ 美国联邦巡回上诉法院在Seagate案的裁判中即坚持此主观标准。参见 In re Seagate Tech., LLC, 497 F.3d 1371 (Fed. Cir. 2007)(en banc), cert. denied, 552 U.S. 1230 (2008)。

专利权❶；专利权人是否曾经通知或者警告被告侵犯诉争的具体专利权或者寻求过临时禁令救济❷；被告是否曾经寻求购买或者许可诉争专利但未成功❸；专利权人与被告是否属于该技术领域仅有的两个竞争对手等❹。

就意志因素而言，故意侵权要求行为人希望侵权后果发生或者对侵权后果毫不在意。对于意志因素，同样可以通过客观化的证据予以证明。一般而言，故意的意志因素可以考虑如下事实：是否有意或者至少鲁莽地仿制、抄袭专利权人的产品❺；在实施被诉侵权行为前或者被诉之前对其是否侵犯他人专利权作过认真分析❻；认识到其行为可能侵犯他人专利权后是否曾采取规避设计、停止生产销售等补救措施❼。

---

❶ 参见最高人民法院（2019）最高法知民终 529 号民事判决书。该案中，被告在前案中已经被认定侵犯他人专利权后，再次侵犯该项专利权；法院认定恶意侵权成立，并支持了专利权人 100 万元的法定赔偿请求。

❷ *Dominion Res. Inc. v. Alstom Grid, Inc.*, CV 15-224, 2016 WL 5674713（E.D. Pa., October 3, 2016）；*Polara Eng'g, Inc. v. Campbell Co.*, No. SA CV 13-00007-DFM, 2017 WL.754709, at *27（C.D. Cal. Feb. 27, 2017）。

❸ *Arctic Cat v. Bombardier Recreational Prods.*, 876 F.3d 1350（Fed Cir. 2017）。

❹ *WBIP, LLC v. Kohler Co.*, 829 F.3d 1317（Fed. Cir. 2016）。

❺ 例 如，Nox Med. EHF v. Natus Neurology, Inc., 2018 U.S. Dist. LEXIS 145169（D. Del. Aug. 27, 2018）；最高人民法院（2018）最高法民再 199 号民事判决书，该案中，被告在被诉侵权产品上使用专利权人的商标，并宣传其销售的产品就是专利权人的产品，被认定为故意侵权。

❻ 例如，*Arctic Cat v. Bombardier Recreational Prods.*, 876 F.3d 1350（Fed Cir. 2017），该案中，被诉侵权人知晓专利权人的特定专利，对该专利未作认真分析，且在实施侵权行为数年之后才向具有实质和能力的法律顾问寻求法律意见，被认定构成故意侵权；*Braun Inc. v. Dynamics Corporation of America*, 975 F.2d 815, 24 USPQ2d 1121（Fed. Cir. 1992），该案中，被诉侵权人在知晓他人专利之前委托设计公司独立设计了被诉侵权产品，律师全程参与设计过程并提供法律咨询意见，发现他人专利并评估侵权风险后拒绝了先前的设计方案，并对此后的设计方案作出了不侵犯他人专利权人的法律意见，美国联邦巡回法院认定其不构成故意侵权。

❼ *Barry v. Medtronic*, 250 F. Supp. 3d 107（E.D. Tex. 2017）。

认识因素和意志因素所涉及的事实往往是相互关联的，除被告及其关联公司或者股东重复侵权、多次侵权等显属故意侵权的特殊情况外，对"故意"侵权的认定在绝大多数情况下均是多个事实因素综合判断的结果，需要综合考虑全案相关事实才能作出评价。

3. "故意"的认定与法律咨询意见

实践中，由于专利权边界模糊和效力不确定，被诉侵权行为人对于其行为是否可能侵犯他人专利权往往会寻求律师等专业人士的意见。在美国的司法实践中，被告知晓其行为可能侵犯他人特定专利权后，是否积极寻求法律咨询意见曾经是判断故意的决定性因素。例如，在 Underwater Devices 案中，美国联邦巡回上诉法院确立了如下规则："如果潜在侵权人实际知晓他人专利权，则他负有实施合理注意的积极义务以确定其是否构成侵权。这一积极义务包括但不限于在实施任何可能的侵权行为之前，向法律顾问寻求并获得称职的法律意见。"❶ 这一规则实际上是以专利权人的通知为依据，向被诉侵权人强加了合理注意的积极性义务，从而开启了以收到通知外加疏于充分调查为基础的惩罚性赔偿大门。❷ 随着实践的发展，这一规则给经营者造成了过于沉重的负担，实质上对故意侵权设定了更加类似过失侵权的过低门槛，因而被后来的 Knorr-Bremse 案及 Seagate

---

❶ *Underwater Devices v. Morrison-Knudsen*, 717 F.2d 1380, p. 1389–1390. 根据该案判决，如果潜在侵权人实际知晓他人专利权，其负有实施合理注意的积极义务以确定其是否构成侵权，该积极义务包括但不限于在实施任何可能的侵权行为之前，向法律顾问寻求并获得称职的法律意见。未予满足此项积极义务将导致对潜在侵权人的不利推定。

❷ 朱理. 美国专利法下的惩罚性赔偿：Halo 案之后路在何方？[J]. 中国专利与商标，2017（1）：15–35.

案判决所推翻。❶ 此后，被诉侵权人必须提交法律咨询意见的强制义务被取消，仍由专利权人承担证明故意侵权的责任。同时，Seagate案为故意侵权和惩罚性赔偿新增了客观轻率要件并创设了两步检验标准。根据这一新标准，构成故意侵权必须同时满足客观要件和主观要件。新增的客观轻率要件是："专利权人必须证明，侵权人无视其行为构成侵犯一项有效的专利权这一客观高度可能性而实施行为。"❷ 考察客观轻率要件时，可能的因素包括：（1）法律咨询意见，这一因素对于否定故意侵权具有重要作用；（2）实质性的侵权抗辩事由，如果被诉侵权人对于专利有效性及侵权与否提出了实质性质疑，即使其在实施被诉侵权行为当时并不知晓后来主张的抗辩事由或者该抗辩事由最终并不成立，亦可能被认定不构成故意侵权❸；（3）专利技术与被诉侵权技术之间的近似程度、专利所属领域的技术密集度及创新空间等❹。

  Seagate案对客观轻率要件的引入大大提高了故意侵权的认定标准，使得违法者很容易逃脱惩罚，引发了较大争议。因此，美国最高法院在 Halo Electronics v. Pulse Electronics 和 Stryker v. Zimmer 两案（以下简称"Halo案"）的联合判决中，毫不犹豫地废弃了

---

 ❶ Underwater Devices 案确立的积极义务规则后来被 *Knorr-Bremse Systeme Fuer Nutzfahrzeuge GmbH v. Dana Corp.*, 383 F.3d 1337（Fed. Cir. 2004）案和 *In re Seagate Tech.*, *LLC*, 497 F.3d 1360（Fed. Cir. 2007）(en banc), cert. denied, 552 U.S. 1230（2008）案判决所推翻。

 ❷ *In re Seagate Tech.*, *LLC*, 497 F.3d 1360, 1371（Fed. Cir. 2007）(en banc), cert. denied, 552 U.S. 1230（2008）.

 ❸ 参见 *In re Seagate Tech.*, *LLC*, 497 F.3d 1360, 1371. 另见 *Spine Solutions, Inc. v. Medtronic Sofamor Danek USA, Inc.*, 620 F. 3d 1305, 1319（CA Fed. 2010）; *Bard Peripheral Vascular, Inc. v. W. L. Gore & Assoc., Inc.*, 776 F.3d 837, 844（CA Fed. 2015）.

 ❹ Randy R. Micheletti, *Willful Infringement After In re Seagate*: *Just What Is Objectively Reckless Infringement?* 84 Chi.–Kent L. Rev. 975（2010）.

Seagate 案的客观轻率要件。❶Halo 案判决特别批评了由 Seagate 案发展出来的客观合理抗辩,认为这一抗辩的存在使得侵权人即便在其行为并不以该抗辩为基础甚至根本对该抗辩一无所知的情况下,仍可能免受惩罚性赔偿。❷同时,该判决重申,可罚性应当根据行为人在实施被诉侵权行为时的认知状态来衡量,而不是根据被告在行为当时不知道也没有理由知道的事实来决定。❸Halo 案判决否定了 Seagate 案对故意侵权所增设的客观轻率要件,使故意侵权回归主观判断标准,但并未推翻 Seagate 案关于法律咨询意见的裁判规则。因此,Halo 案判决之后,被诉侵权人依然不负有提交法律咨询意见的积极义务,而法律咨询意见仅仅是认定是否构成故意需要考虑的诸因素之一。❹原则上,被诉侵权人没有寻求法律咨询意见并非认定故意侵权的充分条件,根据得出不侵权结论的法律咨询意见实施被诉侵权行为亦非必然能够排除故意侵权。❺法律咨询意见在认定故意侵权时的作用和影响需要在个案中具体分析,通常可以着重考虑如下因素:(1)适格性,即法律咨询意见是否由精通专利法知识的专业人士作出;(2)专业性,即作出咨询意见时是否尽到了勤勉义务并体现了专业水准,将其咨询意见结论建立在扎实的事实基础和法律基础上,例如是否正确审查了专利权利要求书、说明书及审查档案,

---

❶ *Halo Electronics, Inc. v. Pulse Electronics, Inc., Et Al. and Stryker Corporation, Et Al. v. Zimmer, Inc., Et Al.* 579 U.S.(2016).

❷ 同注 1。

❸ 同注 1。

❹ 例如在 Polara Eng'g, Inc. v. Campbell Co., No. SA CV 13-00007-DFM, 2017 WL 754609, at *27(C.D. Cal. Feb. 27, 2017)案中,法院考虑了如下因素认定故意侵权成立并判决给予惩罚性赔偿:被告有意抄袭原告的产品、原告告知被告其产品技术与专利技术密切相关、律师作出的咨询意见中发现了有关该专利的内容但并未得出不侵权的结论。

❺ *Electro Med. Sys., S.A. v. Cooper Life Scis., Inc.*, 34 F.3d 1048, 1056(Fed.Cir. 1994).

是否注意到被诉侵权行为的全部相关事实,是否考虑了等同侵权的可能性等❶;(3)及时性,即法律咨询意见的作出时间,例如被诉侵权人在得知侵权可能性之后立即寻求法律咨询意见,还是在诉讼之后才寻求法律咨询意见等❷。

(二)情节严重

我国当前立法对知识产权侵权惩罚性赔偿均设立了"情节严重"这一客观要件。这一要件体现了立法者对惩罚性赔偿制度适用的谨慎态度:仅仅故意侵权尚不足以被判处惩罚性赔偿,还需要该故意侵权行为情节严重。所谓情节严重,一般是指事件的发展演变过程在时间、程度、范围、后果等方面的影响恶劣。

对于知识产权侵权行为而言,判断是否属于情节严重需要从该侵权行为发生、发展、诉讼及终结的整个过程加以审视,考察其在时间、规模、市场、诉讼、效果等方面所造成的消极影响。美国联邦巡回上诉法院曾经在 Read 案中总结了专利惩罚性赔偿需要考虑的如下 9 个情节因素:(1)侵权人是否故意抄袭他人的思想或者设计;(2)当知晓他人的专利保护时,侵权人是否调查过该专利的保护范围并善意相信该专利应属无效或者未被侵犯;(3)侵权人作为诉讼一方的行为表现;(4)侵权人的规模及财务状况;(5)案件事实的接近程度及由此决定的侵权可能性;(6)侵权行为的持续期间;(7)侵权人采取的补救措施;(8)侵权人的损害动机;(9)侵权人是否试图

---

❶ 黄武双,阮开欣,刘迪,等. 美国专利损害赔偿:原理与判例[M]. 北京:法律出版社,2017:68-69. 该书第 68-69 页翻译和介绍了美国法院考虑法律意见合格性时的诸多参考因素。

❷ 例如,在 *Dominion Res. Inc. v. Alstom Grid, Inc.*, CV 15-224, 2016 WL 5674713 (E.D. Pa., October 3, 2016)案中,判决认为作出咨询意见的律师在解读专利权利要求时并未体现出专业性,仅仅基于该法律咨询意见不能证明被告具有不侵权的善意。

掩盖其不法行为。❶ 这些因素大致可以分为如下 4 个方面：（1）侵权行为的主观情节，例如故意抄袭仿冒、反复侵权、多次侵权、明显侵权等；（2）侵权行为的客观影响，例如侵权规模大、持续时间长、对创新动力的损害严重等；（3）诉讼行为的诚信程度，是否有掩盖侵权行为、逃脱责任的举动，例如故意抗拒证据保全、拒不执行文书提供命令、毁灭证据等；（4）需要考虑的其他因素。

作为一个裁量性的法律要件，"情节严重"赋予了法官判处惩罚性赔偿时的裁量权。法官应该根据当事人的诉讼请求，综合全案证据予以考量。

（三）《民法典》视域下知识产权侵权惩罚性赔偿的要件重塑

前已述及，《民法典》对知识产权侵权惩罚性赔偿的规定与知识产权专门法的相应规定并不完全一致。其差异集中体现在主观要件上：《民法典》规定了"故意"要件，《商标法》和《反不正当竞争法》则采用了"恶意"要件；《种子法》仅仅规定了客观要求，没有规定主观要件。《民法典》虽未单独设立知识产权专编，但是其确认了知识产权作为基本民事权利的法律地位，并在侵权责任编中新增了关于知识产权侵权惩罚性赔偿责任的规定。❷ 因此，《民法典》颁布后，基于知识产权纳入《民法典》并新增知识产权侵权惩罚性赔偿的规定，考虑到《民法典》的体系化适用要求，我们必须在《民法典》的视域下，重新解读各知识产权专门法的具体规定。因而，

---

❶ *Read Corp. v. Portec, Inc.*, 970 F.2d 816, 826 (Fed. Cir. 1992). 该案判决所列举的 9 个因素随后在 *Spectralytics, Inc. v. Cordis Corp.*, 649 F.3d 1336, 1348 (Fed. Cir. 2011) 案中再次得到肯定。

❷ 参见《民法典》第 123 条和第 1185 条。

我们必须思考并回答如下问题：如何理解《民法典》与知识产权专门法的适用关系？如何解决《民法典》与知识产权专门法关于知识产权侵权惩罚性赔偿规则的不一致乃至冲突？

1.《民法典》与知识产权专门法的适用关系

对《民法典》与知识产权专门法之间的关系，至少应该从三个维度来理解：民事基本法与民事一般法的关系；新法与旧法之间的关系；一般法与特别法的关系。

首先，民事基本法与民事一般法的关系。《民法典》是新中国成立以来第一部以"法典"命名的法律。习近平总书记指出："民法典在中国特色社会主义法律体系中具有重要地位，是一部固根本、稳预期、利长远的基础性法律。"❶《民法典》作为民事基本法的地位决定了其对于其他私法规范的制定具有指导性作用，其效力高于一般单行民事法律。凡是《民法典》中已有规定的内容，一般单行民事法律对相同内容作出规定时，原则上不应与《民法典》相冲突，不能减损《民法典》所规定的基本民事权利;《民法典》没有规定的内容，一般民事法律可以予以配套、补充、完善和发展。❷ 正因如此，《民法典》颁布后，实施《民法典》的重要工作之一是，对同《民法典》规定和原则不一致的国家有关规定抓紧进行清理，及时予以修改或者废止。❸ 此次《民法典》编纂，既有的知识产权专门法并未被整体纳入《民法典》，《专利法》《著作权法》《商标法》《种子法》《反不正当竞争法》等知识产权专门法继续存在并有效。知识产权专

---

❶❸ 习近平. 充分认识颁布实施民法典重大意义, 依法更好保障人民合法权益[J]. 求是, 2020（7）：4-6.

❷ 有学者亦持同样见解，参见：王利明. 深刻把握民法典的基础性法律地位[N]. 人民日报，2020-07-08（15）.

门法是一般单行民事法律,其可以对《民法典》没有规定的内容予以补充和完善,但其规范内容涉及与《民法典》规定相重叠的内容时,应该与《民法典》相协调,不能与之相冲突;如果《民法典》与一般单行民事法律发生冲突,或者一般单行民事法律规定不清晰、不明确,则应当适用《民法典》。

其次,新法与旧法的关系。《民法典》在立法技术上遵循"编""纂"结合的路径,不是制定全新的法律,而是对我国已有基本成熟的现行民事立法进行科学整理和全面系统的编订纂修,将现行同类民事法律进行系统整合、修改、完善,将不一致的规定统一起来,将重复的规定合并精简,将其中已经不适应现实情况的规定修改完善,解决法律的科学化、系统化、统一化问题;同时结合实践经验和新时代需求,补充空白的规定,对社会经济生活中的新情况、新问题作出有针对性的新规定。❶ 为《民法典》这一"编""纂"结合的立法技术路径所决定,在处理《民法典》颁布前的既有民事法律与《民法典》的关系时,如既有民事法律的规定与《民法典》不一致,原则上应适用作为新法的《民法典》的规定。《民法典》颁布后,新的单行民事法律确有必要作出不同于《民法典》的规定时,则需要立法机关给出特别、明确的理由。《民法典》在侵权责任编中新增了关于知识产权侵权惩罚性赔偿责任的规定,该新增规定系对《商标法》《种子法》《反不正当竞争法》等知识产权专门法既有惩罚性赔偿规定的系统整合、修改和完善。《商标法》《种子法》《反不正当竞争法》等知识产权专门法关于惩罚性赔偿的法律要件规定与《民法典》不一致时,应统一适用《民法典》的规定。

---

❶ 张鸣起. 民法典分编的编纂[J]. 中国法学, 2020 (3): 5-28.

最后，一般法与特别法的关系。《民法典》编纂采用了"提取公因式"的具体立法技术，规定了民事法律关系中具有基础性、普遍性和稳定性的内容规范，对那些涉及特殊群体或领域的、还在发展变化中或经验不成熟、拿不准的，以及各分编体系上难以涵盖或替代的内容暂不作规定。❶ 考虑到我国知识产权法一直采取特别立法方式且处于快速发展变化之中，《民法典》并未单独设立知识产权编，知识产权专门法仍保留了单行特别立法模式。但是《民法典》对知识产权作了概括性规定，以统领各个单行的知识产权法律，表明知识产权的私法归属，以列举和兜底的规定，为未来知识产权法的发展变化留下了空间。❷ 这就形成了《民法典》与知识产权专门法之间的一般法与特别法的关系。在知识产权司法审判中，对于《民法典》没有明确规定的问题，需要从知识产权专门法中寻找法律依据。

综合《民法典》与知识产权专门法的上述关系可知，《民法典》关于知识产权侵权惩罚性赔偿的规定在性质上并非转致条款，而是上位法规范和一般性规范。❸《民法典》关于知识产权侵权惩罚性赔偿的规定既为相关知识产权专门法的相关规定提供了上位法依据，又明确和统一了知识产权专门法关于惩罚性赔偿的要件；知识产权专门法对于侵权惩罚性赔偿的规定应当以《民法典》的规定为基础，

---

❶ 张鸣起. 民法典分编的编纂［J］. 中国法学，2020（3）：5-28；另见：沈春耀. 关于《民法典各分编（草案）》的说明［R］. 第十三届全国人民代表大会常务委员会第五次会议材料，2018-08-27：6.

❷ 参见周强. 以习近平新时代中国特色社会主义思想为指导，牢牢把握民法典核心要义，确保民法典正确贯彻实施［R］. "人民法院大讲堂"首场宣讲辅导讲稿：22.

❸ 王利明. 论我国民法典中侵害知识产权惩罚性赔偿的规则［J］. 政治与法律，2019（8）：95-105.

可以进行细化，但不能与其冲突。这也是《民法典》颁布后法典体系化效应的必然结果。《民法典》制定前，知识产权专门法已经规定侵权惩罚性赔偿且其法律要件与《民法典》不一致的，应适用《民法典》的规定；《民法典》制定后，如新制定的知识产权专门法关于侵权惩罚性规定的法律要件与《民法典》不一致，则立法机关对此必须有特别考虑，可以适用新知识产权专门法的规定。

2. "故意"还是"恶意"？

《商标法》和《反不正当竞争法》关于惩罚性赔偿的规定并未使用"故意"一词，而是使用了"恶意"这一用语。由于《商标法》和《反不正当竞争法》关于惩罚性赔偿的规定早于《民法典》，而《民法典》在编纂时有意使用"故意"而没有使用"恶意"的表述，表明《民法典》实际上已经明确将"恶意"修订为"故意"。根据前述关于《民法典》系民事基本法的定位以及《民法典》与《商标法》《反不正当竞争法》之间存在的新旧法关系，对《民法典》关于惩罚性赔偿的规定应优先适用，对《商标法》和《反不正当竞争法》中关于惩罚性赔偿所规定的"恶意"要件应理解为"故意"。

即便不考虑《民法典》与《商标法》《反不正当竞争法》之间的法律适用关系，将"恶意"理解为"故意"也是适当的。首先，在民法理论中，"恶意"是相对于"善意"而言的。"善意"一般是指当事人对于他人权益被侵害的事实或者其他法律基础事实不知情，且这种不知情并非因其过错所致。❶ 例如，限制民事行为能力人所为民事行为效力规定中善意第三人的撤销权❷、重要动产物权登记对

---

❶ 李适时. 中华人民共和国民法总则释义 [M]. 北京：法律出版社，2017：454.

❷ 参见《民法典》第145条，原《民法总则》第145条。

抗效力中未经登记不得对抗善意第三人的规定❶、动产转让中善意第三人的善意取得等❷。相对而言,"恶意"则是指明知其行为损害他人合法权益而故意为之的心理状态。例如《民法总则》规定的恶意串通❸、《物权法》规定的恶意占有❹等。由此可见,"恶意"与"故意"在民法理论中并未有严格区隔。其次,在现行知识产权专门法规定中,"恶意"主要是一种道德评价,在法律构成意义上与"故意"亦无明显区别。《商标法》最早规定了侵权惩罚性赔偿并明确了将"恶意"作为主观要件。据有关《商标法》修改参与者和起草者解释,《商标法》关于侵权惩罚性赔偿的规定参考了英美法系相关理论,"恶意"通常是指行为不但侵害了权利人的合法权益,而且行为本身是"邪恶"的,在道德上应当予以谴责。❺从美国的惩罚性赔偿理论和制度来看,其所要求的具有道德可责难性的主观意图经常用"willful and wanton"(故意和恣意的)、"wicked"(邪恶的)、"malicious"(恶意的)、"egregious"(恶劣的)、"flagrant"(公然的)、"reckless"(轻率的)等词语来描绘。其中,"willful and wanton""wicked""malicious""egregious""flagrant"等词语主要是不同角度的道德评价,其外延大致相当于大陆法系的直接故意加间接故意。"recklessness"(轻率)则是指行为人并不追求损害后果的发生,但能够预见到损害后果发生的可能性并有意冒险,或者行为人对其行

---

❶ 参见《民法典》第 225 条,原《物权法》第 24 条。
❷ 参见《民法典》第 311 条,原《物权法》第 106 条。
❸ 参见《民法典》第 154 条,原《民法总则》第 154 条。
❹ 参见《民法典》第 459 条,原《物权法》第 242 条。
❺ 袁曙宏. 商标法与商标法实施条例修改条文释义［M］. 北京:中国法制出版社,2014:76.

为后果毫不在意的主观状态,❶ 其在外延上涵盖了间接故意及过于自信的过失。因此,即便结合美国法的经验,将"恶意"理解为类似大陆法系侵权理论中的直接故意和间接故意也是适当的。❷ 再如,2017年修订后《反不正当竞争法》新增规定了"恶意对其他经营者合法提供的网络产品或者服务实施不兼容的"不正当竞争行为,其中在对"恶意"的判断上,往往是从经营者的行为是否符合诚信原则和商业道德等要求进行综合考量。❸ 又如,在《商标法》中,商标的恶意申请或者恶意注册通常是指明知其申请或者注册的商标与他人商标相同或者近似、不以使用为目的、无正当理由申请或者注册商标的行为。❹ 最后,从功能角度来看,将"恶意"解释为"故意",更有利于惩罚性赔偿两法律要件规制范围的清晰化区分及功能实现。将"恶意"解释为"故意",可以直接与民事侵权理论和实践中关于主观故意的理解相契合,同时将侵权行为的恶性因素的判断交给"情节严重"这一客观要件,进而实现两法律要件之间的条件区分和功能分隔,避免要件模糊和评价叠合。

因此,无论是《商标法》还是《反不正当竞争法》,关于惩罚性赔偿的规定的"恶意"一词,均宜被解释为"故意",包括直接故意和间接故意。

---

❶ GARNER B A. *Black's Law dictionary* [M]. 8th ed. abr. Eagan: West Publisher, 2005: 1053.

❷ 赛博克. 美国的惩罚性赔偿金 [M] // 考茨欧,威尔科克斯. 惩罚性赔偿金:普通法与大陆法的视角. 窦海阳,译. 北京:中国法制出版社,2012: 226-230. 该书附录还汇总了美国各州惩罚性赔偿金的法律规定摘要:从主观方面来看,"恶意"实质上亦等同于直接故意加间接故意。

❸ 王瑞贺,杨红灿. 中华人民共和国反不正当竞争法释义 [M]. 北京:中国民主法制出版社,2017: 62.

❹ 参见《商标法》第45条、《最高人民法院关于审理商标授权确权行政案件若干问题的规定》第25条。

3. 侵犯植物新品种权的惩罚性赔偿是否应具备"故意"要件？

2015年修订的《种子法》关于植物新品种权侵权惩罚性赔偿的规定早于《民法典》，其仅规定了"情节严重"的客观要件，并未限定任何主观要件，因而与《民法典》关于知识产权侵权惩罚性赔偿的上位规定和一般规定出现不一致。基于前文关于《民法典》与知识产权专门法的适用关系及体系化适用的分析，此时应适用《民法典》的规定，认定侵犯植物新品种权的惩罚性赔偿亦应具备"故意"要件。从《种子法》立法过程看，惩罚性赔偿规定的立法目的亦在于制止严重扰乱市场秩序的侵权和假冒授权品种的行为。❶ 明确惩罚性赔偿的故意要件，有利于实现上述立法目的。同时，从惩罚性赔偿制度的设立初衷来看，不将惩罚性赔偿限定于故意侵权且情节严重，对过失侵权亦施加惩罚性赔偿，极易导致对惩罚性赔偿的滥用。

三、比例协调

比例协调意指惩罚性赔偿数额应与侵权行为的主观恶意和客观情节及其影响相适应，罪罚相适，罚当其罪。比例协调是惩罚性赔偿制度实现适度威慑的必然要求，罚过其罪会导致威慑过度，罚不抵罪则会导致威慑不足。知识产权侵权惩罚性赔偿的适用要实现比例协调，至少需要从两个角度予以考虑：一是在民事责任领域中，将惩罚性赔偿的倍数与侵权行为的主观恶意和客观情节相协调；二是在不同部门法之间，尤其是民事责任、行政责任和刑事责任之间

---

❶ 参见《全国人民代表大会法律委员会关于〈中华人民共和国种子法（修订草案）〉审议结果的报告》第八项，载于：刘振伟，余欣荣，张建龙．中华人民共和国种子法导读［M］．北京：中国法制出版社，2016：364-365．

进行统筹考虑，防止惩罚堆叠。

（一）惩罚性赔偿在民事责任领域中的比例协调

将惩罚性赔偿的倍数与侵权行为的主观恶意和客观情节相协调，是实现惩罚比例协调、避免滥用惩罚性赔偿的重要手段。《民法典》第1185条并未直接规定知识产权侵权惩罚性赔偿的倍数，而是采用"被侵权人有权请求相应的惩罚性赔偿"的方式，将惩罚倍数的确定留给了知识产权专门法。在知识产权法领域，除《种子法》规定了"一倍以上三倍以下"的惩罚倍数外，《商标法》、《反不正当竞争法》、专利法修改草案和《著作权法修改草案》均规定了"一倍以上五倍以下"的惩罚倍数。在具体案件审理中，需要根据侵权行为的主观过错程度和客观具体情节，确定适当的惩罚倍数。司法实践中，可以对于前文所列举的评估故意和情节严重所考虑的各项因素赋予不同权重，规范法官裁量权的行使。❶需要说明的是，惩罚性赔偿的倍数并不限于整数，而是可以根据侵权行为的具体情节，在"1~3倍"或者"1~5倍"之间选择恰当的惩罚倍数，例如1.2倍、2.5倍等。❷

实现惩罚性赔偿在民事责任领域中的比例协调，还需要留意那些具有商业维权色彩的知识产权批量维权行为，❸避免因重复维权导致惩罚过度。例如，在专利侵权诉讼中，对于权利人针对同一制造

---

❶ 参见本文第二部分。

❷ 例如，在 Polara Eng'g, Inc. v. Campbell Co., No. SA CV 13-00007-DFM, 2017 WL 754609, at *27（C.D. Cal. Feb. 27, 2017）案中，法院判处了2.5倍的惩罚性赔偿；在 Barry v. Medtronic, 250 F. Supp. 3d 107（E.D. Tex. 2017）案中，法院则判处了1.2倍的惩罚性赔偿。

❸ 关于知识产权商业维权诉讼，可参见：董伟威，童海超. 知识产权商业维权诉讼的界定与规制［J］. 人民司法，2014（1）：12-18.

者的同一时期的专利侵权行为，以该制造者和不同销售者或者使用者作为共同被告反复起诉，在获得惩罚性赔偿之后，再次主张惩罚性赔偿的，可以不予支持。

（二）惩罚性赔偿在私法和公法两种责任领域中的比例协调

在一定意义上，在公法与私法二分框架下，民事侵权领域的惩罚性赔偿责任实质上具有以私法手段实现公法惩戒和预防的功能。这必然隐含着这样一种可能：同一违法行为在私法领域和公法领域连续遭受两次惩罚。特别是，如果私法领域侵权行为惩罚性赔偿责任与公法领域的行政处罚及刑事制裁的法律要件实质同构，则必然将导致惩罚重叠。这种重叠模式既可能导致侵权人因完全相同的问题受到两个程序的处理，大大增加了其责任负担，又给国家和社会带来了更大的重复执法成本。❶

惩罚性民事赔偿与行政处罚责任及刑事制裁之间构成要件同构，意味着惩罚性民事赔偿和相关领域的行政处罚及刑事制裁处理的是同一范围、同一危害程度的问题，功能完全重叠。❷ 这种要件同构和功能重叠现象在知识产权领域表现尤为明显。以侵犯商业秘密行为为例，《反不正当竞争法》第9条（原反不正当竞争法第10条）规定了侵犯商业秘密行为，列举了5种类型的侵权行为方式。该法第17条第3款则规定了经营者恶意实施侵犯商业秘密行为、情节严重时，可以判处承担惩罚性赔偿民事责任。同时，该法第21条明确规定："经营者以及其他自然人、法人和非法人组织违反本法第九条规

---

❶ 赵鹏. 惩罚性赔偿的行政法反思 [J]. 法学研究，2019（1）：41-55. 该文探讨了惩罚性赔偿与行政处罚之间的功能重叠和协调问题。

❷ 赵鹏. 惩罚性赔偿的行政法反思 [J]. 法学研究，2019（1）：50.

定侵犯商业秘密的,由监督检查部门责令停止违法行为,没收违法所得,处十万元以上一百万元以下的罚款;情节严重的,处五十万元以上五百万元以下的罚款。"此外,2017年修正的《刑法》第219条关于侵犯商业秘密罪的规定则基本照搬了1993年通过的《反不正当竞争法》第10条关于侵犯商业秘密的规定,仅仅增加了"给商业秘密的权利人造成重大损失的"客观要件,在责任方式上包括了罚金。上述规定显示出商业秘密领域民事责任、行政责任与刑事责任之间的法律要件同构的特征。首先,对于侵犯商业秘密行为而言,民事侵权责任与行政处罚责任在法律构成要件上完全同构。其次,侵犯商业秘密的行政处罚责任所针对的行为对象反而宽于惩罚性赔偿民事责任所针对的行为对象,导致惩罚性赔偿责任与行政处罚责任的重叠。最后,侵犯商业秘密罪刑事责任与侵犯商业秘密民事责任在行为方式要件上完全同构,仅在"给商业秘密的权利人造成重大损失的"这一客观要件上存在差异。但是,这一关于损害程度的刑事责任要件与侵害商业秘密惩罚性民事赔偿责任的"情节严重"要件存在重合。这就导致了在侵犯商业秘密领域存在惩罚性赔偿责任、行政处罚责任与刑事罚金之间的要件同构和责任重叠。为防止在法律要件同构和公法、私法责任重叠导致针对同一行为的惩罚堆叠,在判处知识产权侵权惩罚性赔偿时,如遇同一行为此前已经受到罚款的行政处罚或者刑事罚金制裁的,根据案件具体情况,可以不支持权利人关于惩罚性民事赔偿的诉讼请求。

四、精细计算

惩罚性赔偿制度的引入,对知识产权侵权损害赔偿计算的精细化提出了新要求。惩罚性赔偿原则上应以权利人实际损失或者侵权人侵权所得或者合理许可使用费为基础❶，根据具体情节确定适当的惩罚倍数。这就要求作为计算基础的损失、获利或者和合理许可使用费应该尽量准确确定。如果计算基础不准确，在乘以惩罚性倍数之后，惩罚性赔偿的计算偏差会等倍扩大。对于权利人实际损失、侵权人侵权所得或者合理许可使用费的计算，并非本文的主题。❷本文在此仅探讨以下三个略有争议的问题：计算惩罚性赔偿时，合理的许可使用费倍数如何考虑；制止侵权的合理开支能否作为惩罚性赔偿的计算基础；以法定赔偿方式确定的损害赔偿数额能否作为惩罚性赔偿的计算基础。

（一）作为惩罚性赔偿计算基础的许可费倍数

各知识产权专门法均规定，权利人的损失或者侵权人获得的利益难以确定的，可以参照知识产权许可使用费的倍数合理确定。在有些法域中，以倍数例如两倍确定许可使用费本身已经具有惩罚性赔偿的含义。❸但是，在我国惩罚性赔偿制度下，计算基础原则上应该以权利人的实际损失或者侵权人的实际侵权所得为基础。当权利人的损失或者侵权人获得的利益难以确定时，以许可使用费的倍数方式进行计算的对象实际上仍然是实际损失或者侵权所得。因此，我国知识产权侵权损害赔偿制度中，参照知识产权许可使用费的倍

---

❶ 《商标法》第63条第1款、《种子法》第73条第3款、《反不正当竞争法》第17条第3款、《专利法修正案（草案）（二次审议稿）》第72条第1款、《著作权法修正案草案》第53条第1款均对此作了明确规定。

❷ 本文作者另有其他论文涉及该主题，参见：朱理. 专利侵权损害赔偿计算分摊原则的经济分析[J]. 现代法学，2017（5）：54–62.

❸ 参见欧盟法院C-367/15判例。欧洲法院指出：如果基于双倍合理许可使用费得出的损害赔偿金额远超出权利人实际损失的，则与《欧盟第2004/48/EC号指令》关于不得引入惩罚性赔偿的规定所禁止。

数合理确定实际损失或者侵权所得时，原则上只应当考虑该许可使用费所针对的许可行为与涉案侵权行为在权利性质、许可时间、范围等方面的可参考程度，不应当考虑惩罚性因素。

（二）制止侵权的合理开支能否作为惩罚性赔偿的计算基础

2015年修订的《种子法》第73条第3款在规定赔偿数额应当包括权利人为制止侵权行为所支付的合理开支之后，紧接着规定了侵权惩罚性赔偿。从文义解释的角度看，这似乎意味着，在侵犯植物新品种领域计算惩罚性赔偿时，应该把计入维权合理开支后的实际损失、侵权所得或者许可使用费倍数作为计算基础。但是，比较《商标法》《反不正当竞争法》《专利法修正案（草案）（二次审议稿）》和《著作权法修正案草案》可知，这些法律或者法律草案均在规定惩罚性赔偿之后再规定将制止侵权的合理开支纳入赔偿范围，这就意味着合理开支不应被纳入惩罚性赔偿的计算基础之中。考虑到立法史并未表明立法者在制定《种子法》的过程中对于植物新品种权的维权问题作过特殊考量，可以认为《种子法》的相应规定是一种立法失误。为保持知识产权领域侵权惩罚性赔偿计算基础的一致性，在适用《种子法》关于植物新品种侵权惩罚性赔偿的规定时，不宜将制止侵权的合理开支纳入惩罚性赔偿的计算基础。此外，制止侵权的合理开支在实际维权过程中才能发生，将之作为惩罚性赔偿的计算基础并乘以惩罚性倍数，则等同于将并未实际发生的损失判归权利人，本身也是不合理的。

（三）法定赔偿能否作为惩罚性赔偿的计算基础

在《专利法》修改过程中，国家知识产权局2015年4月1日公布的《专利法修改草案（征求意见稿）》曾明确将法定赔偿作为惩罚性赔偿的计算基础。这一立法模式被称为法定赔偿与惩罚性赔偿的兼容模式。❶后来,这一模式被放弃,在全国人大公开的《专利法修正案(草案)(二次审议稿)》中,仍然维持法定赔偿与惩罚性赔偿择一的立法模式。虽然立法史明确表明,将法定赔偿作为惩罚性赔偿计算基础的兼容模式已经被放弃,且目前各知识产权专门法或者修改草案均将惩罚性赔偿制度与法定赔偿切割开来,不以通过法定赔偿方式确定的赔偿数额作为惩罚性赔偿的计算基础,但是在理论和实践中仍存有争议。❷

1. 惩罚性赔偿与法定赔偿的功能重叠因素

惩罚性赔偿是在特定条件下,考虑侵权行为的主观恶性和客观情节及其负面影响,根据特定基数(权利人因被侵权受到的实际损失或者侵权人因侵权所获得的利益或者合理的许可使用费),乘以合理的倍数,确定赔偿数额。惩罚性赔偿必须建立在确定的基数前提下,缺乏基数,则无所谓惩罚性(倍数)。惩罚性赔偿通过惩罚性倍数发挥其威慑、阻吓和预防效应。

根据现行知识产权专门法的规定,法定赔偿则是在缺乏证据,无法确定权利人因被侵权受到的损失或者侵权人因侵权获得的利益,又无许可使用费可以参照的情况下,情非得已的最后选择。法定赔偿的显著功能在于,在损害赔偿数额因缺乏证据无法确定时,法院通过考虑案件具体情况酌情确定赔偿数额,从而克服证明和计算困

---

❶ 李正华,朱君全. 法定赔偿与惩罚性赔偿条款关系辨析:《商标法》与《专利法》修改草案惩罚性赔偿条款之对比分析[J]. 电子知识产权, 2016(1): 52-68.

❷ 例如:汤敏,胡恒. 商标侵权行为惩罚性赔偿与法定赔偿之关系[J]. 南京理工大学学报(社会科学版), 2020(4): 27-32. 该文认为,法定赔偿的基本属性决定其在商标侵权行为惩罚性赔偿中存在可以适用的基础与空间。法定赔偿作为惩罚性赔偿的基数可以实现惩罚性赔偿的惩罚、阻吓、威慑的制度价值。

境。在确定法定赔偿数额时，被侵害权利的类型、侵权行为的性质和情节等，均为确定法定赔偿数额的考虑因素。所谓被侵害的权利类型，包括专利权（发明、实用新型、外观设计）、商标权（注册商标、未注册商标、驰名商标）、著作权（不同的作品类型）、制止不正当竞争（商业秘密、商业标识）。所谓侵权行为的性质，包括故意侵权还是过失侵权、相同侵权还是等同侵权、假冒侵权还是一般侵权。所谓侵权行为的情节，包括侵权规模、次数、危害性以及诉讼中的行为表现（是否妨害证明、抗拒命令）等。可见，在缺乏证据因而适用法定赔偿方式确定赔偿数额时，侵权行为的主观恶性和客观情节及其负面影响等因素均应被纳入考虑。此时，法官在法律规定的最高限额内，根据个案行使裁量权确定赔偿数额。这种裁量幅度巨大的法定赔偿在特定情况下实际上已经承担起了惩罚性赔偿的功能。例如，在源德胜塑胶电子（深圳）公司诉中山品创塑胶制品有限公司等专利侵权案中，法院考虑被告制造商重复侵权、主观恶意较大等因素，以法定赔偿方式将赔偿数额确定为 100 万元。❶

由于法定赔偿在确定赔偿数额时已经考虑了恶意或者故意侵权、情节严重等因素，故据此确定的赔偿数额已经具有惩罚性因素。此时，若再以该法定赔偿数额为基数，给予数倍的惩罚性赔偿，则会导致惩罚的倍数效应叠加，造成惩罚过当。因此，原则上不应以法定赔偿为基数确定惩罚性赔偿。

2. 以裁量性方式确定实际损失或者违法所得

为了防止对法定赔偿的滥用，同时克服损害赔偿计算必须百分百精确的机械思维，司法实践曾提出以裁量性方式计算损害赔偿的方法。该方法被称为"裁量性赔偿"，以区别于"法定赔偿"。裁

---

❶ 参见最高人民法院（2020）最高法知民终 357 号判决书。

量性赔偿的适用场景是,虽有一定的证明损害赔偿数额的证据,能够大致确定赔偿数额,但是对损害赔偿的具体数额仍难以具体确定。此时,法官在计算赔偿所需的部分数据确有证据支持的基础上,可以根据案情运用裁量权确定计算赔偿所需的其他数据,酌定公平合理的赔偿数额。这实际上是在损害赔偿计算出现困难时,以简化计算的方式确定实际损失或者侵权获利。❶ 这种裁量性赔偿不是法定赔偿,而是基于实际损失或者侵权获利的赔偿。这种以裁量性方式确定的实际损失或者侵权获利,可以作为惩罚性赔偿的计算基数。

五、结 语

法律的生命在于实施。随着《民法典》对知识产权侵权惩罚性赔偿制度的普遍建立和相关知识产权专门法陆续完成修改,知识产权侵权惩罚性赔偿制度的适用将成为司法面临的重要任务。打破知识产权侵权惩罚性赔偿的专门法、部门法思维,将各个知识产权专门法纳入整个民法体系中予以审视,既充分发挥《民法典》的体系化效应,又适当考虑各专门法的特殊性,是正确理解和适用惩罚性赔偿的重要条件。在此基础上,积极审慎适用惩罚性赔偿,通过判例和实践逐步明晰适用条件,以精细计算为基础,恰当确定惩罚性赔偿倍数,才能实现惩罚性赔偿制度的效果最优化。

---

❶ 许多国家的法律中均有类似方法的规定。例如《日本民事诉讼法》第 248 条规定:在认定已发生损害的场合,因损害的性质对其金额的举证极其困难时,法院可以基于口头辩论的全部内容以及证据调查的结果,认定相当损害额。

知识产权价值分析：
以社会公众为视角的私权审视 *

张广良 **

摘　要： 知识产权的价值评价应结合知识产权法的立法宗旨进行。社会公众应为知识产权价值评价的主体。作为私权的知识产权，其价值来源于创新而非行政授权。低质量的知识产权无论对拥有者还是社会公众而言，均是负资产，不具有正价值。基于我国经济科技发展阶段，对非理性的知识产权价值观应予转变，对相应知识产权激励政策应逐步予以调整。

关键词： 知识产权价值　知识产权政策　法的价值　专利质量　社会福祉

引　言

在知识产权数量方面，我国已成为名副其实的大国。❸ 不过，我

---

* 本文首次发表于《北京大学学报》（哲学社会科学版）2018 年第 6 期。
** 北京大学法学院 1999 级博士研究生（师从郑胜利教授），现为中国人民大学法学院教授、博士生导师，中国人民大学国际知识产权研究中心主任、研究员。
❸ 2017 年我国发明专利申请量 138.2 万件，连续 7 年居世界第一；同年，我国受理商标注册累计申请 574.8 万件，连续 16 年位居世界第一。参见国家知识产权局 2018 年 4 月 25 日发布的《二〇一七年中国知识产权保护状况》。

国尚不是知识产权强国,某些核心技术仍受制于人,全球品牌屈指可数。知识产权的价值在不少民众甚至学者的认识中存在误区,大批量的商标申请、非正常的专利申请时有发生。❶我国各级政府推出的系列专利激励政策❷,在唤醒民众专利意识、鼓励专利申请方面发挥了积极作用。然而,近年来某些专利激励政策被误读、滥用,已经偏离其"促进专利申请质量的提升、引导专利申请结构的优化"的初衷。❸

在此背景下,重新审视知识产权的价值显得尤为重要。知识产权的价值来源何在,知识产权对其拥有者及社会公众而言是否一定具有正价值而不会成为负资产,均为值得深思的问题。对于澄清研究的问题和深化对它们的思考而言,引入价值论的方法具有不可或缺的意义。❹价值论研究的焦点是合理性问题。❺本文旨在从知识产权法的价值理念出发,以知识产权的私权属性为原点,以社会公众为主体性标准,分析知识产权的价值源泉及其与社会福祉之间的关系,并对我国知识产权政策的调整提出建议。

---

❶ 据英国《金融时报》2012 年 3 月 29 日报道,江苏东风村的村民徐松(音)骄傲地成为 799 项中国家具专利的持有者。他承认这些家具不是他设计的,他的邻居抄袭了宜家的设计并首先制作了这些家具。但是,徐松认为他仍有权向邻居收取专利费。

❷ 专利激励政策主要包括专利申请的资助、奖励及扶持,将专利的拥有量作为高新技术企业的认定及新三板上市的条件,将专利申请与企事业单位员工的职称、级别、荣誉挂钩,甚至将专利权的授予作为服刑人员减刑的依据。

❸ 参见国家知识产权局《关于印发〈关于专利申请资助工作的指导意见〉的通知》(国知发管字〔2008〕11 号)。

❹ 李德顺. 价值论研究的现实意义 [J]. 学术探索, 2009(4):1–7.

❺ 我国的价值论研究与改革开放息息相关,既是改革开放的产物,也是改革开放的一种促进力量。参见:冯平. 中国价值论研究范式的现状与转型 [J]. 哲学动态, 2014(4):18–22.

一、知识产权价值评价维度选取

（一）知识产权价值评价尺度

知识产权的价值评价，应结合知识产权法的立法宗旨进行。❶我国知识产权立法具有保护私权和维护社会福祉的二元价值目标及价值体系。例如，《专利法》的价值目标既包括保护专利权人的合法权益，又包括"鼓励发明创造，推动发明创造的应用，提高创新能力，促进科学技术进步和经济社会发展"。前者所体现的是对私益的保护，而后者则是对社会福祉的维护。《商标法》《著作权法》具有同样的价值目标。通说认为，私益的保护仅为手段，社会福祉的维护才是知识产权法的根本目的及核心价值。❷

有关国际公约及其他法域的立法及实践均强调了维护社会福祉在知识产权制度中的核心地位。《与贸易有关的知识产权协定》（TRIPS）承认知识产权制度保护公众利益的目的，包括发展目标与技术目标，明确知识产权的保护与实施应有助于促进技术的革新、

---

❶ 有学者以经济学价值理论为视角，对知识产权价值决定进行了研究，认为：劳动价值论（包括马克思的劳动价值论）、生产费用价值论均无法解释知识产权的价值来源，亦无法决定知识产权的价值；而效用价值理论可被用来诠释知识产权的价值。详见：范晓波．知识产权价值决定：以经济学价值理论为视角的考察［J］．电子知识产权，2006（10）：20-24．依据效用价值论，有学者指出，知识产权的价值不是知识的生产过程所投入的人力、物力、财力等因素所折合的劳动价值量之总和，而是通过对知识的使用即"知识的产出"体现其价值，并通过使用知识所产生的效益来计算其价值量。参见：刘春田．司法对《反不正当竞争法》的补充和整合［J］．法律适用，2005（4）：7-10．

❷ 冯晓青．知识产权法与公共利益探微［J］．行政法学研究，2005（1）：49-60．

转让和传播，有助于社会和经济福祉的提高。❶各国知识产权法具有相仿的价值目标。例如，世界上第一部专利法——英国《垄断法规》的立法宗旨是通过暂时的垄断权实现技术进步和产业发展；第一部版权法——英国《安妮法案》立法宗旨为"通过在该法规定之期限内赋予作者或版权购买者以复制权的方式，对求知（learning）进行鼓励"。❷美国最高法院认为，版权法同专利法一样，对权利人的报偿是第二位的；使公众从作者劳动中获益，乃美国的唯一利益，亦为赋予权利人垄断权的目的所在。❸

从学理上讲，知识产权法包含实现正义、促进创新、人本主义和和谐发展等多元价值目标。实现正义是创设知识产权的重要价值目标；创新价值是知识产权法的价值灵魂，是其在知识经济时代的主导性价值；知识产权法蕴含人本主义与和谐发展的价值观，是对知识产权法律精神的挖掘和升华，亦是对正义、创新等诸多传统价值的超越和发展。❹

对知识产权的价值分析，应以知识产权法根本的立法宗旨——社会福祉的维护——作为主要评价尺度，同时将正义、人本主义、创新与和谐发展等知识产权法的多元价值作为辅助性评价尺度。

（二）知识产权价值评价主体

问题研究引入价值论方法的核心，是对于价值现象加以主体性

---

❶ 参见《与贸易有关的知识产权协定》前言、第7条。
❷ 十二国著作权法［M］.《十二国著作权法》翻译组，译. 北京：清华大学出版社，2011：551.
❸ 参见：案例 *Fox Film Corp. v. Doyal*，286 U. S. 123，286 U. S. 127。
❹ 吴汉东. 知识产权法价值的中国语境解读［J］. 中国法学，2013（4）：15–26.

的分析和批判，而价值的本性因人（主体）而异。❶评价主体是价值判断的核心，因此，知识产权价值评价主体视角的选择至关重要。

有学者提出知识产权价值是以权利人为价值主体的评价结果，由此，知识产权的价值需以权利人需求的满足作为评价标准。❷然而，作为权利主体的人（包括自然人及拟制的人）均具有自利性，趋利是人经济行为的根本动机。❸如从知识产权人的角度考察，知识产权属于私权，追求利益最大化乃天经地义。而社会福祉的维护，即知识产权的拥有是否可使社会福祉最大化，是知识产权的核心评价尺度。显然知识产权人的利益和社会公众的利益之间并非总是协调一致的，在一些情形下，知识产权人利益的增加，将导致社会公众利益的减损。❹因此，应以社会公众而非知识产权人作为知识产权价值的评价主体。

二、知识产权的价值来源

（一）知识产权的私权属性

知识产权属于私权，而权利不外乎是一种受法律保护的利益。❺正如18世纪法国启蒙思想家霍尔巴赫所说："利益是人类行动的一切动

---

❶ 李顺德. 价值论研究的现实意义［J］. 学术探索，2009（4）：5.
❷ 肖尤丹. 知识产权制度价值的主体性反思［J］. 知识产权，2009（3）：13-22.
❸ 温芽清，南振兴. 知识产权法的二元价值目标及其均衡：基于法经济学视角的分析［J］. 河北大学学报.(哲学社会科学版)，2010（5）：47-54.
❹ 例如，加大对知识产权人的保护力度，或者延长知识产权的保护期，将对社会公众的行为自由产生影响，减损社会公众利益。
❺ 耶林. 为权利而斗争［M］. 郑永流，译. 北京：法律出版社，2011：21.

力。"公民、法人和非法人组织（以下简称"市场主体"）获取知识产权完全出于自身利益，文化的繁荣、消费者权益的保护以及科技的进步等知识产权制度所追求的社会福祉，一般不在其考虑的范围之内。

从权利性质上看，知识产权属于排他权，权利人享有制止他人未经许可实施其专利、使用其商标、作品或者其他知识产权客体的权利。不过，知识产权本质上属于消极性权利，有时即使权利人本身亦可能无法在商业中实施或者使用权利客体，否则便构成对他人权利的侵害。例如，对于某些注册商标，若其标识为他人享有著作权的作品，而该商标的注册未经著作权人的授权，则商标权人虽有权制止他人在相同或类似的商品上使用与该注册商标相同或近似的商标，但其亦无权使用该注册商标，否则在著作权人主张权利的情形下，将要承担侵权的法律责任。❶ 同样，在著作权领域，对于未经原作著作权人授权而形成的演绎作品，演绎人亦无权发表、发行，否则构成对原作著作权的侵犯。❷ 知识产权消极权利的属性，要求知识产权人对他人在先权利应予尊重，体现了知识产权法对正义、人本主义及和谐发展的价值追求。

知识产权的消极权利属性，对知识产权价值影响甚巨。若某市场主体拥有大量的知识产权，但这些权利的行使需要在先权利人授权，其价值将大打折扣。

（二）创新或经济投入是知识产权价值的事实来源

专利、作品及商标的价值来源于市场主体的创造性劳动或者对

---

❶ 参见"双叶株式会社诉上海恩嘉经贸发展有限公司等侵犯著作权纠纷案"上海市第一中级人民法院（2009）沪一中民五（知）再初字第 1 号民事判决书。

❷ 参见《北京市高级人民法院关于审理著作权纠纷案件若干问题的解答》（北京市高级人民法院 1996 年 12 月 9 日发布）第 5 条。

工商业标识的经济投入。在价值的源头上,专利权、著作权与注册商标权存在区别。专利权的客体为技术方案或者新设计,其价值来源于发明人、设计人付出的创造性劳动。著作权的价值来源于作者的独创性劳动或者经济投入。❶ 注册商标权的价值主要取决于商标持有人对该商标的经济投入(如广告宣传的支出)及持续使用。虽然商标标识的选定有时亦需智力投入,但注册商标权所保护的主要是通过商标标识所建立的商品提供者与消费者之间的联系。未投入使用的商标,因其尚未建立此种联系,故其价值较低,甚至可忽略不计。

　　专利权及注册商标权的取得需履行申请、注册等行政授权程序。有人认为行政授权程序是知识产权价值的来源。不少非正常专利申请者、商标抢注者便持此种观点。行政授权程序的目的在于明确划定、公示专利权及注册商标权的保护范围。专利授权程序同时具有向社会公众公开专利保护技术方案的信息,以此作为他人研发、改进之基础,或使他人在该专利期限届满后利用该发明创造❷,或者便于他人对专利权的获取提出质疑并启动无效宣告程序,进而实现专利制度促进社会福祉之目的。商标授权程序亦具有公示注册商标权的保护范围、避免相关公众混淆误认、维护市场秩序的社会公共利益目的。行政授权程序仅是获得权利的形式要件,本身不产生任何智力成果或商业标记,故并非知识产权的价值来源。

---

　　❶ 例如,著作权法之所以规定制片者对电影作品享有著作权,主要是基于对制片者对电影所作出投资的保护。

　　❷ ADELMAN M J, RADER R R, KLANCNIK G P. Patent Law [M]. St. Paul: Thomson West, 2008: 189.

三、知识产权与社会福祉

（一）知识产权的数量、质量与社会福祉

我国知识产权的突出现象为知识产权数量庞大，远远超出美日英德等发达国家。然而，知识产权的拥有量与社会福祉之间并不能画等号，并非知识产权拥有量愈大，愈能实现知识产权法所追求的社会福祉最大化的核心价值目标。

知识产权的价值主要来源于创新，创新是知识产权之本。一个国家的知识产权拥有量与其整体创新能力成正比。假如一个国家每年实际形成的创新成果为100件，但该国的市场主体利用专利申请的技巧或者某种类型专利无需实质审查的制度，申请并获得了500件专利，则造成专利拥有量的虚高，稀释了专利的价值。

创新存在真伪问题，而"伪创新"在知识产权的授权阶段往往难以识别。上文注释提及的将山寨家具申请了近800项专利的苏北农民，利用了我国外观设计专利的授权无需实质审查的制度，其对于家具的设计毫无创新可言。从事专利非正常申请者（包括为其服务的专利代理人）所做的仅是对其本人或他人的专利申请文件的文字编辑（甚至仅是复制与粘贴工作），与计算机尚不普及时代的剽窃者所玩弄的"剪刀加糨糊"手法相仿，同样不存在创新。因此，低质量甚至毫无质量的知识产权与创新并无关系。"伪创新"的存在使得对知识产权的拥有与创新能力的提升不能等量齐观。

低质量的知识产权是其拥有者的负资产。专利权无论基于何种原因被宣告无效的，均是专利权人的负资产。因在申请专利时，申请人应缴纳申请费，如果委托代理机构申请，还要支付代理费；在

专利权存续期间，权利人应缴纳专利年费。以本应无效的专利来行使权利的，不仅诉讼主张难以得到支持，诉讼支出难以收回，若申请了诉讼临时救济措施❶，或者给对方当事人造成其他损害的❷，还应承担赔偿责任。同理，权利稳定性差的注册商标，其持有者同样面临注册商标被宣告无效、注册及使用该商标的行为构成侵权的法律风险❸。此类商标对于持有者而言也是负资产。

低质量的知识产权亦是社会公众的负资产，所带来的是负价值。低质量的知识产权不仅无助于创新，而且将阻碍创新，恶化市场竞争环境，影响社会公共利益。表面上看，低质量的专利（学界、业界的常用表述为"垃圾专利"或者"注水专利"）只是对申请人产生私人成本，不影响申请人以外的其他主体的收益。但从总体上看，垃圾专利消耗了社会资源，包括审查系统、代理机构为此付出的劳动，因此，垃圾专利是无效率的。❹

大量垃圾专利权的存在，"专利丛林"密布，加大了真正从事创新者的专利风险。获得一件专利尤其是低质量的专利较为容易，而要使该专利被宣告无效却费时费力。❺专利无效结果对专利权人来说

---

❶ 参见"江苏拜特进出口贸易有限公司、江苏省淮安市康拜特地毯有限公司诉许赞有因申请临时措施损害赔偿纠纷案"江苏省高级人民法院（2008）苏民三终字第0071号民事判决书。

❷ 参见"石家庄双环汽车股份公司与本田技研株式会社确认不侵害专利权、损害赔偿纠纷案"最高人民法院（2014）民三终字第7号民事判决书。

❸ 参见"双叶株式会社诉上海恩嘉经贸发展有限公司等侵犯著作权纠纷案"上海市第一中级人民法院（2009）沪一中民五（知）再初字第1号民事判决书。

❹ 肖尤丹、谢祥. 知识产权效率价值的理论渊源[J]. 重庆理工大学学报（社会科学），2010（1）：57-63.

❺ 根据我国《专利法》的规定，专利无效宣告请求人应向国务院专利行政部门提出专利无效宣告请求。对国务院专利行政部门宣告专利权无效或者维持专利权的决定不服，当事人可以向法院提起行政诉讼。在法院认定无效决定错误时，将责令国务院专利行政部门重新作出决定。故专利无效程序较为冗长，且时常会发生"循环诉讼的问题"。

可能无关痛痒，但对无效宣告请求人而言却事关研发成本能否收回、产品能否尽快上市并占领市场等兴衰存亡的问题。

权利稳定性差的注册商标，如侵犯了他人有合法在先权利的注册商标，亦无助于《商标法》的最终立法宗旨——消费者权益保护——的实现。此种商标的注册本身是不劳而获、食人而肥的行为，与知识产权法所追求的和谐发展的价值目标背道而驰。此种商标不仅无法起到规范市场秩序、保护消费者利益的作用，而且增加了在先权益享有者维权的成本，与商标法的制度设计目的相悖，因此，也是社会公众的负资产。

低质量的知识产权似乎可以满足市场主体的某种需求。然而，并非满足主体的任何需要都有价值。只有满足合理的需要才有价值，满足不合理的需要只有负价值。❶低质量的知识产权无法满足其拥有者及社会公众的任何合理需求，故对两者而言仅具有负价值。

（二）知识产权的获取与社会福祉

法谚云："公共福祉是最高的法律。"市场主体对知识产权的获取目标与知识产权法的价值追求不同。市场主体为经济人，趋利是其根本动机。获取知识产权的市场主体所关注的是私益及竞争优势的获得，即使是低质量的知识产权，甚至明知其应属无效，只要有助于取得竞争优势，在权衡得失之后，市场主体仍可能尽力获取。社会福祉是知识产权法追求的核心价值目标，其实现则有赖于知识产权的质量。

知识产权法的立法宗旨之一为维护创新成果及商业性标志权益，促进商业实施或者成果转化。我国某些市场主体基于其他目的获取

---

❶ 王玉樑. 评价值哲学中的满足需要论［J］. 马克思主义研究，2012（7）：65-74.

知识产权的行为，如出于骗取政府资助目的的非正常专利申请，因其缺少创新成果的支撑，专利毫无质量而言。再如"职业注标人"注册的商标，因未用于商业，不能发挥识别商品或服务来源的作用。故此类专利申请或者商标的注册均无助于社会福祉的提升。

（三）知识产权激励政策与社会福祉

知识产权属于民事权利。市场主体为获得此种私权利益，可在法律允许的范围内尽显神通。正如经济学的主要创立者亚当·斯密所说，只要不违反法律，则人人都有完全的自由，以自己的方式追求自己的利益。基于知识产权的私权属性，民事主体花费自己的财力、物力获取知识产权的行为，即使到了贪得无厌的地步，亦属无可厚非。

然而，政府部门动用公共资金，资助、奖励知识产权的获取行为，其合理性则值得商榷。尤其某些市场主体滥用政府的知识产权激励政策，并基于"伪创新"套取政府补助、资助或奖励资金，其行为不仅损害了社会公众利益，而且背离了知识产权法所追求的公平、正义及创新的价值。

由政府资金资助或者提供补贴申请的专利与申请人花费自己的真金白银申请的专利，在质量上孰优孰劣，尚缺乏实证分析。不过从经济人的本性考虑，若申请专利时需要自付成本，其必将更为谨慎，从而申请质量更高，权利稳定性更强。

四、知识产权政策的调整

为消除某些市场主体在知识产权价值观方面存在的误区，树立理性的知识产权价值观，对知识产权的数量与质量、知识产权的私权属性与知识产权法维护社会福祉目标相协调等问题需要重新审视，对某些错位的知识产权政策应适时进行调整。

（一）知识产权的获取回归于市场

知识产权制度是基于市场所构建的一套规则，适应交易的需求而产生，规则的核心是市场交易以及通过此种交易实现资源配置。❶ 与此相适应，知识产权的获取，不论是原始取得还是继受取得，均应是取得主体的市场行为。市场主体应对其行为负责并承担风险。为此，对有关政策的调整涉及如下两个方面：

其一，政府资助、补贴专利申请以及对驰名、著名商标的奖励及其他优惠政策应被逐步全面废止。

对知识产权政策应随一国经济科技发展而适时作出调整。在我国知识产权制度建立的初期，市场主体知识产权意识淡薄，且囿于财力、物力，不愿或无力对知识产权进行投资，当时政府对知识产权的获取予以必要的奖励、资助，发挥政策的引导作用，是完全必要的。然而，随着我国经济的发展、科技的进步，市场主体知识产权意识的增强，对我国知识产权政策应作相应调整。

知识产权的私权属性，决定了政府部门不宜以公共资金资助、补贴专利申请行为。市场主体如何获取专利纯属私人事务。在不违反法律规定的前提下，市场主体享有充分的自由及权利。政府同样应规范驰名商标工作，全面停止著名商标、知名商标的评选❷，不应

---

❶ 杨雄文，肖尤丹. 知识产权法市场本位论：兼论知识产权制度价值的实现［J］. 法学家，2011（5）：114-121.

❷ 虽然原国家工商行政管理总局已于2017年7月暂停著名商标和知名商标认定工作［参见：余瀛波. 工商总局"叫停"地方政府商标评选认定［N］. 法制日报，2017-07-01（6）］，但该局并未明确是否全面、永久停止著名商标和知名商标认定，亦未要求地方政府停止对此两类商标及驰名商标给予奖励及其他优惠政策。

对此三类商标的持有者给予任何形式的奖励。对高知名度商标持有人的奖励不仅逻辑荒诞，而且有违分配正义。若某商标被评为驰名商标或著名商标，而使用此商标的产品质量低劣，甚至造成了恶劣的社会影响，则"驰名商标""著名商标"称号就变成了莫大的讽刺。正如评论者所言，受损的绝不只是品牌信誉，更有颁发称号的相关部门的公信力。❶

其二，市场主体应是知识产权获取的受益者及风险承担者。

知识产权制度本是市场经济环境下产生的制度。对经过行政授权程序获取的知识产权，如专利权，需要付出申请费、代理费及维持费等成本。此等成本的支出属于专利权人应当承担的风险，正如法谚所说："享有权利或者利益者，就应当承担风险。"市场主体作为理性的经济人，对获取知识产权的风险与收益，自会作出理性的判断。而政府对专利申请的资助、补助，在获取知识产权收益不变的情形下，降低了市场主体获取知识产权的风险，刺激了知识产权非理性获取行为，导致了我国低质量知识产权的涌现及知识产权数量虚高，甚至使知识产权成为某些市场主体与专利代理机构串通牟利的工具。正如美国发明家爱迪生所言："世上没有一件具有真正价值的东西不是经过艰苦的劳动而获得的"。高质量的知识产权无不是创新性劳动的结晶。而对于创新性成果，市场主体定愿花费成本、承担风险，以获取竞争优势及市场回报。

（二）设立专利申请基金，资助拥有创新成果但无财力申请专利的创新主体

地方政府不宜建立普惠制的专利申请资助及奖励制度。但鉴于

---

❶ 晏扬."著名商标"认定还要继续下去吗［N］.检察日报，2017-03-29（5）.

真正具有价值的发明创造对社会福祉的重要意义，以及某些创新主体面对专利申请确无足够财力，地方政府可设立专利申请公益基金用于支付专利申请相关费用。对于基金支持的专利申请，其技术创新程度应经专业人员（如随机抽取的专利代理人）进行初步评估。只有那些真正具有价值的创新成果才能获得基金的支持。

对于低收入人群以及小微企业的专利获取及维持费用如申请费、实质审查费、复审费及年费等，可使其享受政府专利收费减免政策❶，降低其申请专利的负担。

（三）回归知识产权价值本源，逐步废止一切背离专利制度价值的政策

揭开知识产权的神秘面纱，其不外乎是一族排他权的统称。专利权既可是真创新的成果，也可是"伪创新"的产物。因此，拥有专利（即使是多项专利）者和其个人的学术水平、专业技能、作为服刑人员改过自新并对社会做出了贡献，并无必然联系。高新技术企业、新三板上市的企业的认定或者批准，应以其创新能力及其向市场提供的产品为准。因此，有关部门应逐步废止将专利权作为评价指标的职称晋升、减刑等政策，以及将其作为高新技术企业认定、新三板企业上市的标准。

（四）构建、优化创新基础环境，切实保护创新成果

知识产权的获取应为市场行为。然而，在当代中国，建立现代市场经济体制，抛弃旧的政府行为模式，扩展社会主体的自治权能，

---

❶ 参见《专利收费减缴办法》（财税〔2016〕78号，财政部、国家发展和改革委员会2016年7月27日印发）。

并不表明政府是无为的,也丝毫不意味着政府功能的弱化。❶为了充分发挥知识产权法律的制度价值,引导市场主体树立理性的知识产权价值观,提高社会福祉,政府虽不应干预市场主体的知识产权事务,但也不应无所作为。

对于立法机关而言,结合本国经济科技发展的情况以及知识产权国际保护趋势,适时修订完善本国知识产权法律体系,对于知识产权法律制度的价值发挥至关重要。市场主体作为理性自利人是可以被治理的,只要有良好的法律和制度予以约束和治理,则其追求个人利益最大化的自由行动就会无意识地、卓有成效地增进社会公共利益。❷

行政机关应依法及时、高质量地审查专利申请❸及商标注册申请,采用更为稳定的、有可预见性的授权标准,提高知识产权的授权质量,不断引领市场主体通过诚信创新劳动,获取高质量的知识产权。在良好创新环境的构建、尊重知识产权文化的养成等方面,行政机关亦大有可为。

对于司法机关而言,严格执行知识产权法律,完善知识产权的司法保护机制,依法规制知识产权获取中的违反诚实信用原则的行为❹,加大知识产权侵权损害赔偿的力度,切实保护知识产权人的合

---

❶ 公丕祥. 全球化与中国法制现代化 [J]. 法学研究, 2000 (6): 32–47.

❷ 温芽清, 南振兴. 知识产权法的二元价值目标及其均衡: 基于法经济学视角的分析 [J]. 河北大学学报 (哲学社会科学版), 2010 (5): 50.

❸ 在此方面国家知识产权局已进行了积极尝试, 如针对我国实用新型专利质量较低且只进行初步审查的现状, 通过对《专利审查指南》进行修改的方式, 授权审员对实用新型专利申请是否明显不具备新颖性进行审查。参见《国家知识产权局关于修改〈专利审查指南〉的决定》(国家知识产权局第 67 号令, 2013 年 9 月 16 日公布)。

❹ 我国近年来的一些司法判决, 显示了人民法院维护知识产权获取中的诚实行为、制止不正当竞争的司法理念。如在第 6020569 号 "乔丹" 商标无效争议系列案中, 最高人民法院认定乔丹体育股份有限公司具有明显的主观恶意, 损害了再审申请人的在先姓名权, 故该注册商标应予以撤销。参见最高人民法院 (2016) 最高法行再 27 号行政判决书。

法权益，实现知识产权的价值，是司法机关职能发挥的应有之义。

五、结　论

　　知识产权制度在我国创新驱动发展战略中的重要性不言而喻。知识产权应来源于创新，但低质量甚至无效的知识产权不仅无助于创新，甚至可成为创新的障碍，与知识产权法所追求的提高社会福祉的核心价值背道而驰。在知识产权拥有量已经高居世界之首的今天，我国对有关补助、资助知识产权获取的政策应逐步予以取消，使知识产权的获取回归为市场主体的理性市场行为。❶对基于知识产权价值误读而制定的其他政策，亦应取消或者调整。政府在知识产权制度运行过程中的作用，是制定法律并严格执行法律，营造良好的市场环境。通过对私权的充分保护，维护知识产权人的利益，兑现知识产权的价值，进而实现知识产权法促进社会福祉的核心价值目标。

---

　　❶ 国家知识产权局已于2018年8月13日对专利申请资助政策进行了调整，规定未授权的国内专利申请不应获取任何形式的财政扶持。参见《国家知识产权局办公室关于开展专利申请相关政策专项督查的通知》(国知办发管字〔2018〕27号)。

知识产权法定主义的缺陷及其克服

——以侵权构成的限定性和非限定性为中心[*]

李 扬[**]

摘 要：知识产权法定主义存在过分依赖立法者理性认识能力、忽视司法过程的能动性和创造性、难以很好地适应社会发展的缺陷。从侵权构成的角度看，其缺陷的实质在于严格坚持侵权构成的限定性。为了克服知识产权法定主义的缺陷，从侵权构成的角度看，应当坚持侵权构成的非限定性。在知识产权领域中坚持侵权构成的非限定性，应当对类型化的权利以外的应受法律保护的利益作出适当限制，以防止法官滥用司法自由裁量权——为此应当区别类型化的权利和类型化权利以外的利益，并在此基础上对权利享有者和利益享有者配置不同的请求权。

关键词：知识产权法定主义 侵权构成 限定性 非限定性 请求权

---

[*] 本文发表于《环球法律评论》2009 年第 2 期。
[**] 北京大学法学院 2000 级博士研究生，知识产权法专业，现为中国政法大学民商经济法学院教授，博士生导师。

一、知识产权法定主义的缺陷：
侵权构成的限定性及其局限

所谓知识产权法定主义，按照郑胜利教授的主张，是指"知识产权的种类、权利以及诸如权利的要件及保护期限等关键内容必须由成文法确定，除立法者在法律中特别授权外，任何机构不得在法律之外创设知识产权"。❶ 按照朱理博士的观点，知识产权法定主义又被称为"知识产权法定原则"。❷ 可见，知识产权法定主义的核心观点表现在两个方面。一是知识产权必须由制定法加以明确类型化，对没有被类型化的由知识的创造所带来的利益不能称其为知识产权。二是反对任何机构在制定法之外为知识的创造者创设某种知识产权。其中最主要的是反对司法机关行使自由裁量权在个案中为知识的创造者创设某种类型化的知识产权。

为什么知识产权的创设必须坚持法定主义？理由主要在于以下三个方面。一是无论大陆法系国家还是英美法系国家，虽然在法律理念、立法技术等方面都存在差异，但在知识产权的问题上却没有分歧，无一例外都是采取单行制定法的形式创设和保护知识产权，从而使知识产权发展成为一个独立于有形财产权的独特法律体系。

---

❶ 郑胜利. 论知识产权法定主义 [M] // 郑胜利. 北大知识产权评论：第 2 卷. 北京：法律出版社，2004：57. 也可参见朱理博士的观点：朱理. 知识产权法定主义：一种新的认知模式 [M] // 李杨，等. 知识产权基础理论和前沿问题. 北京：法律出版社，2004：124.

❷ 朱理. 知识产权法定主义：一种新的认知模式 [M] // 李杨，等. 知识产权基础理论和前沿问题. 北京：法律出版社，2004：124. 笔者则进一步主张，知识产权法定主义还是一项立法原则和司法原则：李扬. 知识产权法定主义及其适用：兼与梁慧星、易继明教授商榷 [J]. 法学研究，2006（2）：3-16.

也就是说，知识产权从诞生之日起，就表现出法定主义的特征。❶ 二是洛克财产权劳动理论❷不但存在划定知识产权边界的困难❸，而且存在无限扩大知识产权保护范围并因此而使知识共有物和公共利益遭受巨大危险的可能❹，因而知识产权的创设需要工具主义的制定法从他人所能从事的行为的角度加以明确界定❺。三是知识产权的经济特性决定了在知识产权的类型化、限制等方面客观上需要坚持知识产权法定主义。❻

在知识产权的保护范围不断扩大、保护力度不断强化、公共利益正不断遭受威胁的当今社会，知识产权法定主义的提出对于维护社会公共利益、警示立法者慎重创设知识产权、防止司法者滥用自由裁量权随意创设知识产权具有重大意义。知识产权作为一种制约他人行动自由的权利，不仅与知识产品创造者的利益息息相关，而

---

❶ 详细论证请参见：DEAZLEY R. On the Origin of the Right to Copy: Charting the Movement of Copyright Law in Eighteenth-Century Britain (1695–1775) [M]. Oxford: Hart Publishing, 2004: 195-224; DRAHOS P. A Philosophy of Intellectual Property [M]. London: Dartmouth Publishing Company, 1996: 24-45.

❷ 洛克. 政府论：下篇 [M]. 叶启芳, 瞿菊农, 译. 北京：商务印书馆, 1964: 19.

❸ 关于为什么财产权劳动理论存在划定智慧财产边界的困难，参见：李扬. 知识产权法定主义及其适用：兼与梁慧星、易继明教授商榷 [J]. 法学研究, 2006 (2): 3-16. 相关论述可参见：NOZICK R. Anarchy, State and Utopia [M]. New York: Basic Books, Inc., Publishers, 1974: 173-175; Hittinger, Justifying Intellectual Property [M] // Moore A D. Intellectual Property: Moral, Legal, and International Dilemmas. New York: Rowman & Littlefield Publishers, 1997: 17-27.

❹❺ 李扬. 知识产权法定主义及其适用：兼与梁慧星、易继明教授商榷 [J]. 法学研究, 2006 (2): 3-16.

❻ 李扬. 知识产权法定主义及其适用：兼与梁慧星、易继明教授商榷 [J]. 法学研究, 2006 (2): 3-16; 李扬. 重塑以民法为核心的整体性知识产权法 [J]. 法商研究, 2006 (6): 17-26. 相关论述可参见：考特, 尤伦. 法和经济学 [M]. 张军, 等译. 上海：上海三联书店, 1992: 146-147, 185; 梅夏英. 财产权构造的基础分析 [M]. 北京：人民法院出版社, 2002: 100; 杜月升. 论知识生产及其经济特征 [J]. 深圳大学学报 (人文社会科学版), 1999, 16 (2): 46-51.

且与社会公众的利益息息相关；其正当化根据不仅应当考虑知识产品创造者的利益，更应当充分考虑社会公众的利益。就某种具体的知识产权而言，要证明其创设能够给社会带来多少好处往往是不容易的；相反，要证明该种权利会给社会带来多少坏处则相当容易。因此，在某种新知识产权的创设会严重侵害他人平等的创造自由却没有相应的恢复机制、市场本身存在足够激励、同时存在相应的替代性法律保护机制的情况下，立法者不宜轻易为某种知识产品创设某种新的知识产权。应当说，在知识产权的创设方面，知识产权法定主义对公共利益充满了某种程度的热情关怀。这点正如朱理博士指出的那样，立法者面对科技进步所带来的种种新利益，必须以公共利益为依归，慎重选择创设权利及其内容。在没有明确的理由和显著的必要性时，毋宁将这种利益留给社会。法律没有明文规定的权利类型或者内容，更可能是立法者的故意设置而不是遗漏，是立法者对知识产权的限制和排除而不是授予司法者自由裁量的空间，是划界的藩篱而不是开放的门户。❶

对于立法者创设知识产权而言，知识产权法定主义可以起到警示作用；对于司法者而言，知识产权法定主义则可以起到限制其任意使用司法自由裁量权的作用。知识产品的创造由于和科学技术的发展紧密联系在一起，不但具有巨大的开放性，而且具有很强的技术性，这就决定了知识产权的创设带有很大程度上的滞后性和不确定性，因而知识产权法的适用相比其他法律的适用而言，法官不得不在更大空间范围内发挥自由裁量权，以解决相关法律的适用和案

---

❶ 朱理. 知识产权法定主义：一种新的认知模式［M］// 李扬，等. 知识产权基础理论和前沿问题［M］. 北京：法律出版社，2004：141.

件的处理问题。然而，正如上面所说的，某种知识产权的创设会严重地制约他人的自由，而其带给社会的好处却往往难以证明。在立法者都必须慎重创设知识产权的情况下，司法者更应当深刻领会立法者的立法意图，谨慎而节制地行使司法自由裁量权。

知识产权法定主义的提出虽然具有上述重大意义，但其缺陷也是明显的。突出表现在以下三个方面。

一是在知识产权的类型化及其限制等方面，过分依赖立法者的理性认识能力和民主立法程序的正当性，由此导致的结果必然是造成知识产权法体系的僵化和封闭，使得法律难以很好地适应复杂的社会现实及其发展。知识产权法定主义严格坚持的知识产权的种类、内容及其限制都必须由制定法加以规定，坚决反对司法自由裁量权在知识产权制定法之外保护某些利益的观点暗含着一个认识论上的前提，即立法者的理性认识能力可以像"上帝"一样，将所有因知识创造带来的利益类型化为权利。但事实是，全能的"上帝"并不存在。在纷繁复杂的社会生活面前，立法者的理性认识能力总是存在这样或者那样的缺陷，难以做到将所有因知识创造所带来的利益都加以归类，并明确类型化为权利。在明知不可为而为之的自负情结支配下，立法者制定出来的相关知识产权法律在体系上必然表现出僵化和封闭的特征，并且难以很好地适应社会现实及其发展的需要。

当然，严格的知识产权法定主义提出者也看到了该主义存在的法律体系僵化和封闭的缺陷，因而一方面允许制定法规定概括性的"兜底条款"❶，另一方面则允许通过修改立法这样唯一一条有效的途

---

❶ 朱理．知识产权法定主义：一种新的认知模式［M］//李扬，等．知识产权基础理论和前沿问题．北京：法律出版社，2004：142-143．

径以克服法定主义可能带来的制度封闭和僵化危险❶。且不说允许制定法规定概括性的"兜底条款"已经根本背离了法定主义的基本原则,就修法途径而言,虽说立法机关的民主决定具有程序上的正统性,但切不可忘记,并非所有民主决定都能够正当化。即使不考虑国际层面而只将讨论限定在国内,在立法过程中,容易组织化的少数大企业的利益容易得到反映,而不容易组织化的多数中小企业、个体经营者以及公众的利益不容易得到反映,由此所形成的民主决定非常容易产生利益保护的不均衡。不仅如此,立法所必须经历的繁杂程序导致的无效率、所付出的巨大成本、立法者理性认识能力的有限性,也将导致在立法过程中被遗漏的利益、随着科技的发展而新出现的利益难以得到及时的保护,从而减杀甚至灭杀社会所需要的知识产品创造和市场化的激励。由此来说,将对所有利益关系的处理都委任给立法机关的民主决定并不十分妥当。日本著名知识产权法专家田村善之先生认为,对于那些在政策形成过程中容易被遗漏的利益,考虑立法机关和司法机关各自的优势和劣势,交由司法机关通过个案加以及时解决,以实现普遍规则下的个别公正是最适合的。这种观点对于随着科技的发展而新出现的利益关系的解决同样是适用的。

二是过分忽视司法过程的能动性和创造性,会将法官变成输出判决的机器。如上所述,知识产品巨大的开放性和复杂的技术性,决定了知识产权立法本身带有很强的技术性和不确定性,因而法官在适用知识产权法处理有关案件的时候,不得不发挥自身的能动性和创造性。知识产权法定主义严格禁止法官行使自由裁量权,将法

---

❶ 朱理. 知识产权法定主义:一种新的认知模式[M]// 李扬,等. 知识产权基础理论和前沿问题. 北京:法律出版社,2004:143.

官变成机械地适用法律的机器,不但在实践中行不通,而且非常不利于推动知识产权立法本身的进步。

三是导致以下三种利益难以受到现有知识产权法的保护:(1)难以被类型化的知识产权包容的利益(比如没有独创性的数据库);(2)民主立法过程中被有意或者无意疏漏的利益(比如社会公众的利益);(3)随着科技、经济的发展而新出现的利益(比如域名)。就上述三种利益涉及的产品而言,由于有利于社会公共利益,又是相关利益主体花费劳动和投资生产或者创造出来的,因而有必要通过一定的途径保持对其供应的适当的激励。在域名、数据库等已经形成了巨大的商业价值的情况下,如果市场本身难以发挥足够激励作用而需要权威介入❶,且作为权威的立法已经将其疏漏,作为权威的司法再不管不顾的话,对域名的设计者和经营者、数据库的制作者投资的激励必将受到减少甚至灭失,最终结果是这些信息产品供应严重不足,反过来又危害公众的利益。由此可见,在知识产权法定主义所追求的普遍正义下,通过司法自由裁量权在个案中实现个别正义仍然具有必要性。

从侵权构成的角度看,知识产权法定主义的上述缺陷实质上是在严格坚持侵权构成的限定性。所谓侵权构成的限定性,是指明确限定受侵权法保护的利益范围的侵权构成,亦被称为限定性原则下的侵权构成。❷ 侵权构成的限定性,亦可被称为侵权构成的封闭性。

---

❶ 李扬. 知识产权法定主义及其适用:兼与梁慧星、易继明教授商榷[J]. 法学研究,2006(2):3-16. 田村善之教授认为,在市场本身具有创新诱因的情况下,立法、行政、司法等权威机构没有必要介入,只有在市场完全失去了创新诱因或者创新诱因不足的情况下,立法、行政、司法等权威机构才有介入的必要。有兴趣的读者可以参见:田村善之. 市场、自由、知的财产[M]. 東京:有斐閣,2003:第1章,第2章.

❷ 姜战军. 侵权构成的非限定性与限定性及其价值[J]. 法学研究,2006(5):30-43.

从立法条文看，此种侵权构成以德国民法典为代表。《德国民法典》第823条规定："（1）故意或有过失地不法侵害他人的生命、身体、健康、自由、所有权或其他权利的人，负有向该他人赔偿因此而发生的损害的义务。（2）违反以保护他人为目的的法律的人，负有同样的义务……"其第826条进一步规定："以违反善良风俗的方式，故意地加害于他人的人，负有向该他人赔偿损害的义务。"[1]虽然《德国民法典》构建了侵权构成的严密逻辑体系，属于真正的侵权行为法，反映了同时代在侵权法领域立法技术的成熟，为自由竞争资本主义设计了最为理想的侵权法，但由于德国侵权法体系是概念法学的杰作，是乐观的理性主义产物，它构建的是一个逻辑自足的体系，期望用法条明确规范所有应该被认定为构成侵权的情况，从而严格划分了立法权与司法权的界限，完全排斥法官在具体个案中基于公平正义等因素的考量行使自由裁量权，使得法官成了输出判决的机器。这种侵权构成的逻辑自足性导致的法律体系的封闭性以及对司法自由裁量权的排斥，最终导致的结果是无法适应社会生活发展的需要。

二、知识产权法定主义缺陷的克服：坚持侵权构成的非限定性

如上所述，为了克服知识产权法定主义的缺陷，虽可走立法途径，但因民主决策过程中利益反映的不均衡和立法成本、立法者理性认识能力等因素的限制，立法途径并不是最理想的选择。要想真正克服知识产权法定主义的上述缺陷，必须抛弃德国民法典所严格

---

[1] 德国民法典［M］. 2版. 陈卫佐, 译注. 北京：法律出版社, 2006.

坚守的限定性侵权构成，而走非限定性侵权构成的道路。所谓非限定性侵权构成，是指不限制侵权法保护利益范围的侵权构成。这种侵权构成亦可被称为侵权构成的开放性。根据姜战军博士的研究，非限定性的侵权构成起源于近代的《法国民法典》。《法国民法典》第1382条规定："任何行为使他人受损害时，因自己的过失而致行为发生之人对该他人负赔偿的责任。"❶可见，《法国民法典》第1382条在侵权构成上，关注的只是行为人主观上是否有过错、客观上是否造成了损害、过错与损害之间是否存在因果关系，而并不限制受侵权法保护的利益范围。法国民法典规定的非限定性侵权构成的特点在于，侵权构成具有开放性特征，法官对于某种行为是否构成侵权具有广泛的自由裁量权，因而能够很好地适应社会的发展，对于随着社会的发展而新出现的财产利益和人格利益都能够提供适当的保护。

进入20世纪后，由于乐观的理性主义的失败、实证主义哲学的发展与社会法学思潮的兴起，以及损害救济理念的发展与民法理论对人的假设的变化，德国民法典的限定性侵权构成遭受了挫折，侵权构成又回归到了非限定性的轨道上。❷但姜战军博士认为，这种回归绝对不是法国民法典非限定性侵权构成的简单回归，而是一种引入了"一般注意义务"，即在保护绝对权利之外扩张了法定义务、为法定义务设定弹性范围以实现侵权构成的非限定性的超越。由于一般注意义务的引入，现代侵权法在保护的利益范围方面具有更大的开放性。

---

❶ 拿破仑法典：法国民法典［M］．李浩培，吴传颐，孙鸣岗，译．北京：商务印书馆，1997．
❷ 突出表现在《荷兰1992年民法典》对于侵权构成的有关规定上。其第6：162条I规定："一个人对他人实施可归责于他的侵权行为，必须对该行为给他人造成的后果予以赔偿。"第6：162条II规定："除非有理由证明其为正当的，否则下列行为被认定为侵权：侵犯权利，或者以作为或者不作为方式违反法定义务，或者违反关于适当社会生活的不成文规则。"

可见，非限定性的侵权构成虽承认立法者理性认识能力的作用和法律体系的相对稳定性，但也看到了立法者理性认识能力的不足和法律体系过分稳定所导致的僵化和封闭危险难以及时适应社会发展的弊端，因而承认司法活动过程的能动性和创造性，承认通过个案实现民主立法程序下普遍正义难以包容的个别正义的重要性，从而比较合理地克服了限定性侵权构成的缺陷。

按照非限定性的侵权构成，对于那些没有被知识产权制定法明文类型化为"绝对权利"的利益，或者无法被现有知识产权制定法规定的"绝对权利"所涵盖的利益，或者随科技的发展新出现而立法来不及类型化的利益，比如域名、没有独创性的数据库、列车时刻表、电视节目预告时间表、税务表格汇编等，法官都可以在个案中行使自由裁量权，从而为其提供适当保护。

非限定性的侵权构成在知识产权领域中已经得到广泛应用。国内最具有代表性的案例是广西广播电视报社诉广西煤矿工人报社电视节目预告表使用权纠纷一案。❶ 该案的焦点问题有两个：一是《广西广播电视报》的电视节目预告时间表是否构成著作权法意义上的作品；二是如果《广西广播电视报》的电视节目预告时间表不构成著作权法意义上的作品，《广西广播电视报》对电视节目预告时间表是否应当享有一般利益。一审法院认为电视节目预告时间表不具备独创性，不构成著作权法意义上的作品，因而原告不享有著作权，被告的行为不构成著作权侵权行为，因而判决原告败诉。显然，一

---

❶ 该案案情是：被告未经原告的同意，复制原告的电视节目预告时间表出版发行。原告认为被告侵害了其著作权，因而诉至法院。详细案情以及相关评论可参见：梁慧星. 电视节目预告表的法律保护和利益衡量［J］. 法学研究，1995（2）：81–89.

审法院坚持的是严格的知识产权法定主义原则和侵权构成的限定性原则。但二审法院认为,虽然电视节目预告时间表不具备独创性,不构成著作权法意义上的作品,广西广播电视报社不享有著作权,但因广西广播电视报社对其电视节目预告表的制作付出了劳动和投资,因此广西广播电视报社对其电视节目预告时间表应当享有某种合法权益。二审法院最后根据《民法通则》的有关规定判决广西广播电视报社胜诉。在该案中,二审法院并没有因为被告没有侵害原告被类型化为"绝对权利"的著作权就认为其行为不侵害原告的任何利益,而是行使了自由裁量权,将原告付出了劳动和投资而获得的产品——电视节目预告时间表解释为"绝对权利"之外应受法律保护的利益,明显坚持的是侵权构成的非限定性。

日本最有代表性的案例则是 2005 年由日本知识产权高等裁判所二审判决的"ラインピックス"一案。❶ 该案中的原告做成 25 个字以内的新闻标题在自己的网页上滚动式刊载,并以登载广告的方式赚取收入。被告没有经过原告的同意,抄袭、模仿原告的新闻标题,做成和原告酷似的新闻标题,刊载在自己的网页上,也以登载广告的方式赚取收入。原告起诉被告侵害著作权和构成《日本民法典》第 709 条的不法行为。东京地方裁判所否定了原告简短新闻标题的独创性,否定了原告对被告侵害著作权的指控,并进一步否定了原告对被告不法行为的指控,理由是:既然原告的新闻标题在作为特别法的著作权法上没有受保护的利益,在作为一般法的民法上当然也就没有受保护的利益。日本知识产权高等裁判所则认为,原告 25 个字以内的新闻标题虽然没有独创性,但是原告花费了巨大劳

---

❶ 参见:日本 H17.10.6 知财高裁平成 17(ネ)10049 著作権民事訴訟事件。

力,付出了相当多的费用,经过了选材、写作、编辑等一系列的活动才制作完成,被告没有经过原告的同意直接复制、模仿原告新闻标题的行为侵害了原告应受法律保护的利益,因而判决被告的行为构成不法行为,被告应当赔偿原告的经济损失。

可以说,在知识产权领域中坚持侵权构成的非限定性已经成为国内外知识产权司法实践中的一个普遍现象。

三、侵权构成的非限定性在知识产权领域中应用的两个关键问题

如上所述,坚持侵权构成的非限定性,将使侵权法保护的利益范围通过法官的自由裁量权得到大范围的拓宽。此种做法的好处在于,可以克服民主立法过程中出现的利益保护不均衡,节省立法成本,较好地适应社会生活的变化,发挥司法的能动性。但是,盲目地、不加任何限制地坚持侵权构成的非限定性,则有可能无限扩大法律保护的利益范围,并且导致司法自由裁量权极大膨胀,从而使侵权构成非限定性试图实现的个别正义价值化为泡影,并导致新的更大的不公正。为此,在知识产权领域中应用非限定性的侵权构成时,必须解决以下两个关键问题。

一是受法律保护的利益范围问题。在类型化的法定权利之外,究竟哪些利益应当由法官行使自由裁量权,使之受到法律的适当保护?换句话说,法官究竟应当根据什么标准来判断在个案中是否存在应当受法律保护的利益?这个问题解决起来并非易事。

按照姜战军博士的见解,受侵权法保护的利益范围可以通过引入"一般注意义务"进行限定。所谓"一般注意义务",是指"不确定的、作为社会善良公民对他人人身和财产的注意义务",也就是荷

兰民法典所表述的"其他社会一般规则认为应当尊重的义务",其实质是"基于一般社会道德、给予适当关心他人的道德观念之下应有的对他人人身财产安全注意的义务,体现的是人与人之间适当关怀的新理念"。❶ 由于这种极为抽象的、不确定的道德义务的法定化,在侵权法规定的具体法定义务无法提供救济时,则可由法官行使自由裁量权,通过适用该义务使受害者获得适当救济。

对这种抽象的、一般的注意义务的引入虽然使没有被类型化为权利的利益通过法官自由裁量权受到最严密的保护,却好像一张"黑色的巨网"笼罩在了每个人的头上,使人们的行动自由面临巨大的危险❷,并且赋予法官几乎是不受任何限制的自由裁量权,其可取性是值得怀疑的。为了在不同的自由之间取得适度的平衡,下面主要结合日本的司法实践,探讨受法律保护的法定权利以外的利益究竟应当具备什么要件,以为我国的司法实践提供相应的借鉴。

《日本民法典》自制定后的很长一段时间里,曾严格坚持侵权构

---

❶ 李扬. 知识产权法定主义及其适用:兼与梁慧星、易继明教授商榷[J]. 法学研究,2006(2):3-16.

❷ 比如在德国曾发生过这样一个案例:大约在晚上 10 点钟,原告在回家的路上,因地面积雪结成的冰块而在被告的地产上摔倒。在这块地产上,被告经营着一家迪厅。根据当地的规定,晚上 10 点钟时,被告就已经没有义务再清除路面的积雪和冰块了。二审法院驳回了原告损害赔偿的诉讼请求,理由是:面对原告,被告一般的交往完全义务并未加重,因为原告并没有造访迪厅的意愿。但德国联邦最高普通法院否定了二审法院的判决意见,理由是:虽然被告没有造访迪厅的意愿,但从被告的商业利益出发,被告就应该把行人当作潜在的顾客,因而在原告踏上经营场所前的人行道时,就应该将他纳入增加了的交往完全义务的保护范围之内,而不是在他作出决定确实要进入经营场所时,才应该对他予以保护。德国联邦最高普通法院还采用了另外一个观点说明判决的理由:按照一般交往中的观点,行人常常存在下列合理的信赖期待,即对公众开放的消费场所的经营者或者业主面对自己的顾客会履行特别的义务。正是这种信赖期待的结果,使许多行人在冬天决定走在这些消费场所前面的人行道上,因为他们希望这里会更加安全。参见:福克斯. 侵权行为法[M]. 齐晓琨,译. 北京:法律出版社,2006:106-108.

成的限定性，直到 2005 年才将关于侵权行为一般条款的第 709 条由原来的"因为故意或者过失侵害他人权利的人，对于因此所发生的损害负赔偿责任"修改为"因为故意或者过失侵害他人权利或者受法律保护的利益的人，对于因此所发生的损害负赔偿责任"，即开始坚持侵权构成的非限定性。虽然如此，在 2005 年之前，日本的裁判所就已经认识到了《日本民法典》第 709 条原来严格坚持的限定性侵权构成无法保护法定权利之外的利益的缺陷，并因此而通过行使自由裁量权为法定权利之外的某些受侵害的利益提供适当救济。❶ 具有划时代意义的案例就是 1925 年由日本大审院判决的所谓"大学汤事件"。❷

在该案中，原告用 950 日元从被告那里购买了"大学汤"这一老字号，并以月租 160 日元的租金租借了原告的建筑经营浴室业。6 年之后，原、被告合意解除了租赁合同。合同解除后，被告未给原告任何补偿，就以月租 380 日元的租金将该建筑物租赁给了作为共同被告的第三人，第三人仍然使用"大学汤"这一名称经营浴室业。为此，原告以侵权行为为由提起了损害赔偿诉讼。大阪控诉审法院按照过去的判例，以"老字号"不是"权利"为由判决被告的行为不构成侵权行为。但日本大审院撤销了大阪控诉审法院判决，作出

---

❶ 反映日本民法典曾严格坚持限定性侵权构成的典型案例是由日本大审院 1914 年 7 月 4 日判决的"桃中轩云右卫门事件"。在该案件中，被告未经原告的同意就将原告灌制的当时日本著名的浪曲师桃中轩云右卫门的浪曲唱片（蜡盘）复制并进行销售，原告以被告侵害著作权为由提起了侵权行为之诉。日本大审院认为，构成著作物的旋律应当定型化，使作曲者可以随时反复进行利用，即兴创作的浪曲没有固定的旋律，因此不属于著作权法所保护的著作物，原告没有著作权，因此被告复制出售原告的唱片并不构成对原告"权利"的侵害。在该案件中，虽然日本大审院也认为被告的行为"违反正义的性质是不言而喻的"，但同时认为，由于原告不享有"权利"，因此即使被告的行为属于违反正义的行为，也不构成侵权行为。参见：[日本] 大判大正 3.7.4 刑录 20 辑 1360 页。

❷ 参见：[日本] 大判大正 14.11.28 民集第 4 卷 670 页。

了以下判决：老字号可以成为买卖、赠与以及其他交易的对象，被告以违反法规的行为妨碍该出售，因而侵害原告具有的因为该出售而应当获得的利益，被告行为构成侵权行为。日本大审院认为，《日本民法典》第709条规定的侵权行为损害之责具有广泛的意义，侵权行为侵害的对象不但可以是所有权、地上权、债权、无体财产权、名誉权等具体的权利，而且可以是没有被视为权利但亦应给予法律上保护的一种利益，即一种法律观念上认为对其所受侵害有必要依据侵权行为法的规定给予救济的利益。权利由于其用法的不同，不应当只有一种意义，其具体含义应当根据各法律规定的宗旨进行理解。日本大审院最后总结认定，以《日本民法典》第709条使用"他人的权利"这样的字眼就认为侵权行为的对象为各种具体的权利，而忘记了参照从大局上加以考查的法律观念，作茧自缚地限制对侵权行为受害者的救济，是极不适当的。

虽然日本大审院通过判决将权利之外的利益扩大解释为《日本民法典》第709条的保护对象，但对于究竟如何判断应当受法律保护的利益，即哪些利益应当受法律保护，日本裁判所之间并没有形成一致意见。在名古屋高等裁判所2001年3月8日二审判决的"ギャロップレーサー"一案中，该裁判所认为原告优胜赛马的名称虽然与人格利益无关，但具有顾客吸引力，原告应当享有"向公众传播的权利"，因而判决被告利用原告优胜赛马名称制作游戏软件并加以销售的行为构成侵权行为。❶但是，在东京高等裁判所2002年9月12日判决的案情完全相同的"グービースタリオン"一案中，该裁判所却认为原告的请求缺乏实体法上的明确依据，因而判决驳回

---

❶ 参见：[日] 名古屋高判平成13.3.8 判夕1071号294页。

了原告的诉讼请求。❶

2004年,一个名为"ギャロップレーサー"的相同性质的案件被摆在了日本最高裁判所面前。由于负责一审和二审的地方裁判所截然相反的态度,日本最高裁判所不得不就这个问题作出一个慎重的回答。2004年2月13日,日本最高裁判所作出的判决认为:

一审原告作为赛马的所有者,对各自的赛马拥有所有权,但这种所有权只限于对作为有体物的赛马拥有排他的支配权,而不及于对作为无体物的赛马的名称拥有直接的排他支配权。第三人尽管利用了具有顾客吸引力的作为无体物的赛马名称的经济价值,但并没有侵害所有者对作为有体物的赛马的排他支配权,因此,第三人的利用行为并不侵害赛马的所有权。赛马的名称虽然具有顾客吸引力,但对于作为无体物的赛马名称的使用,在缺少法律根据的情况下,承认赛马所有者拥有排他使用权是不恰当的。对于赛马名称的未经许可的使用行为是否构成侵权行为、侵权行为的范围以及具体形式,在现在还缺少法律明文规定的情况下,还不能作出肯定判断。具体到本案当中,不能肯定一审被告的行为构成侵权行为,也不能肯定原告的停止侵害请求权。❷

在上述案件中,日本最高裁判所郑重其事地否定了有体物的所有者对作为无体物的有体物名称存在直接排他支配权,依旧沿袭了日本大审院在1914年7月4日判决的"桃中轩云右卫门事件"一案中的思路,即现有制定法没有明文规定,因而原告不得享有任何权益。虽然该案对日本地方裁判所处理类似案件产生了一定影响,但因其提供的理由依然没有说明在类型化的法定权利之外

---

❶ 参见:[日]東京高判平成14.9.12判時1809号140頁。
❷ 参见:[日]最判平成16.2.13民集58卷2号311頁。

究竟哪些利益应当受到法律的保护，因此在日本并没有产生真正的判例作用。❶

真正提供了一定启示意义并受到学者们广泛关注的案件是上文提到的 2005 年的"ラインピックス"案。日本知识产权高等裁判所二审认为，有价值的信息如果不付出劳力，在互联网上显然不会存在。互联网上之所以存在大量有价值的信息，正是因为有人收集、处理并在互联网上开示这些信息。以此为前提，日本知识产权高等裁判所进一步认为，有关新闻报道的消息，原告等报道机关付出了巨大的劳动和费用，进行了选材、写成初稿、编辑、做成标题等一系列活动，并最终使之变成互联网上有价值的、可作为有偿交易对象的信息。被告没有经过原告的同意，以营利为目的，复制、模仿原告新闻标题，做成和原告新闻标题酷似的标题，并在自己的主页上显示，违法侵害了原告应受法律保护的利益，构成了不法行为，应当支付适当使用费以赔偿原告的损失。❷ 从日本知识产权高等裁判所的上述判决可以看出，在知识产权领域中，在类型化的法定权利之外应当由法官行使自由裁量权加以保护的利益，至少应当具备以下两个要件：(1) 该利益涉及的知识产品为市场需要的产品，可以

---

❶ 其实，在 2004 年日本最高裁判所就"ラインピックス"一案作出判决之前，就有一些地方裁判所和一些学者试图从正面说明什么是《日本民法典》第 709 条所说的"应受法律保护的利益"。比如东京高等裁判所在 1991 年 12 月 17 日对"木目化妆纸"一案的二审判决中，就认为"市场竞争应该是公正和自由的，过分脱离公正和自由竞争所能容许的范围，侵害他人值得法律保护的营业活动，将构成侵权行为"。参见：東京高判平成 3.12.17 知裁集 23 巻 3 号 808 頁。2004 年，日本著名知识产权法专家田村善之教授在对东京地方裁判所 2002 年 9 月 29 日判决的"サイボウズ"一案进行评论时指出："既不构成著作权侵害的行为，也不构成不正当竞争行为的行为，只要是脱离了该行为本身追求的利益，并且仅仅以加害对方为目的，则构成民法上所说的一般侵权行为"。参见：田村善之．判批［J］．ジュリスト，2004（1266）：192-195.

❷ 参见：[日] 知財高判平成 17.10.6 平成 17（ネ）10049 号。

成为市场交易的对象;(2)对于该利益涉及的知识产品,原告付出了劳动和投资。具备这两个要件的知识产品,被告如果没有经过原告同意,直接利用了原告的产品,则相当于节省了自己的劳动和投资,其行为构成侵权。

相比用抽象的、一般的注意义务来限定类型化的法定权利之外应当受法律保护的利益,日本知识产权高等裁判所从两个方面对利益进行限定的做法似乎更为可取。按照日本知识产权高等裁判所的限定,并不是法定权利之外的任何利益都能受到保护:该种利益产生和受保护的前提性要件是其涉及的产品为社会需要的产品,并且原告付出了劳动和投资。既然如此,就必须通过适当的方式保证该产品的适当供应,否则公众的利益就会受到损害。而要保持该产品的适当供应,就必须确保该产品提供者有足够的提供激励,而不能允许任何人毫无限制地"搭便车"进行自由的、免费的使用,否则就不会有人愿意花费劳动和投资去生产这种产品。由此可见,日本知识产权高等裁判所对法定权利之外利益的限定基本上兼顾了个人利益和公众利益。通过抽象的、一般注意义务来限定法定权利之外应受保护的利益,则基本上只考虑了对受害者的救济,而没有考虑是否真正存在受害者,即所谓的受害者是否真正存在受保护的利益。这种做法对于知识的扩散和传播是没有益处的。

二是请求权的区别问题。对于类型化的法定权利的享有者和未类型化为权利的法定权利之外的利益的享有者,是否有必要赋予其不同的请求权?即对于法定权利的享有者赋予其物权性质的请求权(停止侵害请求权、排除妨碍请求权)和债权性质的请求权(损害赔偿请求权),而对法定权利之外的利益享有者只赋予其债权性质的请求权(损害赔偿请求权、补偿金请求权或者使用费请求权)?

国内学术界目前关于请求权的研究文献非常多❶，但从上述角度思考问题的文献几乎没有。原因大概是学者们都认为，不管行为人侵害的是权利还是利益，为了实现救济，被侵害者既应当拥有物权性质的请求权，也应当拥有债权性质的请求权，因而没有进行区分的必要性。其实不然。请求权作为权利的表现形式和救济手段，对他人的行动自由会发生深刻的影响。请求权不同，对他人的财产和人身造成的后果就会不同。比如，在"五朵金花"一案❷中，云南省高级人民法院之所以判决原告败诉，恐怕最重要的原因并不在于"五朵金花"缺乏独创性，而在于被告对其注册使用的商标"五朵金花"投入了大量的广告宣传费用，"五朵金花"已经凝聚了被告巨大的商业信用和无形资产价值，如果判决原告胜诉，则意味着原告拥有著作权。在这种情况下，按照我国2001年第一次修正的《著作权法》的规定，原告不但拥有停止侵害请求权，而且拥有损害赔偿请

---

❶ 比如：马俊驹. 民法上支配权与请求权的不同逻辑构成：兼论人格权请求权之独立性[J]. 法学研究，2007（3）：36-44；辜明安. 对"请求权概念批判"的反对[J]. 西南民族大学学报（人文社会科学版），2007（8）：75-79；辜明安. 论请求权在民事权利体系中的地位[J]. 当代法学，2007（7）：66-71；卢谌. 履行请求权及其界限[J]. 比较法研究，2007（4）：98-104；宋旭明. 请求权分类的理论证成与实效分析[J]. 政治与法律，2007（1）：101-106；段厚省. 请求权竞合研究[J]. 法学评论，2005（2）：152-160；傅鼎生. 物上请求权的时效性[J]. 法学. 2007（6）：76-82.

❷ 该案件案情是：被告云南省曲靖卷烟厂未经允许，使用并注册"五朵金花"商标。原告电影《五朵金花》的编剧赵季康和王公浦认为被告侵害了自己的著作权，遂于2001年3月向云南省昆明市中级人民法院提起诉讼，要求被告立即停止侵权、赔礼道歉。在案件审理过程中，被告提出"五朵金花"一词不具有独创性，并非我国《著作权法》上的"作品"，其注册使用"五朵金花"商标的行为并未侵犯原告的著作权。2003年10月21日，云南省高级人民法院终审判决认为，剧本《五朵金花》虽是一部完整的文学作品，但"五朵金花"一词作为该作品的名称，仅仅是《五朵金花》这部完整的作品所具备的全部要素之一，并非我国《著作权法》所保护的"作品"，因此，作品名称不能单独受《著作权法》保护。综上，被告使用并注册"五朵金花"商标的行为不被视为违反《著作权法》，不构成侵权。

求权,如此则意味着被告不但必须赔偿原告的经济损失,而且必须停止使用"五朵金花"作为其注册商标。可想而知,如果被告不能再使用其注册商标"五朵金花",其要遭受多么巨大的损失。相反,在这种情况下,如果只赋予原告损害赔偿请求权或者补偿金请求权,则意味着被告可以继续使用其注册商标,从而可以避免凝聚在其注册商标中的无形资产的巨大损失。再比如,居住在飞机场旁边每日遭受噪声污染的人,在损害赔偿请求权之外,如果还赋予其停止侵害请求权,则意味着飞机场将要停办。可见,请求权的区分并不是毫无意义的。

　　虽然在人格权领域和有形财产权领域,不管是权利享有者还是利益享有者,都有必要赋予其物权性质的请求权和债权性质的请求权,但在知识产权领域,却有区分的必要。对已经被类型化为法定权利的智慧财产,立法者出于社会整体效率等因素的考虑,不得不保证其供应的足够的激励,因而也就不得不赋予其享有者物权性质的请求权和债权性质的请求权。假如只赋予其享有者债权性质的请求权而不赋予其物权性质的请求权,则意味着被告只要赔偿损失就够了,而不必停止对原告智慧财产的使用,结果势必造成一个混乱的侵权局面,减少甚至灭杀原告创造新的符合社会需要的知识产品的激励。而对于法定权利之外的知识性利益,不管是立法者有意的疏漏还是理性认识能力的不足,对于其使用而言,都会产生一定的正外部效应。这对于知识的传播和扩散、技术的进步和经济的发展都不无益处,因而立法者也应当保证其供应的适当的激励。但没有被类型化为权利的利益和已经类型化的法定权利相比,在对于社会整体效率的提高等方面的重要性是远为逊色的,立法者保证其所涉产品供应的适当激励的方式理所当然不能和保证权利所涉产品供应的激励方式同日而语。也就是说,对于法定之外的利益的享有者而言，只要赋予其债权性质的请求权、提供事后的救济就足够了，而没有必要赋予其物权性质的请求权。

事实上，只赋予法定权利之外利益的享有者债权性质的请求权在有些国家的知识产权法以及司法实践中已经有所体现。比如，在上述提到的日本知识产权高等裁判所二审判决的"ラインピックス"一案中，由于案中的新闻标题不具备著作物性，不享有著作权，而只能作为一般利益通过《日本民法典》第 709 条的规定给予保护，而第 709 条赋予利益享有者的请求权就只有债权性质的请求权，因而原告的差止请求（停止侵害请求和停止侵害危险请求）被驳回。这就意味着被告承担了损害赔偿责任后，可以继续在其网页上滚动显示原有涉案新闻标题而用不着删除。❶ 从法律规定来看，《日本专利法》第 65 条第 1 款规定，只有从专利被批准授权登记之日起，专利申请人才能享有差止请求权。然而，专利申请公开后，事实上任何人都有实施提出专利申请的发明创造的可能性。为此，《日本专利法》第 65 条专门设定了补偿金请求制度。按照该法第 65 条的规定，专利申请人在专利申请后、专利授权之前，对于第三者以营业为目的实施专利申请发明创造的行为，经过书面警告后，有权请求行为人支付相当于非独占普通实施许可费的补偿金；对于恶意的行为，则无须警告。很明显，《日本专利法》第 65 条并没有赋予专利申请公开后但尚未获授权的发明创造者以差止请求权，而只是赋予了其损害赔偿请求权（针对已经发生的侵害行为，根据是《日本民法典》

---

❶ 参见《日本民法典》第 709 条。另见：横山久芳. 判批 [J]. コピライト，2004（523）：37；手岛豊. 判批 [J]. Law and Technology，2002（17）：32. 各国民法典之所以在关于侵权行为一般条款的规定中，都只是规定了行为人的损害赔偿责任，恐怕也暗含着只赋予利益享有者债权性质的请求权的意思。参见《日本民法典》第 709 条、《德国民法典》第 823 条和第 826 条及《法国民法典》第 1382 条和第 1383 条。

第709条）和补偿金请求权（针对未来的使用行为），其中的理由就在于专利申请被授权之前还不属于专利权，因此只能作为一般性的利益被加以保护。这种规定对于修建了厂房、聘用了工人、进行了贷款等准备工作并已经开始实施有关发明创造的行为人来说，意味着可以继续实施有关发明创造，因而是非常有意义的。相反，如果赋予专利申请公开后但尚未获授权的发明创造者以差止请求权，则有关行为人必须停止实施行为，一旦出现专利申请没有获得授权的情况，行为人就会遭受巨大的损失。我国《专利法》第13条也有类似的规定。按照该条规定，专利申请公开后，他人擅自实施发明创造的，专利申请人可以要求实施发明创造的单位或者个人支付适当的费用。也就是说，在这种情况下，专利申请人的发明创造只是《民法典》第3条所规定的一般利益，专利申请人只能请求实施人赔偿已经发生的损失和支付继续使用的费用，而不能请求其停止实施行为。

虽然我国知识产权特别法没有明确对权利人的请求权作出区分，但有些法院却根据具体案情，充分行使自由裁量权，只支持了原告的损害赔偿请求权和补偿金请求权，而没有支持其停止侵害的请求权。最典型的案例就是2006年由广东省高级人民法院终审结案的珠海市晶艺玻璃工程有限公司诉广州白云国际机场股份有限公司、广东省机场管理集团公司、深圳市三鑫特种玻璃技术股份有限公司侵害专利权一案。❶ 该案中的原告于1997年8月27日向国家知识产权局申请了名称为"一种幕墙活动连接装置"的实用新型专利，于1999年5月19日获得授权。被告没有经过原告许可，在其花都广州新白云国际机场的建设中擅自使用原告的专利产品，因而被原告诉

---

❶ 参见：广东省高级人民法院（2006）粤高法民三终字第391号民事判决书。

至法院。原告请求三被告赔偿经济损失的同时，还请求三被告停止侵权行为。广东省高级人民法院终审判决被告的行为构成侵权，但在被告广州白云国际机场股份有限公司应当承担的法律责任问题上，法院考虑到其已经使用了76套侵权产品，使用面积达到13000平方米，如果支持原告停止侵害的请求权，则意味着被告必须拆除已经装配好的幕墙，这不但要耗费巨大成本，而且可能危及机场航站楼幕墙安全，导致机场暂时停止营业，从而进一步损害旅客的利益。在考虑了这些因素之后，法院判决认为"被告白云机场股份公司本应停止被控侵权产品。但考虑到机场的特殊性，判令停止使用被控侵权产品不符合社会公共利益，因此被告白云机场股份公司可继续使用被控侵权产品，但应当适当支付使用费"。显然，广东省高级人民法院在这个案件中对原告物权性质的请求权和债权性质的请求权作出了区分。❶

由上述案件可以看出，请求权的区分事实上包含着利益考量的原理以及经济学的原理。在不同利益发生冲突的情况下，除了考虑法律所追求的最高宗旨——正义以外，还有必要进行成本和效率分析。对某种利益的保护如果以牺牲更大的利益作为代价，在该种利益保护是否能够带来效率无法确定或者只能带来很小效率的情况下，从社会付出的整体成本和获得的整体效率关系来看，对该种利益保护的合理性就不无疑问。当然，对于社会而言，保持对新知识创造足够的激励也必不可少。究竟如何动态平衡不同利益之间的关系是立法者和司法者面临的一个非常棘手的问题。通过对请求权的区分

---

❶ 要说明的是，广东省高级人民法院判决被告广州白云国际机场股份公司支付原告适当的专利使用费，并不能免除其应当担负的损害赔偿责任，理由是：损害赔偿责任是对已经发生的侵权行为应当担负的责任，而专利权使用费是未来使用专利产品应当付出的对价。

无疑是一个手段。在这方面，我国《计算机软件保护条例》第 30 条可以说提供了一个示范。该条规定："软件的复制品持有人不知道也没有合理理由应当知道该软件是侵权复制品的，不承担赔偿责任；但是，应当停止使用、销毁该侵权复制品。如果停止使用并销毁该侵权复制品将给复制品使用人造成重大损失的，复制品使用人可以在向软件著作权人支付合理费用后继续使用。"这条规定后段实际上只是赋予了软件著作权人一个使用费请求权，而没有赋予其物权性质的请求权，非常明显这是利益衡量以及成本和效率关系分析的结果。

如何借鉴国外的有益经验，以侵权构成的非限定性为前提，对权利和利益享有者的请求权作出区分，并处理好一般法和特别法的关系，从而制定出一个具备开放性的关于侵权行为的一般条款，是民法学界面临的一个非常重要的任务。

完善知识产权法治 优化营商环境

郭德忠[*]

摘 要：知识产权法治是营商环境的重要因素之一；优化营商环境首先要加强对于知识产权的保护，从而激励创新、保护经营成果、维护正常的竞争秩序；同时，优化营商环境也要注意防止知识产权滥用，通过适用禁止权利滥用原则和反垄断法，从另一个角度赋予创新和竞争应有的空间；在互联网环境下，随着技术和产业的发展，应适时调整各方主体的权利和义务，维持网络平台、知识产权权利人和公众之间利益平衡。

关键词：知识产权 禁止权利滥用 反垄断 营商环境

"营商环境"一词，源于世界银行集团国际金融公司的"Doing Business"项目调查，旨在对各国中小企业进行考察，并对在企业存在周期内所适用的法规进行评估，对各经济体在不同时期的商业监管环境进行比较，发布《营商环境报告》，供学术界、记者、私营

---

[*] 北京大学法学院 2002 级博士研究生，知识产权法专业，现为北京理工大学法学院副院长，教授。

部门研究人员和关注各国商业环境的其他人士参考。❶营商环境有狭义和广义之分。狭义的营商环境是以世界银行集团发布的《营商环境报告》为代表的与中小企业开办、运营关系密切的外部关键因素，包括开办企业、办理施工许可证、获得电力、登记财产、获得信贷、保护少数投资者、纳税、跨境贸易、执行合同、办理破产等指标；广义的营商环境则包括影响所有企业经营的各种外部因素。

一、知识产权与营商环境的关系

世界银行集团发布的《营商环境报告》指标体系中没有涉及知识产权，有学者指出了该报告指标体系的局限性，"营商环境报告并不考察商业环境对企业或投资者有影响的所有方面，也不考察影响竞争力的所有因素。"❷但是，从广义营商环境而言，知识产权无疑是其中的重要因素，知识产权保护作品、发明创造等创新成果和商标、商号、地理标志等工商业标记，这些无形资产在知识经济时代发挥着越来越重要的作用。在 2018 年上海国际智库高峰论坛上，国际智库和企业对上海营商环境关注的主要问题中，美中贸易全国委员会、日本贸易振兴机构、普华永道、高风咨询和戴德梁行等认为知识产权保护不力已经成为吸引外国科技企业的主要障碍。❸

2017 年起，全国打击侵权假冒工作领导小组办公室每年发布《中国知识产权保护与营商环境新进展报告》。2017 年，最高人民法

---

❶ 罗培新. 世界银行营商环境评估：方法·规则·案例［M］. 南京：译林出版社，2020：1-2.

❷ 宋林霖. 世界银行营商环境评价指标体系详析［M］. 天津：天津人民出版社，2018：12.

❸ 上海市人民政府发展研究中心. 优化上海营商环境的思考与探索：2018 年上海国际智库咨询研究报告［M］. 上海：上海远东出版社，上海人民出版社，2019：222.

院发布《最高人民法院关于为改善营商环境提供司法保障的若干意见》，提出严格依法审理各类知识产权案件，加大知识产权保护力度，提升知识产权保护水平；综合运用民事、行政和刑事手段从严惩处各类知识产权侵权违法犯罪行为，依法让侵权者付出相应代价。我国于 2019 年制定的行政法规《优化营商环境条例》第 15 条明确规定了知识产权保护的内容：国家建立知识产权侵权惩罚性赔偿制度，推动建立知识产权快速协同保护机制，健全知识产权纠纷多元化解决机制和知识产权维权援助机制，加大对知识产权的保护力度。国家持续深化商标注册、专利申请便利化改革，提高商标注册、专利申请审查效率。

2020 年，国务院办公厅发布的《国务院办公厅关于进一步优化营商环境更好服务市场主体的实施意见》也包含了知识产权相关内容，即提出进一步提高商标注册效率。2021 年，国务院发布《国务院关于开展营商环境创新试点工作的意见》，提出完善知识产权市场化定价和交易机制，开展知识产权证券化试点；强化知识产权保护，开展商标专利巡回评审和远程评审，完善对商标恶意注册和非正常专利申请的快速处置联动机制，加强海外知识产权维权协作。2021 年，国家知识产权局发布《国家知识产权局关于深化知识产权领域"放管服"改革优化创新环境和营商环境的通知》，从持续压缩商标和专利审查周期、切实提高商标和专利申请质量、提高知识产权公共服务效能、进一步提升知识产权保护能力、加强知识产权服务业监管、促进知识产权转化运用等方面出台了 16 项措施。

可见，我国近年发布的改善营商环境的各种文件中，知识产权都是重要内容，无论是行政机关还是司法机关皆如此，涉及知识产权申请注册、授权确权、维权保护、转移转化、服务监管等各个环节，知识产权确实属于营商环境重要因素。

二、知识产权强保护与营商环境优化

法治是最好的营商环境。"从国际趋势看,营商环境评估正经历着从全要素评估,到制度要素评估,再到法治要素评估的发展历程。"❶ "营商环境评估朝着以法律制度建构为中心的'法治化评估'模式转向,以世界银行营商环境报告为例证,实则是由评估体系的方法论所决定的。"❷党的十八届四中全会提出全面推进依法治国,总目标是建设中国特色社会主义法治体系,建设社会主义法治国家。因此,不断完善知识产权法治对于营造良好的营商环境具有重要意义。有学者认为,"知识产权保护法与优化营商环境之间呈现目的高度契合、基本功能指向趋同、内容充分交融的关系。"❸

改革开放以来,我国知识产权法治大体经历了建构基本框架、实现国际接轨、实施国家战略、推进强国建设四个阶段。

改革开放初期,我国陆续制定了《商标法》《专利法》《著作权法》,为保护创新成果和工商业标记奠定了基础,也为吸引外资、与其他国家开展经贸往来创设了必要条件。在知识产权保护方面,我国设计了具有中国特色的"行政保护+司法保护"的双轨制保护模式,各级版权局、工商管理局和地方专利管理部门通过行政执法,打击侵权假冒,知识产权行政保护发挥了重要作用;法院则通过民事诉讼、行政诉讼和刑事诉讼对知识产权进行司法保护。

---

❶ 张志铭,王美舒. 中国语境下的营商环境评估[J]. 中国应用法学,2018(5):29.
❷ 朱羿锟,高轩,陈胜蓝. 中国主要城市2017—2018年度营商环境报告:基于制度落实角度[M]. 广州:暨南大学出版社,2019:38.
❸ 戚建刚. 优化营商环境与知识产权保护法研究[J]. 理论探索,2021(2):108.

2000年前后，我国陆续修订上述三部法律，并制定或修订相关行政法规，以满足加入世界贸易组织的要求，知识产权法治实现与国际接轨；这一时期我国制定了《反不正当竞争法》《植物新品种保护条例》《集成电路布图设计保护条例》《计算机软件保护条例》等法律法规，知识产权法律制度日益完备。知识产权曾是我国加入世界贸易组织谈判的重要议题，知识产权法治的发展为我国顺利加入世界贸易组织以及履行相关承诺作出了重要贡献。

2008年，随着国务院印发《国家知识产权战略纲要》，知识产权上升为国家战略，此后，知识产权的创造、管理、保护和运用全面推进，知识产权数量迅猛增长，我国发展成为知识产权大国；与之相应，知识产权纠纷案件大量增加，新型疑难案件纷纷出现，司法专业性进一步加强，为此，我国于2014年在北京、上海、广州设立知识产权法院，并陆续设立了长春、天津、郑州、西安、南京、深圳等20个知识产权法庭，知识产权司法保护更加有力，发挥了主导作用。

近年来，我国注重由知识产权大国向知识产权强国建设转型，这一阶段特点是持续加强知识产权保护。党的十九届四中全会提出要建立知识产权侵权惩罚性赔偿制度，加强企业商业秘密保护。2019年，我国在《商标法》中规定对恶意侵犯商标专用权、情节严重的，可以在基本赔偿数额的一倍以上五倍以下确定赔偿数额；《反不正当竞争法》中对于商业秘密侵权也规定了同样的惩罚性赔偿。《商标法》中还设立了举证妨碍制度，以使特定情况下不提供或者提供虚假的账簿、资料的侵权人承担不利后果。2020年修订的《专利法》和《著作权法》也建立了相应的惩罚性赔偿制度和举证妨碍制度。这一时期，知识产权行政保护进一步加强，知识产权司法保护取得新进展。为强化统一裁判标准，2019年设立了最高人民法院知识产权法庭,审理专利等技术类知识产权民事和行政上诉案件,知识产权同案不同判现象进一步得到遏制。

为推动经济高质量发展,建设创新型国家,我国更加重视知识产权转移、转化和运营。2015年,我国修订了《促进科技成果转化法》,其中规定可将不低于50%的职务科技成果转让、许可净收入分配给科技人员,或者将不低于50%的职务科技成果作价投资的股权分配给科技人员。此改革引起热议,各地方政策法规陆续跟进,该奖酬比例不断提高,有的为60%,多数为70%,湖北甚至可以高至99%。2019年修订的《北京市促进科技成果转化条例》规定,职务科技成果的使用、转让、投资等权利,可全部或者部分给予科研人员。湖北省也规定使用权、经营权和处置权可以归科研团队所有。接下来,各地方应该会相互借鉴经验,继续调整激励科技成果转化的法规政策。

2019年,中共中央办公厅、国务院办公厅印发《关于强化知识产权保护的意见》,提出坚持严格保护、统筹协调、重点突破、同等保护,不断改革完善知识产权保护体系;2021年,中共中央、国务院印发《知识产权强国建设纲要(2021—2035年)》,统筹推进知识产权强国建设,全面提升知识产权创造、运用、保护、管理和服务水平,充分发挥知识产权制度在社会主义现代化建设中的重要作用。可见,改革开放以来,我国知识产权保护呈现出逐渐加强的趋势,当前"严保护、大保护、快保护、同保护"的保护格局对于营商环境优化发挥着重要的积极作用。

三、知识产权滥用的规制与营商环境优化

知识产权滥用自2000年以后一直是我国知识产权法学界和实务

界探讨的热点问题，尤其是近年来，滥用专利权的专利海盗［也称专利蟑螂、专利流氓（patent troll）］❶和滥用版权的版权流氓（copyright troll）现象逐渐在我国出现，商标权滥用也时有发生，这些滥用行为对经营者产生干扰，一定程度上也不利于企业正常生产经营，造成营商环境劣化。对于上述现象的法律规制，一方面依赖反垄断法，另一方面依靠民法的禁止权利滥用基本原则。

反垄断也是优化营商环境的重要内容。党的十九届四中全会提出要强化竞争政策基础地位，落实公平竞争审查制度，加强和改进反垄断和反不正当竞争执法。《优化营商环境条例》第 21 条规定，政府有关部门应当加大反垄断和反不正当竞争执法力度，有效预防和制止市场经济活动中的垄断行为、不正当竞争行为以及滥用行政权力排除、限制竞争的行为，营造公平竞争的市场环境。反垄断包括对于知识产权滥用行为的反垄断。在 2018 年党和国家机构改革中，组建国家市场监督管理总局集中管理反垄断统一执法和知识产权保护，这一国家机构设置特别有利于对知识产权滥用适用反垄断法进行规制，防止利用知识产权抑制技术进步、限制市场竞争。

可以说，知识产权在本质上都是赋予权利人一种竞争上的优势地位。在反垄断法历史上，专利、著作权曾经在特定时期内都被认为使得其所有人具有市场支配力，其权利人有可能滥用专利或著作权而限制竞争、阻碍技术进步，因此知识产权滥用的法律规制，特别是反垄断法的适用也成为一个重要问题。"以当今知识产权制度的引领者美国为例，虽然知识产权作为知识经济时代基本的财产权之自然权利学说在法学界占据主流地位，但经济、政治学家对知识产

---

❶ 2018 年 7 月，上海市公安局经侦总队会同浦东分局，破获一起以影响企业上市为要挟、以知识产权诉讼为手段非法索取巨额钱财的敲诈勒索案件。

权制度到底是促进创新还是造成垄断从而阻碍了创新的议题一直表示质疑。❶2022年修订的《反垄断法》第68条规定,"经营者依照有关知识产权的法律、行政法规规定行使知识产权的行为,不适用本法;但是,经营者滥用知识产权,排除、限制竞争的行为,适用本法。"可能排除、限制市场竞争的知识产权的协议主要为联合研发、交叉许可、排他性回授和独占性回授、不质疑条款等,涉及知识产权的滥用市场支配地位行为主要为以不公平的高价许可知识产权、拒绝许可知识产权、搭售、附加不合理交易条件、差别待遇等。2015年,国家市场监督管理总局制定《关于禁止滥用知识产权排除、限制竞争行为的规定》;2019年国务院反垄断委员会制定发布《国务院反垄断委员会关于知识产权领域的反垄断指南》,至此,我国也有了针对利用知识产权实施横向或纵向垄断协议、知识产权权利人滥用市场支配地位、涉及知识产权的经营者集中等的综合性知识产权反垄断指南。在法律实务方面,华为技术有限公司诉交互数字技术公司、交互数字通信有限公司和交互数字公司标准必要专利案❷、发展和改革委员会处罚高通公司标准必要专利垄断案❸分别成为知识产权反垄断司法和行政执法的典型案例。在反垄断执法机构改革以后,有必要针对利用知识产权实施横向或纵向垄断协议、知识产权权利人滥用市场支配地位、涉及知识产权的经营者集中等制定综合性的知识产权反垄断法规或规章。当前,与知识产权滥用的反垄断规制相关的热点问题之一是涉及标准必要专利的禁诉令问题,在华为技术有限公司等与康文森无线许可有限公司确认不侵害专利权及标准

---

❶ 管育鹰. 我国知识产权法学研究进程与新时代展望 [J]. 知识产权, 2019 (3): 5.
❷ 广东省高级人民法院(2013)粤高法民三终字第305号、第306号民事判决书。
❸ 国家发展和改革委员会行政处罚决定书(2015)1号。

必要专利许可纠纷系列案❶中，最高人民法院作出了我国知识产权诉讼首例具有禁诉令性质的行为保全裁定，促成当事人最终达成全球一揽子和解协议，结束了在全球多个国家的平行诉讼，对于优化营商环境做出了积极贡献。

在禁止权利滥用原则方面，我国《民法典》第132条规定了"民事主体不得滥用民事权利损害国家利益、社会公共利益或者他人合法权益"。2020年修订的《专利法》第20条规定："申请专利和行使专利权应当遵循诚实信用原则。不得滥用专利权损害公共利益或者他人合法权益。滥用专利权，排除或者限制竞争，构成垄断行为的，依照《中华人民共和国反垄断法》处理。"未来，对于利用问题专利主张侵权、著作权欺诈、恶意抢注商标后主张侵权、搭售、限定交易对象、限缩他人合法权利、滥发侵权警告等具体的知识产权滥用行为，有必要在知识产权单行法实施细则、条例或者相关司法解释中加以列举并明确其法律责任。知识产权制度特别强调权利人和社会公众之间的利益平衡。"禁止滥用权利制度的第三个正当性基础是实现利益平衡……由于权利行使会产生利益冲突，法律应当对各方当事人的利益进行平衡，避免当事人利益失衡现象的发生。而禁止滥用权利制度可以通过规范权利的行使，实现利益的平衡。"❷2022年，《最高人民法院关于适用〈中华人民共和国民法典〉总则编若干问题的解释》第3条对滥用民事权利的认定因素、行为人主要目的和法律后果进行了详细规定，使得这一规则更具有操作性，滥用民事权利的后果主要是该滥用行为不发生相应的法律效力、滥用方赔偿相对方损失。

---

❶ 最高人民法院（2019）最高法知民终第732号、第733号、第734号之一民事裁定书。
❷ 王利明. 论禁止滥用权利：兼评《总则编解释》第3条[J]. 中国法律评论, 2022（3）: 5.

四、互联网领域知识产权新规则与营商环境优化

"现代知识产权制度在经历了工业化时代数百年的发展之后，不但未能固化，反而以更快的速度演进变化，以适应后工业化和信息时代的产业创新和社会变迁的需要。'静不稳定'或者'动态中的平衡'已经成为现代知识产权制度的基本特征。"❶在互联网发展初期，为鼓励互联网产业发展，面对网络上传播的海量的版权作品，有必要降低网络服务提供者的义务，美国1998年出台的数字千年版权法确立了避风港规则，即通常情况下，网络服务提供者只要遵循了"通知—删除"规则，就不必为网络平台上的侵犯版权的行为承担损害赔偿责任。这是彼时的营商环境优化所需。我国2006年制定、2013年修订的《信息网络传播权保护条例》和2017年的《民法总则》也规定了避风港规则，从而将该规则的适用范围扩大到互联网领域所有民事权利，2020年制定的《民法典》将此规则规定在第1195条。

随着互联网的快速发展，网络平台实力逐渐增强，一部分网络平台开始具有垄断地位，单纯的避风港规则已经不利于维持平台、知识产权权利人和用户等主体之间的平衡，此时有必要赋予网络平台在版权方面的内容过滤义务，自动识别和阻止侵犯版权的行为。这又是此时的营商环境优化所需，而相关过滤技术也已基本成熟。2019年，欧盟《单一数字市场版权指令》第17（4）（b）条规定，

---

❶ 邓仪友，赵志彬. 学术研究支撑我国知识产权制度发展四十年［J］. 知识产权，2018（9）：66.

要求在线内容分享服务提供者对于版权权利人已向服务提供者提供了相关和必要信息的特定作品和其他版权材料,应根据专业注意义务的高行业标准,尽最大努力确保其不被传播。2022年,美国参议员托姆·提利斯(Thom Tillis)和帕特里克·莱希(Patrick Leahy)提出加强版权技术推进措施版权法案❶,其主要内容包括:术语"标准技术措施"扩展了现行版权法中的内容,即在版权所有者用于识别或保护受版权保护作品的技术措施之外,增加了服务提供者用于识别或管理受版权保护作品的技术措施;美国国会图书馆馆长可以指定技术措施,有关的网络服务提供者应尽商业上合理的努力来采纳且不干扰该技术措施,网络服务提供者若违反此义务,受侵害的版权权利人可以向其地区法院提起民事诉讼;救济措施包括禁令、损害赔偿金、律师费、专家证人费等,屡次违规可能导致不超过三倍的惩罚性损害赔偿;对于非故意的违规行为,法院可酌情减少或免除损害赔偿。

美国各界对于此法案表现出不同态度,版权权利人多表示支持,而个体作者和初创企业则分别从言论表达自由和企业运营成本方面表达了担忧。版权联盟认为,现行美国版权法第512条中与标准技术措施相关的规定很明显没能起作用,该法案要求网络平台实施技术措施以防止其网站上的盗版,并对那些不遵守规定的平台施加重大后果是一种明智的做法。❷作者联盟强烈反对该法案,认为要求

---

❶ Thom Tillis, Patrick Leahy. Strengthening Measures to Advance Rights Technologies Copyright Act of 2022 [EB/OL].(2022-03-18)[2022-07-22]. https://www.tillis.senate.gov/services/files/435EB2FD-145A-4AD6-BF01-855C0A78CEFC.

❷ Copyright Alliance. Copyright Alliance Commends Introduction of the SMART Copyright Act of 2022 by Senators Tillis and Leahy [EB/OL].(2022-03-18)[2022-07-21]. https://copyrightalliance.org/press-releases/smart-copyright-act-2022-senators-tillis-leahy/.

数字平台和服务提供者实施可以监控用户上传内容的技术保护措施，相当于对内容过滤的授权，可能导致干扰作者和其他创作者在网上自由发言的能力，这与现行版权法的目的不一致。❶代表初创公司的非营利组织 Engine 认为，该法案的加强措施是一项令人深感不安的提案，它将使初创公司托管用户生成的内容（从评论到播客和原创艺术品）变得更加昂贵和风险更大，为大量互联网初创公司建立了一个复杂且成本高昂的合规框架，进而限制了创新机会、竞争和在线表达。❷可见，版权内容过滤机制涉及平台、权利人、公众等不同主体的利益，平台企业实力不同也会导致态度迥异，不过，这也正反映了知识产权法律规则的变化对于营商环境的直接影响，确实需要审慎处理。

互联网的发展在反不正当竞争法领域也带来新问题，各种发生在网络上的新型不正当竞争行为不断涌现。我国司法机关首先运用一般原则条款进行审理，在积累了足够经验之后，在 2017 年修订《反不正当竞争法》时增加了互联网专条，将未经其他经营者同意在其合法提供的网络产品或者服务中插入链接、强制进行目标跳转、误导、欺骗、强迫用户修改、关闭、卸载其他经营者合法提供的网络产品或者服务，恶意对其他经营者合法提供的网络产品或者服务实施不兼容等几种网络不正当竞争行为固化；随后，有法院继续在司法实践中就由竞价排名、使用作品或角色名称、争夺数据或流量

---

❶ Authors Alliance. Authors Alliance Opposes the SMART Copyright Act of 2022［EB/OL］.（2022-03-22）［2022-07-21］. https://www.authorsalliance.org/2022/03/22/authors-alliance-opposes-the-smart-copyright-act-of-2022/.

❷ Kate Tummarello. Statement on The Strengthening Measures to Advance Rights Technologies Copyright Act of 2022［EB/OL］.（2022-03-21）［2022-07-21］. https://www.engine.is/news/category/statement-on-the-strengthening-measures-to-advance-rights-technologies-copyright-act-of-2022.

以及攀附商誉等引发的纠纷进一步总结经验，完善审理规则，并在涉及网络不正当竞争案件中适用裁量性赔偿的计算方法合理确定经济损失数额。❶

五、结　语

就知识产权而言，通过法治对知识产权进行严保护、大保护、快保护和同保护是优化营商环境重要内容，同时对滥用知识产权行为进行法律规制、促进合理竞争同样是优化营商环境重要内容。我们需要在这两方面之间保持巧妙平衡，并且随着互联网等新技术的发展不断适时调整相关法律规制，从而营造一个既激励创新，又维护竞争的良好营商环境，促进经济持续繁荣发展。

---

❶ 北京市海淀区人民法院课题组. 涉网络不正当竞争纠纷的法律适用问题研究：以知识产权司法保护推动营商环境优化为视角［J］. 中国应用法学，2020（2）：158.

公示公信与著作权许可

——兼谈《著作权法》(修改草案)第 57 条

杨 明[*]

摘 要：著作权虽然是对世权、排他权，但其公示公信问题不太受到知识产权学界的关注，而这一现象也延伸到著作权许可领域，很多"连锁问题"由此而生：独占（或排他性）许可使用权的排他性是如何体现的？许可使用权的设立、变动、消灭何时发生？公示原则之下，著作权与许可使用权、不同使用权彼此间的关系是怎样的？涉及第三人利益与真实权利人之间利益冲突时应如何处理？因此，我们必须对著作权许可中的公示公信问题展开深入研究，继而反映在《著作权法》的相应修订之中，以满足司法实践之需要。

关键词：公示公信 著作权许可 著作权法修订

一、问题的提出

"公示公信原则"是物权法的三大原则之一，其实际上包含了

---

[*] 北京大学法学院 2004 级博士后研究人员，知识产权法专业，现为北京大学法学院教授，博士生导师。

"公示"与"公信"两项原则:公示原则之产生,源于在实际生活中物权需要能够从外部得以被认知,❶而公信原则是基于公共政策选择对公示之效力所作的安排,"公信力"不过是"公示"的一种可能之结果。实际上,不单单是物权,所有的对世权、排他性权利均有"公示"的需求,只不过不同的排他性权利的客体本质属性决定了其公示的方法有所不同。对此,从绝对权法律关系的角度就不难释清,而相对权仅能约束对方当事人,自无外部认知的必要。

著作权系排他性权利,由上可知,其理应能够从外部被认知,但是,由于作品的非物质属性,其上不可能发生有形的控制和占有,即著作权人与作品之间的关系无法以某种"自然"的方式显现出来,导致作品虽非不动产,却也无法像动产般通过"占有"的方式得到外部认知,故必需另寻他法。关于这一点,实际上与著作权的本质属性也是联系在一起的,这就是理论界一直存在的"自然权利"与"法定授权"的理论之争❷:前者虽然与著作权的自动产生十分契合,但存在"著作权人不能仅凭'劳动'而'将特定的财产据为己有'"❸的问题,即解释不了著作权的排他性的来源问题;若以"法定授权理论"作为著作权的基础,虽然可以解决前述这一问题,因为"公示问题"可以很容易地用"法定授权"(statutory grant)的方式来化解,从而为著作权的排他性提供理论依据,但这看起来又似乎与著

---

❶ 鲍尔,施蒂尔纳. 德国物权法(上册)[M]. 张双根,译. 北京:法律出版社,2004:61.
❷ "法定授权理论"认为,著作权是通过立法所确立的享有有限垄断的法定授权。参见:PATTERSON L R, LINDBERG S W. The Nature of Copyright: A Law of Users' Rights[M]. The University of Georgia Press, 1991: 109-110. 有意思的是,即便在1976年的美国版权法选择了"法定授权理论"之后,美国法院仍然经常在具体裁判中运用"自然权利理论"来诠释版权究竟是怎样一种权利、应当如何给予保护。
❸ 洛克. 政府论:下篇[M]. 叶启芳,翟菊农,译. 北京:商务印书馆,1964:21-22.

作权的自动取得相矛盾。

　　因此，问题的实质可归结为，著作权自动取得与著作权的排他性之间存在断裂——自动取得之著作权无法通过"占有"作品的方式为外部所知，但同时著作权对任何非权利人都具有排他性。那么，"自动取得欠缺公示基础的状况"如何能让"著作权的排他性"具有正当性来源？一直以来，知识产权学界实际上并没有深入思考"著作权排他性的来源"这一问题，因而对于前述之"断裂"并没能给出有力的解释予以"弥补"。很显然，我们仍然需要特定的"公示"行为来作为连接"著作权的取得"与"著作权的排他性"的逻辑线索。

　　更为重要的是，著作权公示之上的缺陷导致其他著作权制度中产生了不少问题。在重要的著作权许可制度领域，上述之"断裂"带来了很多"悬而未决"的问题：著作权的许可使用权是什么性质的权利，其产生方式与此性质有何关系？该许可使用权是否存在无权处分的问题、能否适用民法上的公示公信原则或是善意取得制度？发生著作权侵权时，许可使用权人如何救济自己的权利，为什么？等等。笔者认为，要解决这些问题，必须立足于公示公信与权利属性之间的关系，首先解决著作权的公示问题，构建起排他性的理论来源，进而才能将之延伸适用于许可使用的领域，以解决前述之疑问。

二、公示、公信与著作权的排他性

　　从上文对"公示公信原则"定义的描述可知，公示是基础——对权利状态的宣示，之所以要让外部可得认知（必要性），其目的在于保护交易安全，而这种需要显然是来自绝对权的排他性。交易相对方依据交易行为所获得的权利是否实然地、如其所期望地具有排他性，这是影响其决定是否进行交易的首要因素。如果有公示制度存在，就会大大降低其因进行信息检索而付出的交易成本。概言之，公示制度与权利的绝对性、排他性是密切联系在一起的，只有通过公示，才能产生排他性，而债权则无此必要，因为其产生或消灭通常不"涉他"。

至于公信力，其为公示行为所产生的一种法律效力——"公示方法有保护从事交易之善意第三人之机能，此种机能，自法律上效果观之，即为公信力。"❶ 简言之，公信力即为公示内容可兹信赖的法律效力。但公信力并非公示唯一的、必然的结果，或者说，公示的目的并非就是为了产生公信力。❷ 不过，尽管权利变动的结果与公信力是两个不同范畴的问题，立法上亦可基于其他之公共政策考量而对公示的结果作另外之制度安排，但反过来说，若要产生公信力，则必须依赖于公示行为，换言之，公信力离不开公示这一前提。

那么，接下来的问题就是，为什么要令公示的内容可兹信赖？或者说，要让谁信赖呢？对此，我们就需要回到"公信力之诉求是怎样被提出来的"这个问题。首先，有关"公信力"之诉求，发生于权利变动的过程之中，例如转让、许可使用、设定担保等等；其次，"公信力"只在公示之权利人并非真实权利人的场合发挥作用，否则，就仅仅是一个权利变动的问题，有公示原则足矣；再次，只有涉及第三人利益的情况下，才会有"公信"之诉求，因为公信力意在保护确信权利存在（依据公示行为所宣示的权利状态）而与公

---

❶ 谢在全. 民法物权论：上册［M］. 北京：中国政法大学出版社，1999：60.
❷ 对此，尹田教授在其《论物权的公示与公信原则》一文［载：梁慧星. 民商法论丛：第26卷［M］. 香港：金桥文化出版有限公司，2003：295-305.］中有详细的论述。

示之权利人发生法律关系的第三人的利益；最后，真实权利人的利益因公示之权利人与第三人之间的法律关系而受到影响，这是不言自明的。在上述条件所形成的具体情形中，立法者就面临一个公共政策的考量，究竟如何在两种相冲突的利益中进行协调和平衡——保护交易安全抑或保护真正权利人的利益。当然，如果做出赋予公示以公信力的选择，那就意味着要让第三人产生信赖，可兹信赖的对象是公示的内容——被宣示的权利状态。于是，在公信原则的作用下，第三人的利益得到了保护，即第三人能够获得针对真实权利人的排他性。

从公示与公信之间的关系来看，后者是让公示范围内的任何人均对公示的内容产生信赖，实际上，这也是从另一角度对"公示"与"排他性"之间关系的反映。概括起来，这里的逻辑关系是：公示对于排他性的权利来说具有必要性，而如果赋予公示以公信力，那么公信原则即是使信赖公示内容的第三人能够从公示之权利人那里获得排他性权利的制度设计。由此可见，公示公信原则对于排他性的权利来说意义显著，无论是排他性的体现还是该类权利的动态安全，都离不开公示、公信这两个原则的作用。

如此说来，公示公信原则自然也应当适用于著作权制度了，因为关于"著作权具有排他性"的认知，已是世界各国著作权法的通识。但如前所述，作品的非物质属性，使得著作权不能像动产所有权那样，以占有的方式进行公示，那么，公示之于著作权排他性的必要性如何满足呢？笔者认为，需要回到"公示的本旨"这一问题来寻找答案。以我们更为熟悉的"物权公示"来说，无论是占有还是登记，不过是为了表明权利人与物权客体（即为"物"）之间的关系，换言之，公示的对象——所谓的权利状态，不过是这层关系的展现。很明显，公示并非是为了表明物的物理状态，而是其法律上的归属状态。那么,基于权利属性上的相通性(均为对世权),著作权的公示也应该是同样的道理,即公示问题的关键是使得作品与著作权人之间的关系能够产生外部认知为已足,诚如美国学者马克·罗斯所言,"作品与作者,作为独立存在的创作者和明确的文学产物,构成了一个与所有权有关的一元的、封闭的体系。"❶ 所以,既然此种关系不能通过占有的方式予以外部化,那么我们必须另寻他法以构建起恰当的公示,从而使著作权的自动取得与著作权的排他性之间的断裂得以调和。

如果对实际生活中表现作品与著作权人之间关系的行为方式作一番梳理,不难发现,我们已经有了发表或出版时署名、❷ 发表权利声明以及登记等多种手段,凭借这些行为方式,著作权人与作品之间的关系得以公示。但是,就公示的效果而言,其中的署名方式实际上存在一定的缺陷:第一,署名至多只能表现作者和作品之间的关系,如果著作权人并非作者,这一行为方式反而会完全掩盖作品和著作权人之间的关系;第二,虽然署名一般是署真名,但也有可能署笔名,甚至可能不署名,因此,即便是著作权人为作者的情形,署名的方式也不能完全地、切实地展现作品和作者之间的关系,更何况在网络环境下,署名是极易造假的。❸ 至于发表权利声明,本质上与登记是差不多的,但其不如登记更具有广泛性、规范性和易于

---

❶ MARK R. Authors and Owners: The Invention of Copyright [M].Cambridge: Harvard University Press,1993:1.

❷ 根据我国现行《著作权法》第12条第1款:"在作品上署名的自然人、法人或非法人组织为作者且该作品上存在相应权利,但有相反证明的除外。"

❸ 网络环境下的署名造假不同于因登记错误而造成的非权利人被登记为著作权人的情形,前者完全是由造假者的个人行为所致,造假的成本很低,而且一旦出现纠纷,其本人就是利害关系方;而登记机关毕竟为非利害关系方,虽有出错之可能,但实际上已经比前者多了一次把关。

查找性(这有助于降低相对方的搜寻成本)。

　　有鉴于此,登记仍然是著作权公示的最佳选择,但这里笔者仍须强调几点:首先,登记不是作者取得著作权(原始取得)的构成要件,它只是展示作者身份(authorship)——作者与作品之间关系——的公示方式;其次,应当根据权利变动采取债权形式主义抑或债权意思主义的不同,来决定变更登记是著作权变动的成立要件或发生对抗效力的要件;最后,由于署名是作者发表或出版作品时惯用的表明作者身份的方式,故署名和登记往往同时存在,但实际上,登记是能够包含署名这种公示方式的。

　　解决了公示问题,接下来就是公信力的问题了。如前所述,公示与公信力之间并不具有必然的因果关系,公示发生何种法律效力取决于公共政策考量的结果。首先仍然是对照物权公示的效力:以德国民法为例,其将物权公示的效力概括为三个方面,即物权转让效力、权利正确性推定效力和善意保护效力,❶很显然,这里只有后二者才与公信力有关,因为公信力仅涉及"保护相信物权之设立变动真实发生的第三人的利益"❷,而物权转让的效力仅涉及转让之双方当事人,与对第三人之信赖利益的保护无直接关联。法国和日本民法则不同,它们对物权变动的结果采取债权意思主义,物权公示仅是当事人对抗第三人的要件,因而物权公示并未被赋予公信力。❸因此,鉴于著作权公示亦采取登记之方式,我们可借鉴物权公示公信的做法,根据权利变动采债权形式主义或债权意思主义的不同,决

---

　　❶ 孙宪忠. 德国当代物权法 [M]. 北京:法律出版社,1997:83-86.
　　❷ 尹田,前揭文,第 298 页。
　　❸ 但在动产物权变动之情形,由于善意取得制度在各国的普遍确立,无论是采取债权形式主义还是债权意思主义,动产物权公示都被赋予了公信力。

定是否赋予著作权公示以公信力。我国民法上对物权变动采取债权形式主义,如果套用到著作权变动上来,就应当赋予著作权登记以公信力,但该效力当然仅限于保护善意第三人的利益。与此同时,著作权公示之公信力的强弱还应与第三人之注意义务的设定相匹配,这是因为,著作权公示的内容可能出于各种原因而与真实的权利归属状态不一致,如果赋予公示以绝对的公信力,则真实之著作权人未免遭受过度损害,因此需为第三人设定一定的注意义务,以修正公信力的强弱程度——只有在第三人履行了注意义务的前提下,其才被称为善意第三人,著作权公示才保护该第三人的信赖利益。

三、公示公信之于著作权许可的意义

上文以著作权的排他性为出发点,详细论证了公示原则应当以及如何适用于著作权的取得和变动。同理可以推知,在具有排他性的著作权许可(独占许可和排他性许可)之情形下,同样也应有公示原则的适用(正如物权公示原则是物权变动——也包括用益物权而不仅仅是所有权——的基本原则)。著作权的许可使用是通过合同的方式来设定的,基于合同的相对性,由此产生的许可使用权只能约束合同的双方当事人,如果是这样,许可使用是独占许可、排他许可抑或普通许可就失去了区分的意义。因此,与著作权的排他性一样,公示原则在著作权许可领域的适用,同样是出于满足特定之许可使用权的排他性应具有正当来源的需求。

换一个角度来看,许可使用权的设定实际上也是著作权变动的一种情形——著作权从没有负担变为有负担的状态,而公示包含了对权利变动结果的宣示,因此,对著作权变动结果(变动后的权利状态)进行公示的必要性,也可以被看作是对著作权许可之权利状态予以公示的必要性。这里的逻辑关系是，在著作权许可的情形中，著作权变动的结果也就是许可使用权的取得。于是，经过公示，独占许可或排他性许可中使用权的排他性就有了正当来源。同理，许可使用权发生变动时亦需公示。与著作权公示不同，著作权许可使用权的公示只能通过登记的方式进行，因为许可使用权人显然并非作者，署名的公示方式是无法适用的。

  在肯定了具有排他性的著作权许可使用权应予公示的前提下，该公示的法律效果又应当如何设计呢（即是否要在此领域中确立公信原则）？依照前述关于公信原则之描述，若该原则也需要适用于著作权许可之情形，则其显然是为了保护相信许可使用权之设立或变动真实发生的第三人的利益。但这样的第三人会在著作权许可的情形中出现吗？为了使以下之讨论更为直观、简便，我们不妨设定具体的情形：

  假设 A 是著作权人，B 是真正的独占许可使用人，C 是登记的独占许可使用人；❶ 现在，D 基于对该登记的信赖，与 C 签订了分许可协议。问题：C 与 D 之间的协议是否有效？A 或 B 能否以 B 才是真正的独占许可使用人为由主张该协议无效？

  在做出回答之前，首先应明确的是，独占许可使用公示的内容是什么（仅仅是使用权存在的事实，还是应包含使用权的内容）？对此笔者认为，前文已经论及，公示的对象是权利状态，而使用权的内容与独占许可使用权的状况直接相关，因此，此项公示理当包含使用权的内容，即著作权人究竟作了何种授权，唯有如此才算是全面反映许可使用权的完整状态。其次，还应当明确，世界各国对分

---

❶ 例如 B 是一家公司，而 C 是该公司的法定代表人，那么这里假设的情形就有可能发生。

许可协议的态度基本上是一致的——须经著作权人的明确同意，❶而"著作权人同意"显然应属于许可使用权的重要内容，那么，这项内容理应予以公示。在以上两方面认定的基础上，前面的问题就不难回答了：如果对 C 之独占许可使用权的公示足够完整，那么 D 就有充足的理由对之产生信赖，因而赋予这种公示以公信力就是合理的制度安排，即 C 与 D 之间的协议有效，A 或 B 不能主张无效。反之，如果公示中没有包括"著作权人同意分许可"的内容，那么 D 就对此公示没有合理之信赖，因为此时不能说 D 是没有过错的。

一个类似的例子是：假设 A 是一部小说的作者，B 和 C 都是出版社（B、C 的情形同上例）；D 基于对登记的信赖与 C 签订了分销协议（D 销售 C 出版的由 A 创作的小说）。问题：分销协议是否有效？

和上一个例子的区别是，此例中的公示所展现出来的独占许可使用权的状态对 C 与 D 之间的协议没有影响，因为 C 与 D 之间的协议不涉及对著作权或许可使用权的处分（虽然该协议的履行会影响著作权或许可使用权），故不需要以公示出来的许可使用权（无论公示的内容与真实情况相符或不符）作为该协议的基础，因而此处也就无所谓公信力的问题了。

通过以上两例我们可以归纳以下的认识：第三人基于对公示内容的信赖而与公示的权利人之间发生与著作权或许可使用权有关的法律行为，才有通过赋予公示以公信力来保护的必要；如果第三人与公示的权利人之间发生的法律行为与著作权或许可使用权无关，则公示的内容对该法律行为没有影响，自然也就没有赋予公示以公

---

❶ 关于这一点，可参考诸如德国著作权法第 35 条，俄罗斯联邦著作权与邻接权法第 31 条第 4 项，我国《著作权法》第 29 条。德国的规定稍有不同，其允许"如果仅为著作人利益而授予专有用益权，则不需经著作人同意即可授予"。

信力的必要。另外，如果第三人与权利人之间发生的是事实行为，由于事实行为不具备意思表示之要素，因而其与公示的许可使用权的状态没有直接关联，因而也没有赋予公信力的必要。

然而，我国现行著作权法并没有关注与著作权许可使用权有关的公示公信问题（唯一涉及公示问题的还是2010年修改时增加的第26条关于著作权出质登记的规定），此种现状给司法实践带来很多无法找到法律依据的问题，比如：现有的著作权登记、著作权出质登记是何性质、有何法律效果？独占（或排他性）许可使用权的排他性是如何体现的？许可使用权的设立、变动、消灭何时发生？在发生不同类型之权利变动时著作权与许可使用权之间的关系是怎样的？涉及第三人利益与真实权利人之间利益冲突时应如何处理？等等。如果放任这种情形的存在，人们必将质疑：独占（或排他性）许可使用权具有排他性，何以见得？

不妨以专有出版权为例来进行说明。依照我国《著作权法》第33条的规定："图书出版者对著作权人交付出版的作品，按照合同约定享有的专有出版权受法律保护，他人不得出版该作品。"很显然，图书出版者的专有出版权不过是依据合同约定产生的，而合同仅对双方当事人有约束力，那么，"他人不得"这样的效力是从哪里来的呢？在没有公示的情况下，出版权怎么可以对合同之外的主体产生排他性呢（或者说该权利的专有性是怎么体现的呢）？实际上，这在立法上是没有相应依据的，"他人不得出版该作品"在实践中几乎成了一句空话，"一女二嫁"的现象非常常见。❶毋庸置疑，公示公信原

---

❶ 这样的案例实在不胜枚举，例如在"北京汉图文化传播有限公司诉韩某等侵犯著作权纠纷"案中，原告称作家韩某在收取了其部分授权使用费后，将独家授权该公司出版的博客文章转授给其他公司出版。原告认为韩某"一女二嫁"，遂向北京市西城区人民法院提出侵权诉讼。相关信息可参见：http://news.eastday.com/s/20080620/u1a3666330.html。

则在著作权独占（排他性）许可使用中的适用具有无可替代的意义。

四、著作权许可中公示、公信的几个具体问题——兼评《著作权法（修改草案）》之相关规定

既然已经释清公示、公信原则之于著作权许可的必要性和制度意义，那么接下来的问题就是如何在著作权法中构建起相应的制度。笔者认为，以下诸方面应为关注的重点。

1. 著作权许可设立、变动、消灭中的公示——登记

从著作权的三种许可类型的概念可知，独占许可和排他许可的使用权是具有排他性的，所谓排他性，即权利人应受到任何人的尊重，如果权利之上的归属关系不明确，他人如何得以尊重？所以，这依赖于一定的公示方式，使得当事人及第三人得直接从外部认识权利的存在及现象，使绝对权法律关系得以透明。❶我们知道，许可使用权是基于许可合同而产生的，合同自然不能产生约束非合同当事人的效力，而同时又由于著作权许可不会发生有形的控制和占有，因而被许可人为获得许可使用权的排他性，自当具有以一定的方式公开展示其权利状态的积极性，这里的公开展示就是向专门的国家管理机构申请登记。同理可知，许可使用权的变动和消灭也要产生排他性，同样也需完成（变更/灭失）登记的公示方式。

在说明了登记的需求是如何产生的之后，随之而来的问题是登记与独占（排他性）许可使用权之间的关系如何，即独占（排他性）许可使用权自登记时设立、变动或消灭，抑或登记只是使用权对抗第三人的条件。关于这一问题，不妨将著作权许可与知识产权质押

---

❶ 陈华彬. 物权法原理[M]. 北京：国家行政学院出版社，1998：156.

进行比较。我国 1995 年《担保法》第 79 条规定,"以依法可以转让的商标专用权,专利权、著作权中的财产权出质的,出质人与质权人应当订立书面合同,并向其管理部门办理出质登记。质押合同自登记之日起生效。"这里是将登记作为合同的生效要件之一;而我国 2007 年《物权法》第 227 条第 1 款规定,"以注册商标专用权、专利权、著作权等知识产权中的财产权出质的,当事人应当订立书面合同。质权自有关主管部门办理出质登记时设立。"这里的质权设立指的是物权变动的结果。很显然,担保法和物权法的规定有天壤之别,相对权(合同)没有获得外部认知的必要,因而 1995 年《担保法》规定的登记与权利状态的公示无关,而 2007 年《物权法》所规定的登记才是权利公示的表现和要求。笔者认为,著作权许可和知识产权质押都可以被看作知识产权权利变动的表现形式,因而在登记与许可使用权之间关系的问题上,可以借鉴 2007 年《物权法》的前述规定,认为独占(排他性)许可使用权自登记时设立、变动或消灭。

2. 公示原则之下著作权与许可使用权、不同使用权彼此间的关系

为了论述之便利,笔者还是通过设定一定的情形来展开讨论。假设:A 为某作品的作者,B 通过著作权转让而获得著作权,但在办理转让登记之前,A 与 C 签订了独占许可协议。由于著作权转让没有进行公示,按照公示原则,不发生著作权转让的结果,因此 A 与 C 之间的协议完全有效;但同样依据公示原则,C 的独占许可使用权也必须在登记时设立。

如果 A、B 已经办理了转让登记,A 仍然与 C 签订了独占许可协议。此时 B 已经成为新的著作权人,A 与 C 签订协议属于无权处分,该合同效力应当按照合同法上有关无权处分的规则来解决。而且,只要登记机关统一,A 和 C 就不可能在已有在先之转让登记的情况下办理独占许可使用权的登记,此时也就不会有独占许可使用权的设立。登记机关的统一还有一个好处,转让登记与许可使用权登记之间可以进行相互印证——如果它们中的著作权人非为同一人,则显然至少有一个登记是错误的。

接下来再另行假设:A 为某作品作者,A 先后与 B、C 签订了独占许可协议。因为独占许可使用权的排他性问题,再辅之以登记机关的统一,A 不可能同时与 B 和 C 办理登记,那么,只有办理了登记的人,其独占许可使用权才得以设立,否则就不享有该权利。对于未办理登记的人来说,其与 A 之间的协议就属于无权处分了,如果他使用该作品,其行为会侵犯已办理登记的人的许可使用权。

应当明白,由于作品的非物质属性,即便法律上对著作权与许可使用权以及不同使用权彼此间的关系设计得十分清晰和精妙,也不能杜绝所谓的"一女二嫁"现象(这里指的是作品的实际使用而不是相关权利的获得),我们只是想在发生纠纷的时候,有完善的法律规制来解决相关问题。

3. 著作权许可公示的效力问题——公信力

准确地说,公示公信问题所指的是公示问题和公示的公信力问题这两方面内容。所谓公示的公信力问题,是指当第三人利益与真实权利人之间发生利益冲突时应如何处理,它是公共政策选择的结果。如前所述,公信力的问题涉及一国之法律对绝对权权利变动所采取的态度——意思主义抑或形式主义:如果是前者,权利变动的结果是基于双方当事人的合意,而此时受让人的权利状态尚未公示;如果是后者,则未经公示不发生权利变动的结果。这么看来,在意思主义的立法模式中,公示只是对已经完成的权利变动进行展示,因此其主要是被赋予对抗第三人的效力,而与公信力无关。但在形式主义的立法模式中,权利变动非经公示不得发生,所以在公示之后权利变动方才发生效力,而第三人因信赖权利变动的真实性而与公示之权利人进行交易,此时才有是否赋予公示以公信力的问题。所以,公示是否具有公信力只有在权利变动采取形式主义的国家有意义,而赋予公信力实际上是对"权利正确性推定效力"和"善意保护效力"之共同作用的肯定,在第三人为善意的前提下,其与公示的权利人发生的交易结果受法律保护。❶

如前所述,虽然我国现行著作权法对独占(排他性)许可使用权的公示问题没有明确规定,但对比知识产权质押的相关规定,可以认为著作权许可与之同样都属于知识产权变动,应该采用形式主义的权利变动模式,因而也就有了著作权许可公示的公信力问题。正如本文第三部分中所举的例子,如果第三人善意地、基于对独占(排他性)许可使用权之公示的信赖而与公示的使用权人签订了分许可协议,该协议受法律保护(即该第三人应获得分许可使用权)。简言之,公信力针对的是第三人就许可使用权本身而与公示的使用权人发生交易。

另外,应当注意,如果著作权转让时发生登记错误,而登记的著作权受让人后来又与他人签订许可使用合同,此时是著作权转让公示的公信力问题,而非著作权许可公示的公信力问题,需要对二者清楚地予以界分。

4. 在公示公信力问题上的混乱——评《著作权法》(修改草案)第57条

除了著作权出质登记之外,我国著作权法并不涉及著作权公示公信问题。不过,《著作权法》(修改草案)试图在这一问题上有所突破,对与著作权许可有关的公示问题进行了规定,即该草案第57

---

❶ 尹田,前揭文,第298页。

条第 1 款的内容:"与著作权人订立专有许可合同或转让合同的,可以向国务院著作权行政管理部门设立的专门登记机构登记。经登记的专有许可合同和转让合同,可以对抗第三人。"❶该条款的关键词有两个,即"合同的登记"和"对抗第三人",按照国家版权局在其起草的"简要说明"中给出的解释,本条"在法律效力上采取了'登记对抗主义'"。❷

但笔者认为,此规定存在三个方面的问题:第一,合同登记非公示原则中的登记,"修改草案"其实并未建立起著作权许可的公示制度。合同是相对权法律关系,没有产生外部认知的必要,所以合同是无须公示的,同时合同也不存在对抗第三人的问题(起草者的立法本意显然指向的是独占(排他性)许可使用权),即便是"合同登记",也不过是证明存在一个合同关系,此登记与备案无甚差别。第二,即便不考虑登记对象的因素,采取"登记对抗主义"也不是很恰当。众所周知,我国的绝对权权利变动模式是债权形式主义,该模式对应的权利变动原则是公示公信原则,而如上所述,登记对抗与公信原则无关。因此,草案如此之规定会在某一具体权利变动的问题上,导致变动模式与变动原则在逻辑上不相匹配,这实际上反映出起草者没有理解公示与公信力之间的关系,以及公示公信原则如何受权利变动的"形式主义"或"意思主义"的影响。第三,在同一部法律中,同样涉及著作权的权利变动,却出现了不同的变

---

❶ 《著作权法》(修改草案)[EB/OL].[2012-04-05]. http://www.ncac.gov.cn/cms/cms/upload/info/201203/740608/133317987342298209.doc.

❷ 关于《中华人民共和国著作权法》(修改草案)的简要说明[EB/OL].[2012-04-05]. http://www.ncac.gov.cn/cms/cms/upload/info/201203/740608/133317987342298209.doc.

动原则：著作权出质适用公示制度，❶而著作权许可却没有公示制度。这显然成为著作权立法的一个逻辑错误。

由此看来，《著作权法》（修改草案）第57条根本没有构建著作权许可的公示公信原则。当然，笔者并不否认"合同的登记"与"对抗第三人效力的赋予"会在一定程度上解决著作权和相关权市场交易中经常出现的"一女二嫁"案件，但我们的确不应该在立法上犯如上所述之逻辑错误。笔者在本节前述有关"登记"和"公信力"的部分中详述了著作权许可制度中如何体现公示公信原则，照此构建相关制度才是应然之意。

五、结　语

著作权与物权一样，具有排他性，所以在权利变动的问题上，二者也应当适用相同的原则。我国2007年《物权法》采纳了公示公信原则，故笔者以"著作权许可"为切入点，深入研究了公示公信原则应当如何在这一具体制度上得到体现。总结上述分析，笔者得出了以下几点结论：①著作权的独占（排他性）许可使用权的设立、变动和消灭均需公示，公示的方式为登记，权利变动自登记时发生；②登记的对象不是许可使用合同，而是独占（排他性）许可使用权，因为只有需要获得外部认知的排他性权利才有公示之必要；③根据我国所采用的权利变动形式主义模式，应为登记的效力确立公信原则，而不应当采用登记对抗主义。

---

❶ 《著作权法》（修改草案）第58条规定："以著作权出质的，由出质人和质权人向国务院著作权行政管理部门办理出质登记。……"虽然此处没有明说出质登记的性质，但我们有理由认为其应当与2007年《物权法》第227条第1款所说的"质权自有关主管部门办理出质登记时设立"一致，即此处为公示原则的体现。

视阈融合下的知识产权诠释^{*}

徐 瑄^{**}

摘 要：对知识产权本质及知识产权制度本质的认识，从来就是法哲学、哲学诠释学的任务。认识知识产权本质是为了更好地安排知识产权制度。认识知识产权本质的困难在于法律专业的分工导致法律思维的专业限制，只有超越知识产权法才能看清知识产权及其制度本质。通过运用法哲学思维、辩证逻辑的方法分析知识产权制度，挖掘不同性质的制度结构及相互关系，可以发现，知识产权制度本质是一个均衡对价的制度安排，蕴含了高超的政治智慧。知识产权立法只有具备这种政治智慧，才能使人们心悦诚服地按照知识产权规则从事生产和生活。

关键词：知识产权 制度安排 均衡对价 对价平衡

---

* 本文发表于《中国社会科学》2011 年第 5 期。
** 北京大学法学院 1997 级博士研究生，知识产权法专业，现为暨南大学法学院教授、博士生导师。

一、现行知识产权制度（形态）是"一个整体"

我们可以把对知识产权本质的追问，放在知识产权制度整体中进行考察，并勾勒出关于知识产权制度形态的素描图（见图1）。

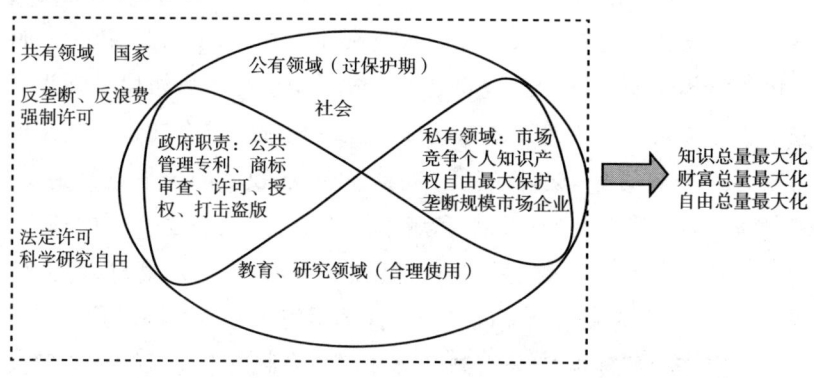

图 1　知识产权制度是一个均衡对价的制度安排

从图1[❶]可以看出，知识产权制度在一个共同体内是由共有制

---

❶ 图1示喻为"均衡对价图"，是作者研究知识产权多年为说明知识产权制度结构及交互变动关系勾勒出来的。它表征不同性质的共同体制度形态。图示不仅是一种智慧表达方法，还提供了一种对价法律思维方式和一种法律制度的认知模式。由于法律专业分工和思维能力限制及视阈隔阂，不同法域"对话不能"是社会生活的本质特征。只有用图示才能更直观地阐释。图示知识产权均衡对价，也尝试架构或唤醒人们心中整体与个别之间真理的直观。"隐喻会使一个人用一种新鲜的或许更有启示的方式看待某个东西，因此他会从自己先前的参照系中惊醒过来，在这里，隐喻扮演了一种很有用的认知角色"[沃森. 法律移植论[J]. 比较法研究，1989（1）]。或许该图示能使知识产权学者甚至法学学者受到某种启发。

度、公有制度、私有制度三种本质不同的制度组成的制度形态。它们在法域空间布局上分为共有领域（共域）、公有领域（公域）和私有领域（私域）。在制度的一端是私域或市场竞争领域，内设有专利权法律、商标权法、著作权法律、公平竞争法律、反不正当竞争等知识产权保护制度，其制度目标是趋向个人知识产权最大化；公域或社会领域在私域的另一端，内设有教育、研究等领域的合理使用制度、知识公域制度、过保护期公有制度等。围绕公私法域最外端的线条之外的区域称为"共域"，是不能私有的共享领域或还没有纳入制度安排、进行产权分配的政治利益。在知识产权制度中，行政机关承担性质不同的三种职责：公共供给、打击盗版以及知识产权审查、许可、授权等，并有相应的立法权限。整个知识产权制度的核心是私域的知识产权制度，它暗合市场领域的公平竞争制度，带动整个体制和机制的运行。私域中的"个人"是社会关系的核心，国家、社会、市场、政府、企业都围绕"个人"组织和联合起来。"共有制度"作为政治制度确定了共同体最终目标或共同愿景，它提供了制度产生的理由；"公有制度"和"私有制度"是共同体为解决资源配置冲突的供给制度和激励制度，通过以保护个人权利为核心、两种性质不同的制度的博弈，使共同体向着共同的制度目标——知识总量最大化、财富总量最大化、个人自由总量最大化方向发展，而最终为达成政治目标——共享智慧最大化。

可以说，知识产权制度是一个为共同体智慧最大化而均衡对价的制度安排，是产权分配再分配对价平衡的博弈机制。它由上述三个性质不同的制度组成。基本制度框架是供给制度和激励制度，满足布局科学、结构合理、比例适当、分配公平、分工明确的责任分配，而博弈机制是体制运行过程的动力机制，它要求产权保护根据创造性发展水平而不断对价平衡。整个知识产权体制形成了产权激励机制和供给制度之间的协调运行,并由产权激励制度引领博弈机制,按照理想确定的路线,不断地博弈竞争,促进发展和进步。三个逻辑层次构成一个制度安排如是,它们之间的法律关系也如是。这就是知识产权制度均衡对价制度安排的全貌。

学界对图1所示的制度位置摆放并没有达成共识。一些人把知识产权制度理解成单一的知识产权保护制度,其他制度都被理解成对知识产权的"限制"。至今对为什么要限制、限制个人权利发展的最终目的和意义是什么,没有达成共识。三种法域之间"对话不能":各自法域有自己生活内容形成对其他法域"视阈的限制";各个法域中的人们如果选择了其位置就选择了归属,决定了立场、视野和观点,并形成自己的利益之争。除非有制度安排使各法域之间产生"视阈融合",否则不同法域中的人不能对话,也无法达成共识,要实现共同目标也是不可能的。这些是研究知识产权制度均衡和利益平衡要解决的关键问题。同时,强制许可制度和反垄断法都被理解成私域的法律制度,没有考虑到共域(国家层面)的价值和功能。更重要的问题是:如果知识产权是"一个制度安排",那么,是谁安排了人们的生活?如果没有经过我们同意,它足以让我们服从吗?除非它合情、合理、合心、合意,使国家、社会、市场、政府、企业、个人凝聚在一个制度安排内,否则,人们并不能自愿服从知识产权法律。不能天真地认为,保护知识产权的法律就一定是善法。

二、知识产权应促进共享智慧最大化

通过保护知识产权而促进共享智慧最大化,是蕴含在知识产权制度中的智慧。

学界一直没有达成对知识产权本质的共识。❶知识形式说、无形财产权、信息产权、智慧财产权说❷等，都从经验材料的整理中抽象出某些类型化特征，至今没有抽象出更本质的能够囊括全部知识产权客体的属性和特征。澳大利亚学者彼得·德莱豪斯从法哲学层面概括出"抽象物"概念，但"抽象物"怎样成为法律上的"财产权"，❸他没有进一步解释。法学是具体活动的经验知识。法学承担了通过"格物致知"寻找法律真理的任务。它要求"物"具有起码的可见性而不能完全抽象，否则就无法以财产权保护，不能成为对抗他人的"权利"。

从法哲学视角看，知识产权本质是智慧表达（权）、智慧表达成果（权）及复制权、传播权、使用最大化权三种性质不同的权利。知识产权法对三种性质不同的权利赋予的许可权内容和排他性是不同的，分配给个人控制和禁止他人的权限也是不同的。智慧表达（权）属于人的自然权利。而有价值的智慧表达是创造性（权）。这是追求智慧获得的思想和行动计划，是具有实践诉求的想法、创意等。智慧表达有形式和内容之分。思想不可专属控制，而表达是

---

❶ 吴汉东. 利弊之间：知识产权制度的政策科学分析［J］. 法商研究，2006（5）：6-15. 一般来说，用普通法理解释学的方法，无法完全分析出各种公共政策的利弊。只有从制度整体角度，用均衡对价制度分析的方法，才能看清知识产权法律和政策的分野，分析不同性质公共政策的利弊，避免知识产权政策制定的盲目性，要防止治标不治本，更要防止为了治标毁了本。

❷ 李扬. 智慧财产法中的几个基本理论问题［J］. 科技与法律，2008（2）：43-48."智慧财产，是以智慧形式表现的财产。相对以具有长宽高等实体形态表现的物质财产，智慧财产没有具体的物质形态，只能通过抽象的理性思维才能加以把握。"作者将把握智慧的方式理解为"抽象的理性方式"，遗漏了人类感性、艺术直观才是把握智慧的方法，才是更常见把握智慧的方式并更具有权利的普遍性。参见：加达默尔. 真理与方法——哲学诠释学的基本特征（上、下）［M］. 洪汉鼎，译. 上海：上海译文出版社，1999.

❸ DRAHOS P. A Philosophy of Intellectual Property［M］. Aldershot：Dartmouth Publishing CompanyLimited，1996：16，17-25.

具有实践诉求的计划、规划等的知识形态，它进一步要求在实践中或"物化劳动"中实现其最大化的诉求。❶因此，一个智慧表达（权）不仅指思想（权），而且要把好思想变成行动计划，变成可以实践的行动方案，并在物化劳动中实现其传播、利用价值等。它特指那些能用语言、文字、数字、图形、符号等表达工具而表达出来的、附着在载体上能物化的、具有实践价值的知识形态（知识产品），借助市场竞争机制或资本机制实现其最大化的权利。知识产权法承诺保护一切智慧表达的智慧信息（权），使一切有意义、有价值的表达（权）都受到法律的尊重，但法律对不同形态的智慧表达的保护强度不同。只有能够"物化"为知识产品的智力成果（权）才能成为真正意义上的"知识产权"，才能进入市场竞争机制实现知识产品效用最大化。❷因此，知识产权本质是智慧表达（权）及智慧成果（权）及复制、传播、使用最大化权三种性质权利的区分，表明了知识产权法律的态度：保护知识产权是为了促进传播最大化以增加共享智慧。

知识产权制度是动态、均衡对价的博弈竞争机制。制度安排把

---

❶ 国内学者把劳伦斯·莱斯格的著作 The Future of Ideas 翻译成《思想的未来》。实际上该书本意讲的是人类智慧表达（权）的未来。他的另外一部著作《代码和网络空间的其他法律》中的"代码"（code），书名寓意"代码就是法律"，说的是代码就是网络世界的"自然法典"，应该按照自然法本性来立法。他用了摩莱里《自然法典》中指称自然（法）的同一个词"code"（参见：摩莱里. 自然法典 [M]. 黄建华，姜亚洲，译. 北京：商务印书馆，2006：见该书目次后的封页）。劳伦斯·莱斯格警示人们，关注人类智慧表达活动在过度知识产权保护下面临的困境。他因此被盛誉为网络时代的警世喻言家，他的书也因此成为当代网络世界的"警世喻言"。（参见：莱斯格. 代码和网络空间的其他法律 [M]. 李旭，姜丽楼，王文英，译. 北京：中信出版社，2004：202；莱斯格思想的未来：网络时代公共知识领域的警世喻言 [M]. 李旭，译. 北京：中信出版社，2004）。

❷ 知识产权法的研究尚没有关注哪些科学产品不能进入资本市场或哪些创新产品准入资本市场必须受到严格限制。这是现代知识产权法发展面临的重大课题。

多元价值规则统一安排在一个布局均衡、结构合理、比例适当、功能齐全的制度框架内。政治利益、经济利益、法律利益、文化利益作为不同性质的规则也分配在不同法域,发生均衡对价的交互关系。政治规则、经济规则、法律规则与文化规则的区分也是不同性质利益的区分,它们之间科学合理的制度安排意味着政治、经济、法律、文化都是人们社会生活正当的组成部分,要均衡对价,以满足人们的各种需求。制度安排给个人生活留下了自由选择空间的规则,使个体生活也呈现出多样性、差异性。知识产权均衡对价内含了个人繁荣发展的玄机。它暗藏了个人选择最大化的博弈机理。传统财产法就是"资源效率最大化"法律机理在有体物产权分配中的运用,实现了"地尽其利、物尽其用、货畅其流"的法律价值。而知识产权追求智慧表达最大化,是在地、物、货三个财产对象基础上进行发明创造,穷尽智慧以实现"人尽其才",以实现个人自由最大化,并最终实现共同制度目标:知识总量、财富总量、自由总量的增长——共同智慧最大化——"每个个人自由而全面的发展"的共同愿景。

  知识产权作为"财产权"不仅是对自然权利的承认,也是制度设计者和立法者的智慧和创造。其实,严格意义上的法律就是对冲突利益纠结状况所作的均衡对价的制度安排,❶其正当性是自然权利和法律权利之间支付了对价,使权利起码无害。"法律"(包括知识产权法律)的本质不过是使利益冲突纠结各方必须服从的"命令"。

---

  ❶ 徐瑄. 知识产权对价论的理论框架:知识产权为人类共同激励活动提供激励条件[M]//南京大学法律评论:2009年春季卷.北京:法律出版社,2009:89-104;知识产权立法要求在智慧表达(权)不能受损的条件下设立"法律权利",立法技巧满足了帕雷托最优因此实现了帕雷托效率。立法智慧要求同时支付等同对价,并解决顺序和程序,使"命令"成为冲突各方必须服从的"法律"。

而人们必须服从"命令"的理由，仅仅是制度安排满足了均衡对价。从这个意义上说，法律尤其是知识产权法律本身就是一种"智慧创造"，是不同利益、规则发生自由冲突时，创造出的以尊重权利、不损害权利、不减少权利为前提的解决办法或"创意"。这里提供了一种区分善法与恶法的标准。知识产权在创意中产生，也在财产权发展过程中，随着人类创造性水平的发展而不断发展出新的法律原则，一方面通过立法智慧提高增长了人类智慧，另一方面也促进了人类智慧表达自由（权）的最大化和科技繁荣。

三、知识产权的理性、科学和人文精神

理性、科学、人文性是知识产权均衡对价制度安排的精神和本质属性。运行良好的知识产权制度不仅包含了理性、科学和人文精神，也会促进人类的科学、理性和人文性的繁荣和发展。

理性是知识产权制度安排的首要价值。均衡对价是理性实体，理性核计才对价。"所有权所以合乎理性不在于满足需要，而在于扬弃人格的纯粹主观性。人唯有在所有权中才是作为理性而存在的。"❶如前所述，规则本身就是利益。这些规则分布在不同的法域中。理性人在制度安排下的交往活动中选择规则同时也就选择了不同性质的利益。人们把制度安排中不同法域分配的不同规则利益，作为自己选择的标的，确定选择的利益得失并不断平衡自己选择的代价和负担。知识产权制度区分了这些不同的规则并将它们作为一种均衡对价制度安排供人们自由选择。立法技术提供了尽可能稳定的、准确的、确定的保护知识产权的量化标准；经济规则直接满足了理性

---

❶ 黑格尔. 法哲学原理［M］. 范扬，张企泰，译. 北京：商务印书馆，1961：50.

人规则的对价;文化规则以其人文关怀、心灵认可来评价人们的规则选择;政治框架平等提供了个人公平选择不同规则的机会。而只要法律宣告创造性权利的标准并强制保护每个个人创造性劳动成果(权)不受侵犯,违反必受罚,就能支撑人类行为在科学、理性、人文框架下,向效率最大化目标持续进行。知识产权制度在政治对价、法律对价、经济理性对价、文化对价的合意过程中,把保护和激励个人创造性表达(权)保护以及再保护其财产权的目标当成起码共识,使知识产权激励最大化的行为遍布社会生活的各个领域,增加了人类的实践智慧,也增加了巨大的财富积累。

科学是均衡对价制度安排的内容,也是其精神。知识产权制度为人类科学正当生活提供了指引。人类共同知识活动是追求真理的活动。法律不过是通过财产权保护为人类知识活动提供激励和再激励,使人类智慧能不断接近真理性认识。而所谓正义制度就是按照智慧本性进行均衡的对价制度安排,引导人类追求智慧而已。近代以来,知识产权法承担了这个命运。在近三百年知识产权法律发展过程中,知识产权法对智慧表达(权)的各种知识形态用审查、许可、授权严格区分各种知识产权权利时,也确认了智慧表达的科学标准。专利制度提供的公平机会,引导了人们争先恐后按照审查标准表达、追逐符合审查标准的知识产权,投资知识产品进行复制、传播和利用权的自由贸易和交换,促使知识效用最大化。从欧洲专利局成立至今,专利局审查标准下的专利知识,表征了整个大工业时代技术进步的脚步。一方面是专利制度带来了公平效率,另一方面也记录了专利技术发展的阶梯,创造出一种智慧实体的新形式——"技术世界"或"技术本体"。智慧表达(权)不再是中世纪神学家们的"心领神会",而是科学家、哲学家、法律家们界定的有科学标准,有技术标准,有明确的新颖性、创造性、实用性的"知识形态"。知识产权制度实现了人类智慧的同时在科学标准下大释放的奇迹。

知识产权的人文性表现为知识产权与个体生命人格和心灵发展的一致性。知识产权法保留了财产权下的心灵生活。知识产权法始终坚持"人格权不可以转让",同时又激励和促进人格财产权发展,表明了财产权既是个人成就人格的工具,又是人格发展尺度的双重价值。生命作为智慧人格可以创造、表达成各种知识产权(包括其他财产权都是人格意志存在的方式),并通过智慧人格外化为财产权而成就人格本身,随着智慧表达外化财产权而实现人格意志、心灵的增长。在知识产权制度中从事智慧活动的人们在认识智慧、实践智慧的同时,也把自己生命的体验融入了人类智慧活动,参与成就了人类智慧的同时也成就了自己完美的人格。

知识产权制度安排了不在一个视阈中的各方当事人"出场",致力在争论和辩论中表达各自利益诉求,在交往和交流中发现和发展真理,在生产实践和科学实践中检验真理,在生产和市场交换中实现财富价值,并最终融入共享智慧愿景。法哲学认为,只有较为出色的辩论力量才能对真理予以说明。对个人生活来说,智慧也是个人追求目标,甚至就是财富本身。其中财产权扮演了目的和手段双重角色。财产权是人格成长进步的尺度,但不是唯一的。人们生活感受是在沟通和交流中得到鼓励的,政治共识是在充分的对话磋商中达成的。格物致知、生产生活、对话磋商、共同合意、对话对价,都是均衡对价不同侧面的生活场景,都需要制度安排在时空中布局和分工。当然,对价生活的所有场景最后达成个体生命对创造性财产权尊重的起码共识:知识产权制度安排的重心始终是"个人"(权利)。人格标示下的智慧表达成果因此成为个体生命在现实空间对生命意义存在的证明。从事劳动生产创造的"个人"是对价均衡体的"内在创造者",而其他生活空间的个人则成了"外在参与者"。"外在参与者在产权真理面前没有最终发言权",强调的是,个体生命劳动的本质及个体实践对保护个人劳动创造权利的真理性诉求。

从历史的角度看,知识产权发展的历史实现了个体的人格与共同体共同人格追求真善美的一致性。知识产权在促进个人繁荣的同时也满足了智慧最大化制度正义的目标。对话对价、交换对价、交往对价、合意对价——智慧最大化的知识产权制度使建立对话(而非对抗)和具有妥协正义的法律帝国成为现实。知识产权超越了知识产权本身而把法律真理作为自己的责任。通过激励个人生命成长而实现共同体整体生命的最大化——均衡对价制度安排的方法本身就是理性、科学的,并且是人文的。

四、知识产权如何达成"共同合意"愿景

知识产权制度安排均衡对价要求共同体高度的"合意性"。从合意理论角度说,均衡对价要求制度框架满足政治对价、经济对价、法律对价、文化对价才能合心合意;正义性要求是落实国家和个人对价、市场和政府对价、企业和社会对价,富人和穷人对价——除非满意,否则不正义。❶

但均衡对价是一个价值多面体,多元价值兼容于一体并不断进

---

❶ 通过均衡对价体制分析,可以顺带解决制度均衡的贫富差距问题:谁关心穷人?贫穷是怎么来的?是个人不勤奋吗?还是制度安排的必要的疏漏?分配专门负责人了吗?给每个人公平机会了吗?谁为最后的正义负责?从均衡对价角度看,一个均衡对价体应该为各方利益代言人"出场"提供公平竞争的平台。

行多元交互对价。❶除非能把它们的价值顺序固定下来，否则，就不稳定。"从哈贝马斯以来（不只是他），真理的'合意理论'有了发展，'合意性'几乎成了一个神秘的魔笛，人们以为用这支魔笛便可以把握真理和正义的答案。"❷近代以来，人类正是用均衡对价这只"魔笛"不断对价与平衡，引导人们寻找法律真理的答案。智慧是这么不可把捉，人类只能就可以把捉的财产权进行交换。在知识产权法中，均衡对价的真理性就是以人格标示下财产权为核心内容的个体法律实践性。法律保护人们在物化劳动中的智慧表达成果（权）或复制、传播、使用最大化权。知识产权作为财产权要求"起码的物性"或"阳光下可见性"。"保护一切阳光下可见创造物（权）"的财产权原则，把智慧表达思想（权）与智慧表达成果（权）区别开来，也是知识产权作为"财产权"保护的"定海神针"。❸失去了它，知识产权也会在漫无边际的智慧对价中失去正确的方向，知识产权法甚至会掉进变动不居、不可把捉、鬼魅丛生的世界。

　　从制度实践角度看，完全对价是理想，但只要人们对理想达成共识，并在基本政治框架公平的前提下，坚持不破坏、不损害、不减少、不浪费，在结构和比例上不断地对价与平衡，就会不断趋向人类共同理想。不会使仇恨更多、使现状更坏。一个国家甚至全世界都要如此，任何一个共同体都要求如此。

　　当今国际社会知识产权制度出现的问题是，现代（不是近代）知识产权制度分配不公，导致穷国更穷、富国更富。制度安排需要

---

❶ 人类历史就是在不断重复这个"故事"。
❷ 考夫曼. 后现代法哲学：告别演讲［M］. 米健，译. 北京：法律出版社，2001：38-39.
❸ 类似的意思表述，参见：沈致和. 法学现代化和中国知识产权法研究［J］. 法学家，2008（1）：71-74. "我们应注重对知识产权价值在相关产业链中增值、实现和分配的问题，知识产权的财产价值是通过人们对其对象的利用而表现出来的，这是一条贯穿于知识产权法律制度的定海神针。"

重新思考正义的框架及与之匹配的均衡对价平衡问题。

知识产权制度安排能承载这个使命。只是，需要更高的政治智慧。

当下最重要的问题是：如何改善发展中国家的知识产权发展状况？如前所述，知识生产的基本公平条件是"充分供给、激励创造"。不同性质制度安排的顺序、地位、位置、程序对制度目标的实现非常重要。尤其是在知识产权保护的规则生效前，需要政治家落实共有制度的充分供给责任。西方经济体启动前，经历了几百年启蒙运动，落实了智慧、知识的充分供给后，才颁布知识产权法保护规则，形成了少数西方国家今天成为知识产权强国的竞争优势。公共供给责任落实问题解答了现行知识产权制度是怎样失衡的。发展中国家引进知识产权制度时，有为知识产权而做均衡对价的制度安排吗？保护知识产权规则生效前供给责任落实了吗？如果不落实供给责任，高保护知识产权对共同体整体智慧水平产生怎样的影响？另外，在西方国家"保护知识产权"的要求下，使供给责任落实不会侵害知识产权，需要怎样的政治智慧？找到上述问题的答案，就能对现代知识产权制度安排进行纠正。

特别强调的是教育、科学研究和强制许可制度在保障供给制度中的重要性。教育、科学研究合理使用是知识产权保护的例外。强制许可制度也是一个主权国家的特权，是各国发展知识产权制度可以合理使用的供给制度。充分供给一定能激励创造。供给责任不落实，社会成本不减少，创新供给和激励不足，创新能力必然弱。这要求政府首先要落实公共供给，然后才是保护私权责任，充分利用合理使用强制许可制度，保护知识产权，两手都要抓、都要硬。波斯纳在《知识产权法的经济结构》中提出了"知识产权法的政治经济学"概念："我们论及知识产权法的政治经济学；换言之，我们探讨那些决定知识产权法演变以及目前范围的政治力量,强调利益集团与自由市场的意识形态这两者近几十年来在知识产权扩张中的作用"。❶ 而发展中国家更要关注政治经济学和自由经济学之间均衡对价的关系原则——任何政治经济行为不能破坏自由经济已有的创造性成就,才是真理。

五、结　语

从国际竞争角度看,知识产权竞争力是一个民族整体智慧表达水平的证明。当一国知识产权制度满足均衡对价条件的时候,就能达到通过个人智慧最大化实现共同体智慧最大化的目标。反之,就会使知识产权制度在一国发展无序,甚至造成一国知识产权分配和再分配的不公平。这与 2002 年英国知识产权委员会《知识产权与发展相整合》得出的结论是一致的。发展中国家面临的问题是,西方某些发达国家共同体对价的制度被推行到人类共同体,其均衡对价的主动权又掌握在少数发达国家手中,发展中国家如何改变这种不公平的状况?

TRIPS 作为各成员方立法指导给各个成员方保留了均衡对价制度安排的机会。各成员方运行不好,实在是因为对知识产权制度本质的认识有限,没有均衡对价制度安排的政治智慧所致。TRIPS 第 1 条承认"知识产权是私权"有其真理性。强调"知识产权是私权",确立了各国知识产权立法的核心价值,客观上为人类共同智慧生产再生产的均衡对价制度安排内置了一个"引擎",但这个引擎需要

---

❶　兰德斯,波斯纳.知识产权法的经济结构[M].金海军,译.北京:北京大学出版社,2005:8.详细分析在该书第 510~536 页。

一个供给充分的公共基础设施作基础。根据本国智慧发展水平制定一个均衡对价的制度安排,并适时供给知识产权保护,维护知识产权均衡对价的科学性、理性、人文精神,才能够建设一个创新国家,促进人类的进步与和平。

专利无效制度比较与启示 *

管育鹰 **

专利（为便于比较，本文仅指发明和实用新型专利）制度的有效运行依赖于专利权的有效性和稳定性。但是，即使经过实质审查的发明专利，由于各种原因也难以保证审查员能够穷尽对所有现有技术的检索、审查不可能做到百分之百正确。为提高专利质量、尽量保证专利制度被用于保护真正的创新，各国都十分注重通过立法设立各类授权后无效程序以过滤和淘汰授权不当的问题专利。本文将以专利无效制度为例，考察世界有代表性的主要国家和地区的相关经验，总结其共性与趋势，并审视我国目前体制机制中可能影响制度运行的尚待完善的地方。

一、域外专利权效力判定的方式：
专门上诉法院统领下的民事/行政程序并行不悖

美国长期以来在各联邦地方法院管辖的专利侵权诉讼中允许被

---

* 本文成于我国《专利法》第四次修正案颁布之前，特此说明。
** 北京大学法学院 1994 硕士研究生，知识产权法专业，现为中国社会科学院法学研究所研究员、知识产权室主任、博士生导师。

告提出专利无效的抗辩、反诉或直接提起确认专利权无效的不侵权诉讼，这些无效诉讼与在美国专利商标局（USPTO）提出的多方复审程序并行。为了统一关于专利权效力判定的最终标准，1982年美国联邦巡回上诉法院（CAFC）成立，统一受理从各地方法院上诉的专利侵权、无效诉讼以及对USPTO复审上诉的二审案件；CAFC改变了以往美国专利诉讼的"择地诉讼"现象，同时研究发现该院成立后的判决显示了一定"亲专利"特点，即维持有效的专利比例比之前各地法院的综合比例还要高一些。[1]但是，在各联邦地方法院进行的通常与侵权诉讼纠缠在一起的专利无效诉讼仍存在费用高昂的问题，在提高专利质量方面的效能也显得低下，因此美国也一直继续寻找更高效的专利权效力判定方式。2011年，美国发明法案（AIA）为此精心设计了不同类型的在USPTO进行的授权后复审程序，在原有的单方再审程序外，将授权后的无效程序划分为审查和双方复审两类，每一种程序适用的条件不同，力求尽量拓宽授权后专利效力复审的渠道和范围、减少判定专利权无效的成本、提高美国专利的整体质量，近些年的实践也表明这些程序正在发挥应有的作用。

　　大陆法系的专利权效力判定程序相对来说远没有美国的复杂，特别是严守行政、民事公私法划分的德国，除了授权后一段时间内的异议外，专利无效程序只有一种，即任何人对授权后的专利权存有疑义的，直接向联邦专利法院（BpatG，1962年成立）提起诉讼，不服判决的上诉到德国最高联邦法院（普通）。德国专利侵权诉讼在地方法院进行，但仅审理侵权事由，凡涉及无效的必须向专利法院提起无效诉讼；此时，侵权诉讼往往要中止等待无效诉讼结果，反

---

[1] ALLISON J R, LEMLEY M A. How Federal Circuit Judges Vote in Patent Validity Cases [J]. FLA.ST. L. REV., 2000, 27: 745.

之在 BpatG 提起无效诉讼不以侵权纠纷为前提,任何时候均可提出。德国的专利无效渠道看起来很单一,但因其高效省钱,颇受国内外当事人的青睐。不过,侵权与无效诉讼绝对分离的审理模式可能带来矛盾的判决和一定的拖延;根据相关数据,德国不同法院的判决不尽统一的情况达到了 12%,造成了法律效果的不稳定性和对被告缺乏足够救济,为此有研究者建议应当考虑某些情况下将侵权与无效程序合并和加快无效诉讼进程。❶

日本的司法体系长期受德国影响,但"二战"后在一定程度上也受到美国影响。日本专利法中关于无效请求的审理程序之规定,多处都直接援引日本民事诉讼法,具体由日本特许厅(JPO)的审判部负责专利无效申请的复审工作。事实上,JPO 审判部的审决也相当于日本地方法院一审判决,当事人对其所作出的关于专利权无效的审决不服的,直接向日本东京知识产权高等法院提起上诉;日本最高法院是无效诉讼的终审法院,但像美国联邦最高法院一样仅为法律审、极少有案件。在日本东京知识产权高等法院进行的专利无效诉讼虽然是因不服 JPO 审判部的审决提起,但是以专利权人或无效申请人为原告、以对方当事人而非 JPO 为被告(法院会将诉讼内容通知 JPO 长官并询问其意见)。❷另外,自 20 世纪 90 年代以来,在"知识产权立国"方针的引导下,日本的知识产权司法改革成为知识产权战略实施的重要内容;日本学界也逐渐认可了专利侵

---

❶ 相关案件和分析详细内容参见 Katrin Cremers, Fabian Gaessler, Dietmar Harhoff, Christian Helmers. Invalid but Infringed?An Analysis of Germany's Bifurcated Patent Litigation System [EB/OL]. [2019-06-18]. https://www.law.berkeley.edu/files/Helmers_Christian_IPSC_paper_2014.pdf.

❷ 参见日本专利法第 123 条至第 180-2 条。

权诉讼中被告可以提出无效抗辩的学说：❶一则专利权无效的请求要另行提起无效诉讼，实际上是要求当事人的同一诉求要经过两个诉讼程序才能够确定，增加了当事人的负担；二则若机械性地执行 JPO 与法院的权限分工将一个程序能解决的问题要求完成两个程序，可能造成案件审理的拖沓延迟，因此在不违背设置 JPO 目的之范围内，应当承认受理侵权诉讼的法院❷可以对专利权的效力作出判断❸。2000 年，日本最高法院在富士通与美国得州公司关于半导体集成电路基本专利案（简称"Kilby 案"）中肯定了东京高等法院承认和接受无效抗辩的开创性判决；随后在 2004 年 6 月修改的专利法增加了第 104 条之三第 1 项，明确了无效抗辩并规范其适用（随后修改的实用新型、外观设计和商标法中相关条款也明确适用无效抗辩条款）："在有关侵害专利权或独占实施权的诉讼中，如果认为该专利权应当依专利无效审判程序判定为无效时，专利权人或独占实施权人不得对被告方行使其权利"。为避免被告滥用无效抗辩、有意拖延专利侵权诉讼，日本专利法第 104 条之三第 2 项规定："依前项提出无效抗辩主张的，如果法院认为其以不当延滞诉讼为目的，则可依申请或依职权裁定予以驳回"。日本在专利法中明文规定民事案

---

❶ 无效抗辩学说在日本也叫当然无效说，即发明专利如果存在欠缺新颖性等重大明显瑕疵的，应当认为其当然无效，代表性观点参见：中山信弘. 工業所有権法：上：特許法［M］. 2 版，第 418 页）；田村善之. 特許侵害訴訟における公知技術の抗弁と当然無効の抗弁［J］. 特許研究，21：4；中島和雄. 侵害訴訟における特許無効の抗弁：再考［J］. 知財管理，50（4）：489。

❷ 在 2005 年日本东京知识产权高等法院成立之前，依据日本的民事诉讼法第 6 条，包括专利侵权案件在内的技术性知识产权民事案件的管辖实际上已经相对集中，即一审由东京、大阪地方法院跨区审理，二审由东京高等法院审理，而后者正是直接受理专利无效诉讼一审案件的专属管辖权法院。

❸ 本段关于日本无效抗辩讨论的介绍参见：飯村敏明. グローバル・ネットワーク時代における特許侵害訴訟：我が国における侵害訴訟における特許無効の抗弁を中心として［EB/OL］. ［2016-01-18］. http://www.softic.or.jp/symposium/open_materials/10th/jp/iimura-jp.pdf.

件审理法院可以接受专利权无效抗辩，突破了采取民事/行政二元制的大陆法系传统，开创了法院在民事案件中可以对知识产权效力进行司法认定的先河；但是，日本的这一做法并不是从法院可以直接宣告专利权无效，而是从因专利权人滥用权利法院不支持其诉讼请求的角度来规制的，从而巧妙地回避了大陆法系传统的二元制中司法与行政机关的职能分工问题。这一折中的方案提出之后，日本于2005年4月1日成立了东京知识产权高等法院，统一审理技术性知识产权民事案件的二审和无效审判案件二审，以进一步减少可能产生的裁判冲突。之后，为消除民事判决与行政判决可能存在的冲突，日本专利法于2011年再次修订，以第104条之三规定在与专利侵权相关的法院判决生效后，JPO所作出的无效审决及订正审决均不得作为专利侵权相关诉讼的再审理由，包括不得就与诉讼相关的各种保全错误寻求损害赔偿。

从上述总结的具有代表性的相关国家和地区关于专利权效力认定的制度变迁过程可见，各法域都结合自己宪法架构下的法院体系和知识产权案件的专业性特点，探索出了相应的专利无效程序及诉讼模式。共同的特点是：

（一）民事/行政两种途径并行不悖

在美国，长期以来倾向于在各联邦地方法院的民事诉讼中直接提出无效诉讼请求的被告，在AIA通过后注意了USPTO行政程序的高效和低成本，开始主动寻求以双方复审程序提前解决专利权效力判定问题。值得注意的是，与AIA通过的同时，美国国会2011年通过了"专利导航法案"，[1] 选定15个受理专利和植物新品种案件最

---

[1] PUBLIC LAW111-349—JAN. 4, 2011.

多的地方法院进行为期 10 年的专业知识培训和审判效能检测,通过其判决被 CAFC 推翻比例等指标考核及相应措施,增强法官对专利等案件的审判能力。在大陆法系代表方面,德国的单一专业法院审理无效诉讼模式看似坚持了专利权效力判定的行政诉讼一元制模式,但事实上这种典型的大陆法系思维正好反映了其对"知识产权是私权"的共识,因为在德国 BpatG 进行的诉讼中,当事人并没有行政机关,而是专利权人和提起无效宣告请求人,且该院的判决直接由专利行政机关执行产生对世效力。当然,因宪法体制和法院组织等基本构架不同,德国模式在我国缺乏可复制性,况且该模式近些年来也开始反思民事与行政案件截然划分带来的问题。日本的实践对我国们最具有参考价值,这种既坚持了民事与行政二元体系的划分传统,又能实质性提高专利权判定程序效力的方式实施起来在体制机制方面的阻碍更少。唯一的问题是,这种模式需要法律的制定或修改先行,如日本直接修改专利法,以立法形式直接明确法院在审理专利等民事案件时可接受权利无效抗辩并根据"权利不得滥用"在侵权案件中作出判决。关于在侵权案件中接受无效抗辩所产生的法律效果,在日本只对个案有效,日本专利法中并没有规定,可知在日本的诉讼法理论中,无论是民事还是行政诉讼,在先判决中同一事实同一理由作出的权利效力判定,其既判力也是得到承认的。

(二)建立专门的上诉法院统一裁判尺度标准、精简程序以减少当事人诉累

考察以上各法域的经验还可发现,专利侵权案件和专利无效程序紧密相关且经常会同时纠缠在一起,专利权效力判定是此类案件的关键点。对此,建立专业化审判机制、提高法官专业审判技能、

以技术调查官等技术事实查明机制相辅助,成为各地区加强知识经济时代科技创新司法保护不约而同的政策发展趋势。这些知识产权专业化审判机制的共同选择是将专利民事案件的审判权集中,并将其上诉法院与对专利行政机构复审部门裁决进行司法审查的法院合并,以统一民事/行政案件中关于专利权效力判定的裁判标准。美国1982年设立的CAFC、日本2005年设立的东京知识产权高等法院、我国2019年开始运行的最高人民法院知识产权法庭,均出于相同政策的目标。不同的是,美国、日本关于专利行政机关作出的权利是否有效的复审裁决之无效诉讼,均由当事人直接向国家层面的专门的高级法院提出。虽然理论上这类案件的判决仍可向最高法院上诉,但实践中极少有当事人提出这种单纯的法律审,也即该专门审理不服专利行政机关复审裁决的高级法院一般就是关于专利权效力判定的最终机构。这样,一项专利是否有效,若在地方法院审理的侵权诉讼中以无效请求或无效抗辩提出,则可能通过上诉后最终由专门审理知识产权侵权上诉案件的国家层面的专门的高级法院判定,即经过两级审理程序。若通过行政机关的复审机构提起,则连复审程序在内总共也是经过两级审理判定。

二、我国现行专利权效力判定方式存在的问题及解决方案

(一)低效的行政诉讼模式和多重繁杂的程序

虽然我国《行政诉讼法》未明确规定就专利复审无效决定提起

的诉讼是行政诉讼,❶但受大陆法系影响,实践中将由国家知识产权局专利复审委员会(以下简称"专利复审委员会")❷进行的专利复审和无效视为行政行为。《专利法》虽然也没有明确规定此类案件是行政诉讼,❸但指出须通知"对方当事人作为第三人参加诉讼",❹这就意味着专利无效诉讼被视为行政诉讼,不服专利复审委员会决定的专利权人或无效宣告请求人是原告、专利复审委员会是被告、对方当事人是第三人。事实上,由于专利、商标、集成电路布图设计、植物新品种等创新或经营成果须经行政机关审查或核准程序才能获得相应的知识产权权利证书,对行政机关的复审和无效审查决定提起的诉讼,在我国司法实践中一并被称为"授权确权类知识产权行政案件"❺。理论上说,行政行为涵盖了行政处罚、行政强制、行政许可、行政确认、行政监督检查等多种具体种类,但遗憾的是,专利复审委员会在专利复审和无效程序中所作出的复审和无效决定属于什么具体行政行为,在我国行政法学界的讨论并不多。

---

❶ 2015年《行政诉讼法》第二章第12条"受案范围"中列举了十二类可诉的具体行政行为,如关于行政处罚、行政性强制措施、行政许可、行政确权、征收征用、不作为、滥用以及侵害行政相对人合法权益等,显然,专利授权确权诉讼难以直接套用这些类别;因此,将专利授权确权诉讼归为行政诉讼只能依据第二款,即"除前款规定外,人民法院受理法律、法规规定可以提起诉讼的其他行政案件。"

❷ 根据2019年2月18日发布的国家知识产权局公告(第二九五号),自2019年4月1日起,专利复审委员会并入国家知识产权局专利局,机构调整后原专利复审委员会承担的审查工作将以国家知识产权局的名义开展。

❸《专利法》第41条、第46条。

❹ 2008年《专利法》第46条第2款"对专利复审委员会宣告专利权无效或者维持专利权的决定不服的,可以自收到通知之日起三个月内向人民法院起诉。人民法院应当通知无效宣告请求程序的对方当事人作为第三人参加诉讼。"

❺《最高人民法院关于专利、商标等授权确权类知识产权行政案件审理分工的规定》(法发〔2009〕39号)2009年6月22日第1469次审判委员会讨论通过。

笔者认为，专利权是基于发明创造才可能获得的专有性民事权利。专利行政机关（包括专利局和专利复审委员会）的审查、复审和签发证书的行为起到的是对发明创造的内容进行界定、审核确认和公示的作用，专利"授权"并不是行政许可，而类似行政确认。抛开专利复审程序，专利复审委员会在无效宣告程序中的行为之性质则较为复杂。绝大多数情况下专利复审委员会是对请求人和专利权人之间关于权利有效性的主张和理由进行判断并作出决定，这属于典型的行政裁决行为，❶ 与我国《专利法》第60条规定的管理专利工作的部门应当事人的请求对侵权纠纷和损害赔偿进行处理和调解的性质一致。但在特定情形下，如请求人提出的主张和理由不足以支持判定专利权无效，但专利复审委员会在审查中发现了专利权存在应当被宣告无效的明显瑕疵时，专利复审委员会若主动依职权引入新的主张和理由并作出宣告专利权无效的决定，则实际上是对实质审查结果的主动纠正，是对行政确认行为的复议。我国目前对专利无效宣告程序的功能界定和作用定位不清，《专利法》第45条规定"任何单位或者个人认为该专利权的授予不符合本法有关规定的，可以请求专利复审委员会宣告该专利权无效"，可能包含了上述行政裁决和行政复议两种情形，因为任何单位或个人也包括了专利行政机关本身；因行政复议的确属于行政机关职能范围，《专利法》第45条的这一规定可能带来对整个无效程序性质的误解。

当然，从实证的角度，我国目前的专利无效宣告程序基本上都

---

❶ 关于行政调解和行政裁决的性质，在传统行政法理论中关于其应归属于社会救济还是公力救济尚有争议，但在当代理论中无疑应归入诉外解纷机制；行政机关即使对民事争议行使裁决权，在性质上也只能是准司法权，并且经行政裁决的民事争议仍隶属于司法最终救济的范畴。参见江伟.民事诉讼法学［M］. 北京：北京大学出版社，2015：2.

是由第三人尤其是侵权诉讼中的被告等利害关系人提起的；❶而在此情形下，专利复审委员会都会作为被告（以及后续程序中的相应当事人）走完两个审级的北京市中级人民法院和北京市高级人民法院（2019年之后二审变更为最高人民法院知识产权法庭），甚至最高人民法院再审的诉讼。在此过程中，一项专利权长期处于不稳定状态，不仅给相关程序中的当事人带来诉累，也给国家行政和司法公共资源造成了极大浪费。❷

（二）充分利用《专利法》第四次修改的契机进一步完善我国专利确权机制

在我国《专利法》面临第四次修改之际，关于专利无效宣告请求制度的争议又一次引起各界关注。专利无效相关程序如何优化简化以减轻当事人诉累、提高纠纷解决效率、统一裁判标准等问题在我国学界已不是新问题。早在国家知识产权战略纲要制定之初，这些议题就已经得到充分讨论，长期以来相关论述层出不穷，但因涉及国家机构职能的调整和国家层面的上诉法院在现行法院组织法上找不到相应定位，各种论证方案一直无从落地。直到根据2018年10月26日全国人大常委会通过的《关于专利等案件诉讼程序若干问题的决定》，最高人民法院成立了最高人民法院知识产权法庭，国家知识产权战略纲要提出的"探索建立知识产权上诉法院"方案才有了雏形。根据《最高人民法院关于知识产权法庭若干问题的规定》，

---

❶ 实践中大多数无效宣告请求都是所谓"稻草人"提出的。
❷ 美国双方复审程序的官费至少是1.5万美元，而我国的才3000元人民币。参见：深圳华夏泰和知识产权有限公司．深度分析：美国专利无效程序研究［EB/OL］．［2019-06-06］．http://push.guangdongip.gov.cn/member_subscribe_detail.html?id=2570.

自 2019 年 1 月 1 日起，全国范围内当事人对发明专利等专业技术性较强的知识产权民事和行政案件的上诉，以及北京知识产权法院作出的专利等确权诉讼判决的上诉，均由最高人民法院知识产权法庭统一审理。应该说，最高人民法院知识产权法庭的设立，无疑是我国激励和保护创新、加强知识产权保护的又一里程碑。这一上诉机制回应的正是长期以来困扰我国科技创新领域各方当事人的需求：一是将技术类确权案件与全国范围内侵权民事案件的上诉管辖集中在一起，实现权利效力和侵权判断两大诉讼程序的对接和裁判标准的统一；二是有利于解决制约科技创新的各地裁判尺度不统一及其可能带来的择地诉讼问题。在实际操作方面，置于最高人民法院的架构下并从全国范围内遴选优秀法官和技术调查官组成新设立的知识产权法庭，对提高我国疑难知识产权案件的审判质效，加大知识产权司法保护力度，切实提升司法公信力大有裨益。

然而，与域外先立法或修法后随即成立相应专业化审判机构的经验不同，由于《专利法》的修改因各种因素一再拖延，我国最高人民法院知识产权法庭已先行设立，但这并非意味着我国对本文前述的专利权效力判定相关的程序和实体法律之认识和研究还未形成共识；相反，自国家知识产权战略纲要制定之初开始持续到战略通过实施以来的十年，通过修法简化无效程序减少诉累和建立国家层面的专业审判机构都已经是论证相对成熟的议题。❶ 简言之，我国学界的主流观点是，由于专利无效审查程序中专利复审委员会的主要角色是居间对双方当事人（无效宣告请求人和专利权人）关于专利权效力之对抗性争议进行裁决，这一职能与司法机关的审判类似，

---

❶ 在我国的学术期刊网站上和国家图书馆均可以查询这方面的大量论著。

将其视为"准司法"行为更符合其法律属性❶。经过多年讨论,目前国内总的共识是,国家层面的专业化知识产权审判机构要高效运行发挥作用,有赖于相关立法和配套措施的制定和完善,但目前我国的《专利法》或民事/行政相关程序法尚未修改。特别明显的是,与发达国家相比,我国对专利权效力的判定机制,缺少民事诉讼中的无效抗辩和行政诉讼程序的精简。因此,尽快修改相关立法是真正发挥这一国家层面知识产权专门法院应有作用的关键。正值《专利法》修改提上日程之时,修改和增加相关条款对上述各法域通行的经验作出明确的规定是恰当的。

(三)完善立法确立专利权效力判定路径和简化程序的具体建议

笔者认为,在目前我国专利数量飞升的情况下,加强行政部门的审查力度和加强法院的司法审查并不矛盾,二者是相辅相成、齐头并进的。从各国经验看,由第三人启动并参与的专利无效宣告程序是相对独立的程序而不是审查程序的继续,因此在后续的无效诉讼中,复审机构或专利局并非一方当事人,而是相对超脱的诉讼参与人。比如,依据美国专利法第319条和第329条,在美国专利审判和上诉委员会(PTAB)对有双方当事人参与的关于专利权效力争议的授权后再审查和复审程序作出裁决后,任何一方不服的均可依据第141~144条的规定向CAFC起诉;USPTO局长收到通知后须向法院提供所需的材料,必要时参与诉讼,但并非作为被告。依据德国专利法第81条,对专利权有效性持争议的人,应直接以专利权

---

❶ 中国社会科学院知识产权中心. 中国知识产权保护体系改革研究[M]. 北京:知识产权出版社,2008.

人为被告向联邦专利法院提起专利无效诉讼;专利局并不参与诉讼,但曾在专利局或者专利法院参加过与该专利的授权或者异议有关的程序的法官应当回避(第86条第2款之二)。即使在与我国专利申请驳回复审诉讼最相似的日本,其专利法第179条亦明确:对该法第123条第1款(专利无效)或者第129条第1款(专利订正无效)的审判,以及该法第171条第1款的复审进行诉讼审理时,必须以该审判或复审的请求人或被请求人为被告。

相比之下,我国目前将所有授权确权行为一律套用一般行政行为的规则适用《行政诉讼法》的做法必然带来一些问题。具体说,在我国,由于传统上将专利复审委员会视为一般行政机关,将专利授权确权行为等同于普通的具体行政行为,因此,专利授权确权行政诉讼中专利复审委员会都是固定的被告,不服其决定的申请人或当事人要以其为被告起诉到北京知识产权法院,二审才能到最高人民法院知识产权法庭。同时,由于《专利法》没有明确人民法院在行政诉讼中如何作出判决、是否能直接判决专利权的效力,在司法实践中,法院只能驳回原告请求或者撤销专利复审委员会决定责成其另行裁决。另外,因法律中没有明确专利权无效抗辩,法院在侵权案件与无效诉讼纠缠时无法基于那些明显应当无效的情形作出不侵权判决、不利于规制专利权行使不当的行为。

由于日本传统上注重行政、司法职能的划分,因此,我国可以借鉴日本的经验,既允许在专利侵权诉讼个案中提出并审理无效抗辩,又不必明确法院有直接宣告权利无效的职权。但是,审视我国目前的专利无效宣告制度,与世界通行的实践相比,明显缺失的是民事诉讼中没有给予被控侵权人足够的救济。事实上,无论在哪个法域,专利民事诉讼的和解率都在50%以上;换言之,对理性的当事人而言,耗时耗力的专利诉讼持续完成所有程序并非理想选择,被控侵权人即使有足够证据提起专利无效宣告,但若民事诉讼中能够和解,也不会执着于一定要走完行政诉讼程序最终无效或撤销专利。考虑到这一制度后的现实背景,我国在民事诉讼中给予被告提出无效抗辩的权利是有利于专利权的整体稳定性的。

由于体制机制需要考虑各自法域的具体情况,我国相关法律的完善需要综合参考域外诸多有益经验,其中继承了大陆法系传统但又吸收了英美法系灵活性的日本相关法律条款的设置对我国尽快完善专利无效制度的借鉴意义更为明显。简要地说,在我国《专利法》的修改与相关立法的制定完善中,需要明确以下内容:

1. 第46条

专利复审委员会对宣告专利权无效的请求应当及时审查和作出决定,并通知请求人和专利权人。宣告专利权无效的决定,由国务院专利行政部门登记和公告。对专利复审委员会宣告专利权无效或者维持专利权的决定不服的,可以自收到通知之日起3个月内以对方当事人为被告向人民法院起诉。人民法院应当通知国务院专利行政部门作为第三人参加诉讼。(参考美国、德国、日本的专利法)

2. 在第46条之后增设一条

撤销或变更专利复审委员会行政决定之生效判决,就该案件相同事实的判定具有拘束力。原行政决定被撤销后,专利复审委员会应依照生效判决重新审查并作出决定。(参考日本专利法第181条第2款、行政事件诉讼法第33条)

3. 在第62条之后增设一条

当事人主张或抗辩专利权应当被宣告无效的,人民法院对该主张或抗辩进行审理。人民法院认为该主张或抗辩成立的,应当驳回专利权人的诉讼请求。人民法院在审理前款的主张或抗辩过程中,必要时可以裁定要求国务院专利行政部门参加诉讼。

其他关于专利制度优化的建议还包括，建立法院与专利行政机关的信息和人员交流机制、建立符合知识产权复审和无效案件特点的程序官费和诉讼费标准等。

总之，我国已顺应科技发展需要和各法域经验建立了国家层面的知识产权上诉机制，设立了最高人民法院知识产权法庭，集中受理各地知识产权专门法院或法庭审理的技术性民事案件之上诉，以及不服专利无效复审决定的专利确权案件的上诉，这无疑将有利于在全国范围内统一专利案件的裁判尺度，简化优化程序。但是，要真正发挥这一创新机制的作用，相关法律的制定或修改迫在眉睫。

附：各国专利无效程序对照（作者根据截至 2019 年 6 月的材料编制）▼

法域	效力判定程序	受理机构	请求人	请求时间	起/上诉	被告	效力判定
美国	单方再审	PTAB（USPTO）	任何人	任何时间	CAFC	USPTO	对世性/证书
	授权后复审	PTAB（USPTO）	利害关系人	9个月内		当事人	判决命令由USPTO归档
	双方复审	PTAB（USPTO）	利害关系人	9个月后		当事人	判决命令由USPTO归档
	侵权民事诉讼	联邦地区法院	被告	答辩书前		当事人	最高法院判例/禁反言
	确认无效诉讼	联邦地方法院	准被告	现实争执		当事人	最高法院判例/禁反言
德国	授权后异议	专利商标局	任何人	9个月内	BpatG	DPMA	对世性/公报
	无效审判	联邦专利法院	任何人	任何时间	最高院	当事人	对世性/公报

续表

法域	效力判定程序	受理机构	请求人	请求时间	起/上诉	被告	效力判定
日本	授权后异议	特许厅	任何人	6个月内	东京高裁（IP法院）	JPO	对世性
	无效审决	特许厅审判部	利害关系人	任何时间		当事人	拘束力/重审
	侵权民事诉讼	东京/大阪地裁	被告	诉讼中		当事人	个案/滥用
中国	专利无效宣告	专利复审委 CNIPA	任何人	任何时间	北京IP 最高IP	CNIPA	维持/撤销复审委决定

航空航天技术与知识产权 *

孙国瑞 **

摘 要：人类对外层空间的探索取得了可喜的成果。航空航天技术是衡量一个国家高技术发展水平的重要标志之一，我国在该领域也已获得重大突破。本文回顾了我国航空航天技术的发展历程，对航空航天技术所涉及的专利、商标、商业秘密、集成电路布图设计等问题进行了较为全面的阐述。

关键词：航空航天 科学技术 知识产权

一、航空航天技术概述

航空航天技术发端于 20 世纪 50 年代欧美等发达国家的新技术革命浪潮，在 20 世纪 80 年代席卷全球，对我们人类生活的方方面面产生了极其深远的影响。高新技术的开发利用，在高新技术竞争

---

* 原文载于《科技与法律》2004 年第 2 期。载入本书时保留成文时的研究状况，所使用法律法规为当时的法律法规。

** 北京大学法学院 1993 级博士研究生，知识产权法专业，现为北京航空航天大学法学院教授，博士生导师。

中抢占制高点，争取尽可能多的发言权，成为各国政府工作目标中的重中之重。

现代高新技术，主要包括微电子科学和电子信息技术、材料科学和新材料技术、能源科学和新能源及高效节能技术、光电子科学和光机电一体化技术、生命科学和生物工程技术、空间科学和航空航天技术、生态科学和环境保护技术、地球科学和海洋工程技术、基本物质科学和辐射技术、医药科学和生物医学工程技术等。在科学技术迅猛发展的今天，人们早已不满足于对自己所生活的地球上种种未知数的求解，而是把触角深入辽远浩瀚的空气空间和外层空间，从事旨在为人类寻觅新能源、新物质，甚至新的生存空间的具有更高的风险性、探索性和挑战性的工作，这个触角的物质基础即为航空航天技术。

航空航天技术是高新技术的聚合体，将基础科学、应用科学和工程技术的最新成就紧密结合在一起。能够对航空航天技术的发展和进步发挥重要作用的科学理论和技术有计算机技术、自动控制理论和技术、电子技术、材料学、力学、热力学、光学、空气动力学、喷气推进技术及其精密制造工艺等。航空航天技术在民用航空领域的发展，大大改变了交通运输的结构，为人们提供了一种快捷、方便、舒适、安全的运输工具。航空航天技术为农业生产、森林防火、地质勘探、大地测绘和在高空从事科学研究提供了新的工具和手段，对于经济生活和社会生活产生了巨大影响。航空航天技术应用于军事领域，使军队的武器装备和军事技术发生了本质的变化，使现代战争由平面转向立体，导致国际范围内的战争格局发生重大变化。在现代战争中，制空权的取得成为战争胜负的决定性因素，这一点在1991年的海湾战争、1998年巴尔干半岛冲突以及2003年美国"制裁"伊拉克的战火中得到了充分的证明。

航空航天技术与其他科学技术的结合，开拓了许多新的技术领域，比如 GPS 技术、卫星导航技术等，也催生了新型的航天飞行器，诸如空间站、行星探测器和航天飞机等，成为人类探索地球之外世界的先进工具。1969 年 7 月 20 日，美国宇航员尼尔·奥尔登·阿姆斯特朗和巴兹·奥尔德林乘"阿波罗"飞船首次登上月球，创造了人类涉足地球以外另一个天体的记录，之后美国进行了多次登月活动。目前，我们人类不仅在月球上留下了不朽的足迹，还陆续向火星、木星、水星、土星和金星等天体发射了探测器，取得了初步的研究成果。无人空间探测器已经在金星和火星着陆，还探测了太阳系的大多数行星，其中，美国发射的"先驱者"10 号于 1973 年 12 月飞近木星，行程约 10 亿 km，向地球发回 300 幅木星和木星卫星的照片。"先驱者"10 号利用木星的引力场取得加速度飞向土星，又借助土星的引力场再次加速，于 1986 年 10 月飞越冥王星的平均轨道，成为飞出太阳系的第一个航天器。世界上第一个载人航天站是苏联于 1971 年 4 月发射的"礼炮号"。美国于 1973 年成功地发射了近地轨道的"太空实验室"。能够重复使用的航天飞机也由美国于 1981 年试飞成功，次年 11 月开始从事商业性飞行。航天飞机在 1984 年顺利地施放了两颗人造卫星并回收了两颗失效的人造通信卫星。❶❷

随着航空航天技术的发展，人类的活动范围将会继续向更加遥远的星际空间拓展。❸人类的航空航天活动，其作用已远远超出科学

---

❶ 中国大百科全书出版社编辑部. 中国大百科全书：航空航天卷 [M]. 北京：中国大百科全书出版社，1985.

❷ 何庆芝. 航空航天概论 [M]. 北京：北京航空航天大学出版社，1997.

❸ 2004 年 1 月，美国的"勇气"号和"机遇"号火星探测器首次登陆火星并发回了清晰的有关火星地表的照片。见中国新闻网［EB/OL］.［2004-02-01］. http://www.chinanews.com.cn/n/2004-02-01/26/396513.html.

技术领域，对经济、政治、军事乃至人类的社会生活都产生了极其广泛和深刻的影响。

二、规范航空航天活动的法律法规、条约、公约

航空法（air law）是指直接或者间接与民用航空有关的法律，一般分为国内航空法和国际航空法。国内航空法是由世界各国为了维护本国的航空主权和航空权益，合理有效地使用其空域，维持空中交通秩序，保障和提高飞行安全，促进民用航空事业的发展而制定的有关航空的法律。

（一）国内航空法（national air law）

我国颁布实施的与航空管理有关的法律法规主要有以下 6 项：

1. 国务院、中央军事委员会 1977 年 4 月 21 日颁发《中华人民共和国飞行基本规则》；

2. 1979 年 2 月 23 日，中国民用航空局颁布《外国民用航空器飞行管理规则》；

3. 1995 年 10 月 30 日，第八届全国人民代表大会常务委员会第十六次会议通过《中华人民共和国民用航空法》，1996 年 3 月 1 日开始实施；

4. 1996 年 7 月 6 日，国务院颁布实施《中华人民共和国民用航空安全保卫条例》；

5. 1997 年 10 月 21 日，国务院颁布实施《中华人民共和国民用航空器国籍登记条例》；

6. 2000 年 7 月 24 日，国务院、中央军事委员会颁布修订的《中华人民共和国飞行基本规则》，2001 年 8 月 1 日零时起施行。

（二）国际航空法（international air law）

国际航空法是指由缔约国共同制定、共同遵守的与民用航空有关的法律，它表现为一系列的与民用航空有关的国际公约、条约和协议等。某一个单独的主权国家不可能制定出国际航空法，所谓的国际航空法，目前主要是指国际民航公约。世界各国所倡导的国际航空法的基本原则是空中主权原则。根据该原则，国家对其领空拥有完全的和排他的主权，并享有以下3项权利：

1. 有权对一切飞行器开放或者关闭领空；
2. 有权对准许通过其领空的飞行器进行管制和登机检查；
3. 对私有飞行器享有司法管辖权，但对享有司法豁免权的外国国有飞行器则没有管辖权。

国际民用航空组织于1944年通过《国际民用航空公约》，因其在美国城市芝加哥签订，故又称其为《芝加哥公约》。我国于1974年2月15日承认该公约，同时决定参加国际民用航空组织的活动。《芝加哥公约》是迄今为止最重要的有关国际航空的国际公约，它承认缔约国对本国的领空享有主权。国际民用航空组织的缔约国还签订了两项适用于国际定期航班的特别协议，即《国际航空过境协定》和《国际航空运输协定》。这两项协议规定，每一个缔约国应当给予其他缔约国5项权利：

1. 不降停而飞跃一国领土的权利；
2. 非运输义务性（比如加油、修理）降停的权利；
3. 卸下来自航空器所属国领土的旅客、货物和邮件的权利；
4. 装载前往航空器所属国领土的旅客、货物和邮件的权利；
5. 装卸前往或者来自任何其他缔约国领土的旅客、货物和邮件的权利。

为了行使国家领土主权和保障领空安全，中国民用航空局（现中国民用航空总局）于 1979 年 2 月 23 日公布了《外国民用航空器飞行管理规则》。

（三）调整外层空间活动的条约、公约

迄今为止，国际调整外层空间活动的条约、公约及有关文件有下列诸项。

1.《关于各国探索和利用包括月球和其他天体在内外层空间活动的原则的条约》（1966 年 12 月通过，1967 年 1 月 27 日签署，1967 年 10 月生效。简称《外层空间条约》）；

2.《营救宇宙航行员、送回宇宙航行员和归还射入外层空间的物体的协议》（1968 年 4 月 22 日在英国伦敦、俄罗斯莫斯科和美国华盛顿同时对各国开放签字，1968 年 12 月 3 日生效。简称《营救协议》）；

3.《空间物体所造成损害的国际责任公约》（1972 年 3 月 29 日开放签字，1973 年 10 月 9 日生效。简称《国际责任公约》）；

4.《关于登记射入外层空间物体的公约》（1975 年 1 月 14 日在美国纽约开放签字。简称《登记公约》）；

5.《指导各国在月球和其他天体上活动的协议》（1979 年 12 月 18 日开放签字，1984 年 7 月 11 日生效。简称《月球协议》）。

另外，还有联合国大会通过的与外层空间利用有关的 3 份重要文件，它们分别是：

1.《各国利用人造地球卫星进行国际直接电视广播所应遵守的原则》（1982 年通过）；

2.《关于外层空间遥感地球的原则》（1986 年通过）；

3.《关于在外层空间使用核动力源的原则》（1992 年通过）。

（四）各国航天法的立法实践

20世纪70年代以来，航天科学技术发达的国家，为了航天事业的顺利成长，先后制定了一些与航天有关的法律。它们分别是：

1. 美国的商业空间发射法（1984年）；

2. 美国的商业空间发射法修正案（1988年）；

3. 美国的商业空间法（1998年）；

4. 俄罗斯的国家航天实践法（1993年）；

5. 乌克兰的航天法（1992年）等。

我国是航天大国之一，但在航天方面的立法尚处于空白状态，有关部门根据国家政治、经济和科学技术发展的需要，正在航天立法上努力探索。例如，国防科学技术工业委员会2001年出台了《空间物体登记管理办法》。其他相关的立法实践也提上了工作日程。

航空航天技术是一个国家科学技术实力的重要表征，特别是航天技术方面，首先是两个超级大国——苏联与美国曾经进行异常激烈的竞赛，紧随其后的是欧洲经济共同体——现在的欧盟各国以及被称为"经济动物"的日本，在航天技术上也不断取得新的突破，并且在国际市场上占有一席之地。

自1970年发射"东方红"号人造地球卫星以来，我国已向太阳系成功地发射了数十颗人造天体。经过50多年的艰苦奋斗、奋发图强，我国在航空航天技术上取得了毫不逊色的科研成果和技术进步。2002年3月25日至4月1日，"神舟三号"载人飞船的试飞成功，标志着我国的航空航天技术达到了又一个新高度。2003年10月，我国自主研制的"神舟五号"载人飞船首次载人航天飞行取得圆满成功，我国第一位航天员杨利伟进入浩瀚的太空，实现了中国人的千年飞天梦,在世界航空航天史上,又涂抹了一笔重彩,为世界和平与发展作出了贡献。

三、航空航天技术与专利权

在航天器的研究、发射和回收,以及在航天器上进行的科学实验,其所涉及的技术领域,几乎囊括了各类高新技术。在空气空间运动的航空器同样需要各类高新技术的通力合作予以保障。正是由于航空航天科学研究与技术开发涉及的领域多,需要国家投入大量的人力、财力、物力,其研究开发比普通技术的研究开发具有更高的风险性,其研究开发成果的权利归属和法律保护就更显得重要和不可或缺。

任何形式的技术开发与创新活动,都与专利制度有着不解之缘,航空航天技术也是这样。前文说过,航空航天技术是高新技术的聚合体,对该聚合体内的各种技术指针的改进、器具、装置功能的抬升,大到整体技术的更新换代,小至涡轮喷气发动机叶轮的变化,都极有可能出现众多可专利(patentable)的技术。因此,从事航空航天理论研究,特别是技术开发工作的科技人员,应当对专利制度有所了解,树立较强的专利意识,积极申请专利,将自己的发明创造置于本国专利法和保护知识产权国际公约的壁垒之中,才不会在发达国家挑起的"专利战"中总是处于被动应战的不利境地。

从世界各国专利法对一项技术是否具备可专利性(patentability)条件的规定来看,一般要求该技术必须具备新颖性、创造性和实用性,即"三性"条件。航空航天技术也不例外。根据我国专利法的规定,在航空航天技术中,具备"三性"条件的技术成果并非必然地、自动地获得专利权,成为受法律保护的专利技术。科技人员在一项航空航天技术成果研发成功以后，应当及时向我国国务院专利行政部门提出专利申请，由国务院专利行政部门按照法定程序进行审查，对于符合专利法规定的技术成果，才能授予专利权。

专利制度的两个基本特征是"垄断"和"公开"。所谓垄断，即指国家依法授予技术成果的发明创造者在一定期限内对其技术成果享有独占使用的权利。所谓公开，是指发明创造者必须将其技术成果所包含的内容完全公开，作为对国家依法授予的独占使用权的回报。这种公开的直接表现是，申请人在专利申请文件之一的"说明书"中，详细描述该项航空航天技术成果的内容，并提供最佳的实施例，以使同行业的普通技术人员能够实施为准。科技人员在完成一项具有一定创新高度的航空航天技术成果后，应当首先考虑是否将该项成果申请专利的问题，或者与科技成果报奖同时进行。

就航空领域而言，轻于空气的航空器，比如气球、飞艇所涉及的技术，均为普通的成型技术，再开发具备专利条件的新成果的可能性极其渺茫。重于空气的航空器，比如固定翼航空器（飞机、滑翔机）和旋翼航空器（直升机、旋翼机）等，因其所涉及的科学理论精深，技术构成复杂，待解决的技术难题多，所以，每一项具体技术的研究开发，产生具备专利条件的新成果的可能性自然就大得多。至于模拟鸟类飞行的"扑翼机"，一架扑翼机从机头至机尾所包含的专利可能数十个或者上百个，扑翼机本身就可能成为一项出类拔萃、美妙绝伦的综合性的发明创造！

就航天领域而言，航天器，又称"空间飞行器"，是指在大气层之外，或者环绕地球，或者在行星际、恒星际空间基本按照天体力学规律运行的各种飞行器，比如人造地球卫星、空间探测器、载人飞船、空间站和航天飞机等。与航空器相比，航天器在技术指针上要求更高，其在精度上的要求近乎达到苛刻的程度。因为航天器的研究、设计、制造和使用所消耗的各类资源,动辄以百万元、千万元甚至以亿元为计算单位,不允许有微小的差错出现,否则,一次发射失利就会使众多科技人员的创造性劳动毁于一旦,花费的心血付诸东流,造成国家财产的巨大浪费。1986年1月28日,美国"挑战号"航天飞机发射升空后73秒发生爆炸,2名宇航员和5名有效载荷专家全部遇难,该事故所造成的直接损失和间接损失难以计算。美国发射航天器所使用的"大力神–Ⅳ"火箭本身的价值就达3亿美元,如果发射一颗普通的通信卫星——大约4亿美元——失败的话,仅发射火箭和卫星的价值就是7亿美元!我国在1992年3月22日,用我们自己研制的"长征–Ⅱ"捆绑式火箭发射"澳星"失败所带来的直接损失约为3亿元。一颗普通的小型通信卫星的价值也达到了400万元。

既然航天技术研究开发的投入巨大,所获得的成果加上预期收益如此珍贵和不可多得,航天技术正在逐步走向商业化,那么,充分利用专利制度为航天技术成果提供可靠的法律保护,并且借机占领市场,应当是顺理成章的事情。

我国某高校的科研人员在1985年申请的,用在航空器上的"沙丘驻涡火焰稳定器"专利所取得的经济效益和社会效益至今仍为人们所津津乐道。我们相信,我国部分大学和科研院所申请和/或获得授权的诸如"一种用于共轴双旋翼无人驾驶直升机的遥测系统""一种吸收雷达波的薄膜型吸波材料及其制备方法""起落架落震试验瞬态转速测试装置"和"微型无人驾驶飞机探空系统"等与航空器有关的发明创造,以及"新型红外二氧化碳分析仪""通信模块及信道自动切换装置""大容量开放性移动目标定位网络"等应用在航天器上的发明创造,也一定能够在科研和生产实践中发挥较好的效益。

四、航空航天技术与商业秘密

根据我国有关法律的规定，商业秘密是指不为公众所知悉，能够为权利人带来经济利益，具有实用性并经权利人采取了保密措施的技术信息和经营信息。

在科学研究和经营管理活动中，符合法律规定的商业秘密是经常存在的。航空航天技术是诸多高新技术的集合，有一部分研发成果可以通过申请专利的形式获得法律保护，另一部分研发成果，因其技术指标畸高，达到了"曲高和寡"的程度，使他人难以望其项背，竞争对手比较少，而且在一定时间内作商业化普及和推广应用的可能性极小，如果申请专利，公开技术内容会使技术成果的完成者得不偿失。在这种情况下，采用商业秘密的形式保护航空航天高新技术成果，无疑是比较明智和理想的选择。比如航天器技术、运载火箭技术、战略导弹技术等。❶

五、航空航天技术与商标

除用于军事目的之外，大量的航空航天技术被广泛地运用到地质、探矿、气象、测绘、海洋、农林和环境保护等国民经济各部门。当利用航空航天技术生产的产品走向市场参与竞争时，自然而然地与商标建立起密切的联系。即使是利用航空航天技术生产的军工产品从事军品贸易，同样需要为相关的产品申请注册商标或者使用注

---

❶ 当然，也可以将某些与国家利益密切相关的技术成果作为保密专利处理。

册商标。❶

多年以来,作为国营(国有)的军工企业和科研单位,主要是根据国家计划进行生产经营和科学研究,商标申请意识较差。20世纪80年代后期的情况略有好转,但仍然需要继续提高。利用航空航天技术生产的军工产品和民用产品的质量普遍较高,生产经营单位应当根据我国商标法的规定,尽早为这类利用高科技生产的产品申请注册商标,以另一种手段保护航空航天技术成果。欧美等发达国家的一些做法给我们提供了有益的启发,比如,为市场所熟知的"爱国者"导弹和"飞毛腿"导弹。"爱国者"和"飞毛腿"导弹并非这两种导弹产品的商标,它们只是外国专家给导弹起的诨号、绰号或者昵称。再如,民航客机从"波音717"到"波音777"等飞机制造厂家的商号与机型相结合而成的品牌,以及"麦道""空中客车"等品牌,在国际市场上一直享有良好的口碑。

我国航空航天部门所属的企事业单位数量可观,有许多质优价廉的军工产品和军转民产品在国内市场和国际市场上声誉卓著,但知名的商标却不多见。这里需要强调的是,无论是在国内市场还是在国际市场上的竞争,重视商标的品牌效益和广告宣传作用,对于我们的航空航天技术及产品拓宽市场,创造可观的经济效益是非常有利的。

六、航空航天技术与著作权

在航空航天领域从事基础理论研究或者技术开发工作,需要形成文字或者其他形式记载阶段性及结论性成果时,涉及科学技术作

---

❶ 在现实的军火贸易中,纯粹的武器装备使用注册商标的情况极少。

品的著作权问题。著作权的生成方式与商标权和专利权的生成方式不同，商标权和专利权的产生，需要经过国家有关管理部门的审查核准，而著作权是在作品创作完成的时候自然产生，不需要国家有关管理部门的审查核准。

（一）职务作品与非职务作品

航空航天技术的高、精、尖，决定了其科研工作只能由具备相当物质技术条件的单位组织本单位的专家学者，或者由两个以及两个以上的单位联合攻关，所完成的技术成果除了申请专利外，成型的技术和相关的理论研究成果需要通过论著、论文等形式予以发表。此类作品应当由主持和 / 或参加科研攻关的单位来组织撰写，组织撰写的单位享有著作权。也可以由科研单位指定从事科研工作的主要负责人，比如课题组组长，执笔撰写论著、论文，其所完成的作品即为职务作品，或者按照我国《著作权法》第十六条关于"职务作品与非职务作品"的规定确定著作权的归属。

（二）撰写和发表论文、专著与保密

保密工作涉及一国政治、经济、科技和军事等领域和部门。科研单位和科研项目的负责人要有较强的保密观念，特别是承担军工科研任务的单位，对保密教育应当常抓不懈，敦促科研人员模范遵守《中华人民共和国保守国家秘密法》和《中华人民共和国国家安全法》，如果科学研究和技术开发中产生的技术成果涉及国家利益，撰写和发表论文、论著时严禁将保密专利的内容和处于保密状态的科研成果公开，否则，不仅作者要承担法律责任，而且会给国家利益造成无法挽回的损失。无论是在国内还是国际市场竞争中，窃密与反窃密的斗争从未停止。虽然说科学技术无国界，科学技术本身也没有所谓的"阶级性",但科技成果的应用是为一定的利益集团服务的。科研单位和科研人员发表论文、论著时,应当谨慎是否会因发表行为使技术成果丧失"新颖性"而不能取得专利权。

七、航空航天技术与集成电路布图设计

航空器和航天器的发射、飞行需要克服重重困难,其中主要是克服地心引力,因此,制造航空器和航天器的材料、元器件等必须质量小,耐性强,集成电路(大规模集成电路、超大规模集成电路)正是适应这种需求而在航空航天领域得到了广泛的应用。

集成电路布图设计作为知识产权的一个分支,是现代科学技术发展的结果。所谓集成电路,是指半导体集成电路,即以半导体材料为基片,将至少有一个是有源组件的两个以上组件和部分或者全部互连线路集成在基片之中或者基片之上,以执行某种电子功能的中间产品或者最终产品。而集成电路布图设计,是指集成电路中至少有一个是有源组件的两个以上组件和部分或者全部互连线路的三维配置,或者为制造集成电路而准备的上述三维配置。

集成电路布图设计的法律保护肇始于 20 世纪 80 年代。集成电路布图设计曾被视为作品,即掩膜作品给予保护,但从实际效果来看,并不理想。于是,各国便着手制定专门的法律来保护集成电路布图设计。1984 年,美国颁布集成电路布图设计保护法,为作为高科技领域新生事物的集成电路布图设计的保护提供有益的尝试,并取得较好的效果。欧盟和日本等也先后颁布了保护集成电路布图设计的特别法。

我国于 2001 年 4 月 2 日颁布了《集成电路布图设计保护条例》,2001 年 10 月 1 日起施行,使集成电路布图设计的保护有了专门的法

律依据。受法律保护的集成电路布图设计应当具备独创性，即该布图设计是创作者自己的智力劳动成果，并且在其创作时该布图设计在布图设计创作者和集成电路制造者中不是公认的常规设计；布图设计专有权经国务院知识产权行政部门登记产生。未经登记的布图设计不受该条例保护。

虽然航空器和航天器上所使用的技术设备的总要求首先是可靠性，其次才是先进性，但集成电路在航空器和航天器上的电子仪器、仪表、控制电路、自动控制、遥控、遥测设备，特别是机场和航天发射场站的地面设备中应用得非常广泛。因此，集成电路布图设计的法律保护同样应当引起航空航天系统的科研开发单位和技术人员的重视。对于具备独创性的布图设计，完成单位应当及时到国务院知识产权行政部门进行登记，以取得集成电路布图设计专有权，维护自己的技术权益。根据法律规定，登记是该项权利的法定程序。

八、航空航天技术与其他科技成果

航空航天技术除了可以利用专利、商标、著作权、集成电路布图设计等给予保护之外，还能够利用其他方式保护。

在智力成果的保护制度上，我国一开始照搬苏联的方法，即发明权与专利权的双轨制。1950年8月，中央人民政府政务院颁布《保障发明权与专利权暂行条例》，根据该条例，技术成果的完成者可以申请发明证书或者专利证书。1954年，我国颁布《有关生产的发明、技术改造及合理化建议奖励暂行条例》。获得发明证书的，可以依据该条例发给奖金。《有关生产的发明、技术改造及合理化建议奖励暂行条例》于1963年11月被废止，同时国务院颁布《发明奖励条例》，由此产生的发明奖励制度代替了发明保护制度。

1986年颁布的《中华人民共和国民法通则》，在"民事权利"一章将知识产权的范围界定为：著作权、专利权、商标权、发明权、发现权和其他科技成果权。1967年签订的《建立世界知识产权组织公约》所规定的知识产权的范围，除了典型的专利权、商标权、著作权等，还包括对科学作品以及在工业、科学、文学或者艺术领域里一切智力活动所创造的成果享有的权利。

与航空航天技术有关的科学作品作为一般的文字作品，作者依法享有著作权，著作权法保护该类作品的具体表达，而不保护其思想。科学论文、技术说明、设计图、示意图等科学作品所反映的科技成果，受科技成果权保护。如果将受著作权保护的与航空航天技术有关的科学作品开发成为实用技术，按照科学论文、技术说明、设计图、示意图制造产品，进行生产经营，则由科技成果权保护。科学作品的著作权人行使著作权，不得妨碍其作品所涉及的科技成果权的行使。比如，一个科学工作者将自己关于"全球定位系统"的研究成果写成专著发表，他有权依法禁止他人翻印其著作，但无权禁止他人利用其专著中阐述的科学原理开发诸如"全球定位系统接收机"等新的实用技术和产品。

专利法保护的是科学作品中所描述的内容，即技术成果，而技术成果又可以分为专利技术成果和非专利技术成果。专利技术成果受专利法保护，非专利技术成果既可以受科技成果权保护，也可以作为技术秘密由反不正当竞争法保护。将他人的非专利技术成果应用于生产经营活动，如果该项非专利技术成果属于权利人采取了保密措施的技术秘密，使用者可能需要承担民事责任，甚至刑事责任。

《建立世界知识产权组织公约》所框定的知识产权的范围的另一类是"关于人类在一切领域的发明的权利"，此处的"发明的权利"包括发明专利权和科技奖励意义上的发明权。在我国，发明专利权由专利法调整，科技奖励意义上的发明权应当由《中华人民共和国发明奖励条例》《国家科学技术奖励条例》以及其他的奖励条例来调整。我国国家科学技术奖的获得者，例如著名水稻专家袁隆平教授、激光照排技术的发明人王选教授等人的科学研究成果，就属于科技奖励意义上的发明权，根据国家有关奖励条例的规定，给予精神奖励和物质奖励。这种奖励制度对于激发科技人员投身科学研究，为国效力的积极性和创造性，对于形成整个社会尊重知识、尊重科学、尊重人才的良好氛围，都是大有裨益的。

目前，我国科研人员就其科研成果可以申请三种奖项，即国家科学技术进步奖、国家自然科学奖和国家技术发明奖。其中，发明奖的申请条件是该成果申请了专利，申请人得到了国家专利行政部门的授权通知书，或者申请人通过专利查新报告，证明其技术成果是新成果。

前文提到的某高校科研人员研发成功的，用在航空器上的"沙丘驻涡火焰稳定器"曾获得国家科学技术进步奖，同时还申请了专利并获得了专利权。航空航天领域的科研人员在从事科学研究和技术开发过程中，如果有新的研究成果或者开发出新的实用技术，在申请报奖和进行成果鉴定时，应当与申请专利同步进行，这样做的好处是，有关科研人员和/或其所在单位既可能获得国家设立的奖项，取得科技成果权，又可能获得专利而占领市场，或者二者居其一，至少可以避免因申请奖项、申报成果不慎使相关的科研成果丧失新颖性而失去获得专利的机会。

专利价值

——背离传统价值理论的思考

杨延超[*]

摘　要：物质商品的价值是由生产它的社会必要劳动时间所确定的。专利技术产生的不确定性以及它存在的唯一性决定了无法用"生产它的社会必要劳动时间"来计算它的价值量。专利权的价值量是由它所能够增加或节省的社会必要劳动时间所决定，与它的有效期限呈反比关系。

关键词：专利权　价值　社会必要劳动时间

一、问题的提出

商品具有交换价值和使用价值的双重属性。商品作为"用于交换的劳动产品"与一般物品相区别，尽管一般的物品也具有使用价值，但不具备"用于交换"的特征，也就不存在所谓的价值。商品

---

[*] 北京大学法学院2007级博士后研究人员，知识产权法专业，现为中国社会科学院法学所研究员、科技与法研究中心主任。

的价值被定义为凝结在商品中的一般人类劳动,它用于衡量商品的交换价值,因此价值也就成为商品所特有的要素。专利权在作为商品进入资本市场时,同样具有价值属性。

马克思的经济理论,是从交换价值出发分析得出价值范畴的。❶"N 量的商品 A 为什么能够与 M 量的商品 B 相交换?"马克思对经济生活中商品交换进行了独特的提问。马克思最后分析得出,N 和 M 之间量的关系就是交换价值。"交换价值首先表现为一种使用价值同另一种使用价值交换的量的关系与比例。"❷不同使用价值的商品之所以可以按照一定的量的比例相互交换,说明它们之间存在着共同的东西,即"劳动产品这个属性"。❸一切商品都是人类劳动的产品,在生产过程中都花费了人的体力和脑力,这种一般人类劳动的凝结就是商品的价值。不同使用价值的商品都具有价值,因此才可以在量上互换。商品的价值既然是由生产商品所耗费的劳动决定,因此,价值"是用它所包含的'形成价值的实体'即劳动的量来计量。劳动本身的量是用劳动的持续时间来计量,而劳动时间又是用一定的时间单位如小时、日等作尺度的。"❹劳动者在生产商品

---

❶ 对于交换价值的思考,确实是一个古老而独特的问题。古希腊思想家亚里士多德曾经说:"5 张床 =1 间屋无异于 5 张床 = 若干货币。"亚里士多德发现了交换关系中的等同性(或称通约性)。英国经济学家威廉·配第提出"1 蒲式耳谷物 =1 盎司银",他第一次发现了均等关系的基础并初步揭示了价值表现的秘密。在古典经济学的价值理论尤其是大卫·李嘉图的理论中,已经区分了价值与交换价值概念,马克思理论进一步发展了价值理论,使其更加科学。

❷ 马克思. 资本论:第一卷[M]. 中共中央马克思恩格斯列宁斯大林著作编译局,译. 北京:人民出版社,2004:49.

❸ 马克思. 资本论:第一卷[M]. 中共中央马克思恩格斯列宁斯大林著作编译局,译. 北京:人民出版社,2004:50.

❹ 马克思. 资本论:第一卷[M]. 中共中央马克思恩格斯列宁斯大林著作编译局,译. 北京:人民出版社,2004:51.

过程中，会因为熟练程度、勤奋程度的不同，花费不同的劳动时间，到底哪一个劳动时间能够真正准确衡量"凝结在这个商品上劳动的量"？进而，马克思又提出了"社会必要劳动时间"的概念。"社会必要劳动时间是在现有的社会正常的生产条件下，在社会平均的劳动熟练程度和劳动强度下制造某种使用价值所需要的劳动时间。"❶在这里，单个商品是当作该种商品的平均样品。因此，含有等量劳动或能在同样劳动时间内生产出来的商品，具有同样的价值量。一种商品的价值同其他任何一种商品的价值的比例，就是生产前者的必要劳动时间同生产后者的必要劳动时间的比例。劳动时间相同，并不意味着劳动量必然相同。不同生产者劳动是不同质的。马克思指出："比较复杂的劳动只是自乘的或不如说多倍的简单劳动，因此少量的复杂劳动等于多量的简单劳动。"❷可见，只有社会必要劳动量，或生产使用价值的社会必要劳动时间，决定该使用价值的价值量。

马克思的商品价值理论合理地解释了"一张床 =5 张桌子"的现实：即生产一张床所花费的社会必要劳动时间是生产一张桌子所花费的社会必要劳动时间的 5 倍，因此这种交换体现了劳动量上平等交换，是可以被人们认可的交换。商品价值理论甚至可以适用所有物质商品的领域。再来看相类似的一项交易"一项专利权 =100 台电视机"，按照传统的商品价值理论，生产该项发明专利的社会必要劳动时间等于建筑一栋楼房所需要的社会必要劳动时间的 100 倍。在

---

❶ 马克思. 资本论：第一卷 [M]. 中共中央马克思恩格斯列宁斯大林著作编译局，译. 北京：人民出版社，2004：51.

❷ 马克思. 资本论：第一卷 [M]. 中共中央马克思恩格斯列宁斯大林著作编译局，译. 北京：人民出版社，2004：58.

一定的生产技术条件和熟练程度下生产一栋楼房的社会必要时间总是确定的，尽管每个企业都在尽可能地缩短生产的社会必要劳动时间，但这要在技术改进中缓慢实现。相比较而言，生产（发明）一项专利技术的社会必要劳动时间则不那么确定，或许倾其一生精力，或许是几年、几天，或许在灵感突发的"瞬间"完成，这在像物质财产（电视机）生产中是不可想象的：建造一栋楼房的时间总是确定的，既不会是"一生"，也不会在"瞬间"完成。这样，生产（发明）专利技术所花费的劳动量不像物质生产那样确定，尽管劳动量不同——"一生"与"瞬间"，但该技术的特质没有变，它所能换取的楼房数量也应当是一样的，即它的价值没有变。

还需进一步阐述此处"一生"与"瞬间"的概念。马克思商品价值理论中的"社会必要劳动时间"，区别于某个生产者的个体时间，它强调在现有的社会正常的生产条件下，在社会平均的劳动熟练程度和劳动强度下制造某种使用价值所需要的劳动时间。同样，计算生产（发明）该项专利技术的社会必要劳动时间，也必须强调是它的平均时间，而非个体时间，即在社会正常的生产条件下，在社会平均的劳动熟练程度和劳动强度下，生产该项专利技术需要的时间。但必须注意到，专利技术与物质产品不同，它不具有社会平均的性质。"一双鞋子，一部机器，一吨稻米，可以视为制鞋业、机器制造业、农业所生产的同类商品的平均样品。物质产品在满足人类需要的时候，采取的是单个、整体的物质形式。一双鞋子，不能同时穿在两个人的脚上；一碗米饭，不可能同时吃到两个人的胃里；一部机器，不可能同时安装在两个工厂里；一度电力，它在一个生产过程中消耗完了，就不能再在另一个生产过程中做功。正因为物质产品作为使用价值的这种特殊性质，为了满足不同个体或过程的同种需要，就必须有充足的量的供给。"❶但是作为专利权，无论是原创的，还是改良的，它的生产都是唯一的，它以非物质信息的形式存在，正是如此，它仍可以"幽灵"般供给不同人的使用。

这里作为商品的还不仅仅是普通的专利技术，而是专利权，这更决定该项商品的唯一性，即便是不同的主体发明了同一项专利技术，最终该技术的专利权只能赋予某一主体，❷即作为商品的专利权只能由某一主体享有，除此之外，其他任何社会主体都不可能拥有这项特殊商品。专利权商品的唯一性，决定了它不可能像其他物质商品那样具有"社会平均"的概念，这也决定了生产该项技术的社会必要劳动时间的界定失去了意义。

在"'瞬间'发明的技术=100台电视机"的交易中，是否可以通过另外一种计算方法，即复杂劳动的社会必要劳动时间与简单劳动的社会必要劳动时间的换算来解释此项专利权的价值呢？在此，不妨把使用专利商品前后的劳动性质进行区分，将使用专利商品之前的劳动，视为"简单劳动"；而把使用专利商品之后的劳动视为"复杂劳动"。马克思在《资本论》中也将劳动区分为简单劳动和复杂劳动。最初学者们一般将"简单劳动"界定为"那些事先不需要经过任何专门的训练和学习，具有一般劳动能力的人都能从事的劳动"；而将"复杂劳动"界定为"那些需要经过专门学习和训练才能从事的劳动"。❸但随着科技发展，简单劳动与复杂劳动的区分早已是相对的概念，而非绝对的概念。本文此处的区别也是相对意义

---

❶ 马庆泉. 新资本论纲要：马庆泉博士与马克思的对话：若干政治经济学新概念的阐述[M]. 北京：中国人民大学出版社，2004.

❷ 参见我国《专利法》第9条：两个以上的申请人分别就同样的发明创造申请专利的，专利权授予最先申请的人。

❸ 崔建华，聂志红. 政治经济学原理.[M]. 北京：经济科学出版社，2005：30.

上的。复杂劳动的社会必要劳动时间可以折算成几倍的简单劳动的社会必要劳动时间,因此少量的复杂劳动等于多倍的简单劳动。❶ 在解释"'瞬间'发明的技术=100台电视机"的交易中,这一理论似乎仍然难以发挥作用。复杂劳动与简单劳动的计算仍然是需要计算复杂劳动的社会必要劳动时间,固然可以将"发明创造"视为一项复杂劳动,但这项劳动的社会必要劳动时间仍然是无法计算的。因此,用复杂劳动与简单劳动换算来计算专利权价值的方法仍是不可行的。

此外,按照商品价值理论,该专利商品的价值取决于只要发明该项专利权的"社会必要劳动"是确定的,那么该商品的价值就是确定的,它不会因为商品存续的时间而发生变化。商品价值理论无法解释这一现象:同样的专利权,当它的有效期还有 15 年时,它可以换取 100 台电视机,但当它的有效期仅剩下 5 年时它可能只换取 30 台电视机,有效期不同的专利技术的价值不同。显然,专利权的价值还与它的有效期紧密相关,而并非是发明这项技术所花费的社会必要劳动时间所能决定的。

基于上面分析,马克思以物质财产作为研究对象的商品价值计算方法,❷ 并不能适用于专利权这样的非物质财产,但"一项专利权=100台电视机"的等价交换事实说明,专利权的价值最终仍可以用一定的社会必要劳动时间来衡量,否则,一项专利权与 100 台

---

❶ 马克思,恩格斯. 马克思恩格斯选集:第二卷 [M]. 中共中央马克思恩格斯列宁斯大林著作编译局,译. 北京:人民出版社,1995:122.

❷ 1857~1858 年,马克思撰写了《政治经济学批判草稿》,草稿分为三章(为《资本论》第一部草稿),他先写作第二章"货币",第三章"资本一般",然后再写第一章"价值"。而在这期间,德国尚未制定专利法,德国是于 1877 年,即价值理论形成的 20 年后才颁布专利法,马克思在撰写商品价值理论时是以物质财产作为研究对象,而并未研究专利权的价值问题也就可以理解了。

电视机的交易就无法实现。这说明，该项专利权的价值等于制造 100 台电视机所花费的社会必要劳动时间。该项专利权的价值又是如何计算出来的呢？"一项专利权 =100 台电视机"事实又当如何解释？是什么决定了一项专利权商品只能换取 100 台电视机，而不是 50 台或者 10 台？

二、专利权价值的另类确定

各项专利技术最终实现的功能，无外乎有以下 3 种情况：第一，提高了社会劳动生产效率，如原有设备一天只能生产 100 台电视机，使用了新专利方法，现在每天可生产 200 台，该专利商品提高了生产效率；第二，改进产品功能，如电视机厂使用了新的专利商品，从而增加了电视机的清晰度和立体声效果，虽然该电视机厂每天还只是生产 100 台电视机，但新电视的功能明显好于以前的电视机；第三，制造全新功能的全新产品，如企业通过使用某专利，生产了具有自动吸尘功能的"吸尘器"。据此，可以把专利权分为提高劳动生产率的专利权、改进产品功能的专利权和设计新型产品的专利权。

（一）"提高劳动生产效率"专利权价值

专利权能够提高劳动生产率，节省单位商品的生产时间，即节省单位商品的劳动量。这样的专利技术实在是一个"神奇的东西"，拥有它就好比是拥有那些被节省下来的劳动量，显然，它的价值可以通过那些被节省下来的劳动量来计算。在"一项专利技术 =100 台电视机"的交易中，如果这 100 台电视机所包含的劳动量与和这项专利技术所能节省下来的劳动相同的话，这项交易将会被视为等价交换。

下面将用一个生产电视机的例子来说明此时专利权商品价值的计算方法。假定一个企业每天工作 8 小时，每天能生产 40 台电视机，该企业使用了新的专利商品（发明），提高了劳动生产率，现在每天可以生产 80 台电视机，如表 1 所示。

表 1　企业使用专利商品生产电视机对比（一）

使用专利阶段	工作时间/天	生产数量	社会必要劳动时间/小时
专利商品使用之前	8 小时	40 台	0.2
专利商品使用之后	4 小时	40 台	0.1

在使用专利商品之前，生产每台电视机的社会必要劳动时间为 0.2 小时，使用专利商品之后，生产每台电视机的劳动时间为 0.1 小时。需要注意，这里的 0.1 小时的劳动时间并非为社会必要劳动时间，因为专利权最终只能由个别企业所拥有，并非由所有企业享有，因此使用专利技术生产电视机并非是社会正常生产条件和社会平均的劳动熟练程度下进行，这时企业生产电视所耗费的时间只能作为企业个别劳动时间，而非社会必要劳动时间。这里要计算，企业通过使用专利商品生产商品所减少的劳动时间，比较而言，该专利商品使得生产每台电视机的劳动时间节省的时间为 0.1 小时，具体为：社会必要劳动时间（0.2 小时）- 企业个别劳动时间（0.1 小时）=0.1 小时。通过企业个别劳动时间与社会必要劳动时间的比较得出的计算结果，或许不是一个企业真正减少的时间，因为一个企业最初（在使用专利商品之前）生产一台电视的时间不一定是社会必要劳动时间，它可能高于也可能低于社会必要劳动时间，但是在正常情况下，企业的生产时间应当与社会必要劳动时间相同，因此，社会必要劳动时间能够有效反映出一个企业在通常状态下生产一台电视所耗费的劳动时间。

按每天正常工作 8 小时计，使用专利商品之后，每天可以节省 4 小时劳动时间，每年可以节省 4×365 小时，该发明专利权的有效期还有 10 年，一共可以节省的时间为 4×365×10 小时，即 14600 小时，这样，14600 小时的劳动量即代表着该项专利权的价值。因此，一项能够提高劳动生产率的专利技术的价值可作如下表述：在现有的社会正常的生产条件下，在社会平均的劳动熟练程度和劳动强度下，该项专利权所节省下来的社会必要劳动时间。

在前面的例子中，该项专利商品的价值相当于正常状况下 14600 小时生产电视机的劳动时间。在社会必要劳动时间为 0.2 小时的状态下，14600 小时的劳动时间可生产电视机的数量是 73000 台，这样"该项专利权 =73000 台电视机"的交换可视为等价交换。

（二）改进产品功能的专利权的价值

用类似上面的例子来说明，改进产品功能的专利商品的价值计算。假定一个企业每天工作 8 小时，每天能生产 40 台电视机；后来使用了新的专利权，该专利技术的使用并没有提高电视的生产效率，但是却极大改善了电视机的功能，如图像更加清晰，音响效果更好。如表 2 所示。

表 2 企业使用专利商品生产电视机对比（二）

使用专利阶段	工作时间/天	生产数量/台	功能状态
专利商品使用之前	8 小时	40	功能一般
专利商品使用之后	8 小时	40	功能较好

表 2 所反映的各项参数中，使用专利商品之后，生产一台电视的时间没有变化，仍然是 0.2 小时（这一时间被视为正常状态下的社会必要劳动时间）；但产品的功能发生了变化，原来的电视机功能

一般，使用专利技术后的电视机功能较好，显然，同样是每天8小时的劳动，劳动的质量和效果都发生了变化。相同时间的简单劳动和复杂劳动所包含的劳动量是不同的，复杂劳动可换算为多倍的简单劳动。在商品经济条件下，复杂劳动折合为加倍的简单劳动，不是事先规定和计算好的，而是通过市场交换和生产者之间的竞争自发形成的。"经验证明，这种简化是经常进行的。一个商品可能是最复杂的劳动的产品，但是它的价值使它与简单劳动的产品相等，因而本身只表示一定量的简单劳动。各种劳动化为当作它们的计量单位的简单劳动的不同比例，是在生产者背后由社会过程决定的，因而在他们看来，似乎是由习惯确定的。"❶我们既然已经将"使用了专利商品的生产"视为"复杂劳动"，而将"未使用专利商品的生产"视为"简单劳动"，仍然需要折算两种不同性质劳动之间的计量比例。我们假定此处复杂劳动等于三倍的简单劳动。以生产一般功能电视机的简单劳动作为参照的话，一天8小时的复杂劳动就相当于3×8小时的简单劳动，显然，专利商品相当于每天增加了2倍的简单劳动的劳动量，具体为2×8小时的简单劳动时间；那么，每年相当于增加了$2 \times 8 \times 365$小时的简单劳动时间；以该专利权的有效期10年计算，共增加劳动量为$2 \times 8 \times 365 \times 10$小时，即58400小时的劳动时间。这部分增加的劳动量即便可视为该项专利商品的价值。这样，一项能够提高产品功能的专利技术的价值可作如下表述：在现有的社会正常的生产条件下，在社会平均的劳动熟练程度和劳动强度下该项专利技术所增加的社会必要劳动时间。

该项专利商品的价值相当于58400小时的简单劳动的劳动量，

---

❶ 马克思, 恩格斯. 马克思恩格斯选集：第二卷[M]. 中共中央马克思恩格斯列宁斯大林著作编译局, 译. 北京：人民出版社, 1995：122.

按照生产每台电视机的社会必要劳动时间为 0.2 小时计算,58400 小时的劳动量可生产出 292000 台电视机。因此,该项专利权与 292000 台电视机的价值相当。

(三)发明新产品的专利权商品的价值

新产品发明专利作用就体现在,能够创造出具有"新颖性、创造性、实用性"的新产品。❶ 新产品在技术特征上具有明显进步,不同于前文所谈的原有商品功能的改良。在改良产品功能的专利商品价值的计算中,通过改良后的产品与原有产品劳动量进行比较,计算劳动增量,最终得出专利商品的价值量;但在新产品发明专利权价值计算中,虽然不存在所谓"改良前的产品",但却存在"发明前的原材料",类似的比较法仍然可以适用。

假定一个割草器的发明能够帮助农民准确、快捷割草。如果使用该产品发明专利制造割草器的话,每 100 公斤的钢材能制造 100 台割草器,相当于一公斤的钢材能制造出一台割草器。如果每天工作 8 小时,可以生产 800 公斤的钢铁,那么生产每一公斤钢铁的社会必要劳动时间为 0.01 小时;同样也可算出生产割草器的社会的劳动时间,假定为 0.01 小时。这里仍然可以将生产原材料商品(钢铁)的劳动,视为简单劳动;将生产割草器的劳动视为复杂劳动。有关

---

❶ 各国专利法大多规定了授予发明专利发明的实质性条件必须满足新颖性、创造性和实用性的特征。根据我国专利法第 22 条的规定,所谓新颖性,是指在申请日以前没有同样的发明或者实用新型在国内外出版物上公开发表过、在国内公开使用过或者以其他方式为公众所知,也没有同样的发明或者实用新型由他人向国务院专利行政部门提出过申请并且记载在申请日以后公布的专利申请文件中。所谓创造性,是指申请日以前已有的技术相比,该发明有突出的实质性特点和显著的进步,该实用新型有实质性特点和进步。所谓实用性,是指该发明或者实用新型能够制造或者使用,并且能够产生积极效果。

复杂劳动与简单劳动的比例关系，最终可以由"社会过程所决定"，此处暂按 3 倍计算，即生产割草器的劳动是生产钢铁的劳动的 3 倍，具体而言，生产一台割草器的社会必要劳动时间应为 0.01×3 小时，即 0.03 小时。于是"一台割草器 = 三公斤钢铁"则被视为劳动量相同的等价交换。新产品发明专利就是如此的奇特：它最终将一公斤的钢铁"神化般"地变为一台能高效、准确割草的器具，劳动量也在这一过程中"神化般"地增加了 2 倍。具体如表 3 所示。

表 3　发明新产品的专利权商品的价值示例

商品价值	社会必要劳动时间
一台割草器价值量	0.03 小时
一公斤钢铁价值量	0.01 小时
价值增量	0.02 小时

不可否认，在这一过程中，劳动也发挥作用，生产力的价值除了在生产中转移到新产品中，它还在生产中增加了价值量。这在普通商品生产中体现得尤为明显，普通商品的价值为 $W=C+V+M$，其中，W 为商品的价值，C 为原材料价值，V 为生产力的价值，M 为生产力的价值增量（利润）。但需要注意，生产割草器的过程又不同于普通商品的生产，这一过程中还运用了发明专利权这一特殊的商品，没有该项权利，简单的劳动是无法将一公斤的钢铁转变为一台具有割草功能的割草器。发明专利权在价值量增加的过程中所发挥的决定性作用。在此，为了论证问题的方便，暂不考虑劳动力产生的价值增量。这样，发明专利权在每个商品上增加的价值量为 0.02 小时，每一天增加 0.02×800 小时，每一年增加了 0.02×800×365 小时，按该专利权有效期 10 年计算，一共增加的价值量为 0.02×800×365×10 小时，即 58400 小时劳动时间。这

样，一项新产品发明专利技术的价值可作如下表述：在现有的社会正常的生产条件下，在社会平均的劳动熟练程度和劳动强度下该项专利技术所增加的劳动时间。这样，该项技术的价值相当于58400小时劳动时间，相当于5840000千克钢铁的价值，相当于58400÷0.03=1946666.67台割草器的价值。

三、结　论

基于上述分析，专利权的价值不是生产它的社会必要劳动时间所决定的，而是由它所能够增加或节省的社会必要劳动时间所决定的。

专利权价值的计算方法与物质财产有本质区别，这种区别也决定了它们的价值量与时间呈现不同的变化关系，如图1所示。

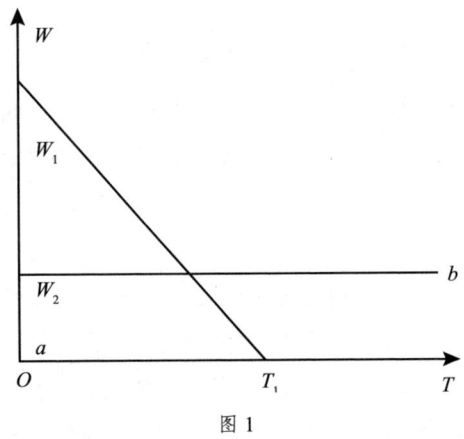

图 1

图1中，T表示时间，W表示价值量，a表示专利权商品价值与时间关系，W_1表示专利权初始状态时的价值量，T_1表示专利权有效期限。b表示物质产品商品价值与时间关系，W_2表示物质商品最初

时价值量。

在专利权初始状态时,专利权的价值量最大(W_1),即能够增加或(节省)的劳动时间量最大。随着时间延续,其有效期限变短,该专利权所能增加(节省)的劳动时间因此减少,当该专利权期限已满(T_1),人人皆可使用该技术提高劳动生产率(改善商品功能或制造新产品),它也就无法再增加(节省)社会必要劳动时间,其价值为零。

专利权商品的价值与时间之间的反比例关系是其所特有的,这可以在物质商品价值与时间的对比关系中得到印证。物质财产可分为消费型物质商品和使用型物质商品,前者如面包、饮料,这些商品的价值会因为人的消费而灭失,但这和时间没有直接关系;后者如家具、衣服,这些商品的价值在理论上会永远存续,当然商品会随着时间的流逝而发生自然损耗,致使其价值量减少,但需注意,这是由于物质商品的物理属性而导致的,并非是由于其时间延续的法律属性而导致的。因此在理论上,物质商品的价值不会因为时间的减少而减少(参见图1直线 b)。

总之,物质商品的价值是由生产该商品的社会必要劳动时间所决定的,除此之外,别无其他因素,包括该商品存续时间等都无法影响它的价值量。但该方法却无法适用专利权价值的计算。决定专利权商品的价值绝非是"生产(发明)专利技术所花费的社会必要劳动时间",而是在现有的社会正常的生产条件下,在社会平均的劳动熟练程度和劳动强度下该项专利权商品所能增加或节省的社会必要劳动时间所决定的,一旦当它能增加或节省的劳动时间减少时,它的价值量也会因此而减少。

创造性与非显而易见性：
洞察中美两国专利审查实践之不同[*]

张浴月[**]　徐擎红[***]

在各国专利法中，创造性与非显而易见性这两个表述所指的是同一个专利性要求，按照这个要求，确定一个发明是否具有足够的创造力，即是否非显而易见，从而可以获得专利。虽然创造性与非显而易见性作为基本的法律原则大致相同，但具体的评价随着国家的不同而变化。中国专利法第22条第3款使用"创造性"措辞，而美国专利法第103条使用"非显而易见"措辞。为简化，本文在下面的讨论中使用"创造性"。

由于中国与美国是许多专利申请人寻求获得专利保护的国家，本文旨在探求中美两国在专利性最本质的条件"创造性"分析上的异同，[❶]以帮助申请人对于自己的发明在中美两国的审查命运有更准确的预测与更适当的应对策略。

---

[*]　本文成于我国《专利法》第四次修正案公布以前，特此说明。
[**]　隆天国际知识产权代理有限公司，专利代理师。
[***]　隆天国际知识产权代理有限公司，Ph.D., J.D.
[❶]　本文针对的是中国发明专利的创造性分析议题，不包括对中国实用新型专利的创造性分析。

一、法律背景的差异及其导致的专利申请审查与审判阶段的差异

美国对于创造性的规定见于美国专利法第 103 条,与中国专利法第 22 条第 3 款一样,二者均是非常概括的法律条文,仅是措辞不同:美国要求发明须具有"非显而易见性",中国要求发明须"具有突出的实质性特点和显著的进步"从而具有"创造性"。

在审查发明是否满足创造性要求时,由各自的专利行政管理机构(即各自的专利局)通过使用具体的行政规则来适用上述概括的法律条文。

不同的是,美国专利商标局(USPTO)适用的审查指南(*Manual of Patent Examining Procedure*,MPEP)不具有法律效力,它需要跟随法院的判例来调整其审查指南中的具体条文,而中国国家知识产权局(CNIPA)适用的审查指南(*Guideline for Patent Examination*,GPE)则属于部门规章,具有法律效力,不随法院的判决而改变。从例如 USPTO 响应美国联邦最高法院在 *KSR Int'l Co. v. Teleflex Inc.*(简称"KSR 案")(2007 年)判决分别在 2007 年与 2010 年对 MPEP 中的"2141 节确定显而易见性的审查指南"作了相应的调整和补充可见一斑。

之所以有上述不同,是因为两国的法律体系不同,即我国是成文法国家,而美国是判例法国家。由此带来的后续不同又有:

(1)在应对审查阶段审查意见通知书中提出的创造性质疑时,在中国申请人通常需要按照 GPE 规定的审查标准来答复,在美国申请人则可以援引判例而不一定要按照 MPEP 的规定来反驳审查意见;

(2)进而如果法院来考虑创造性的争议(例如不服 CNIPA 的专

利复审的决定而向法院起诉），中国的法院将会参照 GPE 的相关规定，美国的法院则遵循先例，若无先例，则会创造先例。

二、创造性的分析路线图的差异

通常，创造性的判断涉及客观事实的调查。然而进行事实调查的主体是在经验和认知水平上进行判断的人，因此不可避免地受到客观局限和其主观因素的干扰。为了尽量去除上述干扰，CNIPA 与 USPTO 要求判断者回到过去，穿上法律假设的、在要求保护发明的申请日（美国，按照 2009 年改法之前则是发明日）时具有所属技术领域普通技能的"本领域普通技术人员"的靴子或进入他的思想，从这个"假人"的角度来进行客观的判断。

在中国，GPE 规定了在审查发明"具有突出的实质性特点"时可以采用三步分析法：①识别出最接近的现有技术；②确定发明的区别技术特征和发明实际解决的技术问题；③判断要求保护的发明对本领域的技术人员来说是否显而易见。GPE 规定了在审查发明是否"具有显著的进步"时，须查找要求保护的发明是否能够带来有益的技术效果。

实际上，根据"三步"分析法，要区分主观要解决的技术问题（原始申请文件记载的）与客观能解决的技术问题。这个客观能解决的技术问题是根据最接近的对比文件与要求保护的发明之间的区别技术特征所拟合而成的，因此经常与主观要解决的技术问题并不同。可想而知，当选择不同对比文件作为最接近的对比文件时，这个客观的技术问题也可能会变化。

这种方式带来的后果就是容易将正在被评价创造性的发明当作蓝图使用，而将发明所针对并解决的技术问题当成已知的问题。因而，审查员在将一篇或几篇现有技术文献甚至公知常识进行组合时，容易对组合动机的考虑较少。结果是，如果发明中解决其技术问题的改进手段被从与该发明关联度不高的某个现有技术文献中检索出来，则发明中的某个非改进手段会成为与该现有技术文献相比所具有的区别技术特征。可想而知，这个"区别技术特征"很容易被从与该申请关联度较高的对比文件中检索到。因此，这种分析推理的方法导致了更高的创造性标准。

根据上述讨论，中国是采用"问题—方案分析法"（problem and solution approach）来分析是否显而易见，具体而言，就是：调查发明对于客观存在的技术问题提供的解决方案是否显而易见，不同于在美国式体系中调查发明是否显而易见。

在美国，创造性分析路线是一个以复杂的事实判断（factual determinations）为基础进行的相对而言简单直白的过程，不须区分主观要解决的技术问题与客观解决的技术问题。在考虑已知的元素是否可以组合时，采用"教导、建议或动机法"（俗称"TSM 测试"[1]）等方法。按照这种测试方式，只有被引用的几篇对比文件之间关联度较高且能共同指向该发明，即它们与该发明的关联度也较高，才能被考虑"假人"看到它们时能否显而易见地想到该发明。

因此，这种判断方式使得创造性的门槛低于中国。然而，TSM 测试也受到一些诟病。美国联邦最高法院在 KSR 案中称，该测试"以与专利法第 103 条以及本院先例不符的狭窄的、僵化的方式"分析了创造性议题。因此，联邦最高法院在 KSR 案的判决中将创造性门槛略微提高了一些，导致目前在美国专利商标局审查的方式就是：

（1）如果适用 TSM 测试不具有创造性，则作出不具有创造性的

---

[1] 参见案例 *Winner Int'l Royalty Corp. v. Wang*，（Fed. Cir. 2000）。

决定；

（2）如果适用 TSM 测试不能作出不具有创造性的决定，则还须考虑本领域的普通技能和公知常识。

三、创造性分析考虑要素的差异

中国与美国通常考虑的事实要素大致相同，类似于美国联邦最高法院通过 *Graham v. John Deere Co.* 案（1966 年）中确立的以下 4 个要素（俗称"Graham 要素"）：

（1）本领域的普通技能水平（level of ordinary skill）；

（2）现有技术的内容与范围；

（3）要求保护的发明与现有技术的区别；

（4）辅助考虑因素。

关于上述要素（1），在中国，GPE 对本领域普通技术人员的知识范围（一个知识范围，所属领域的普通技术知识）和能力种类（3 种能力，所属领域的常规实验能力，获知所属领域所有现有技术的能力，在所解决的技术问题的启发之下获知其他技术领域的相关现有技术、普通技术知识和常规实验手段的能力）作出了定义。美国则须对于上述要素（1）进行事实发现，并且须全部或部分考虑以下证据（常以专家证词的形式），来确立本领域的普通技能水平：

（1）发明人的受教育水平；

（2）本领域一般作业人员的受教育水平（例如，高中文凭、本科文凭、研究生文凭如硕士或博士）；

（3）这个技术所遇到的问题类型以及以前解决这些问题的方案；

（4）该技术发生革新的频度；

（5）该技术的复杂程度（即发明是鱼饵还是基因克隆方法）。

这种方式使得在美国本领域普通技能水平会随着例如技术领域、技术问题等而不同。在根据美国专利法第 103 条挑战专利有效性的诉讼中，支持专利有创造性的一方通常会试图确立尽可能低的普通技能水平，使得发明将能够被尽可能多的人们认为是非显而易见的，反对者通常会寻求提高该水平。

四、美国关于创造性分析的特殊方法

1. 反向教导（teaching away）

美国联邦最高法院在 KSR 案中阐述道"本院依赖这样的推理原则：当现有技术排斥将已知的元素进行组合时，发现将它们进行组合后获得成功的装置更有可能是非显而易见的"2010KSR 案之后的 MPEP 也指出三种"熟悉的争辩途径仍然是适用的"来克服因缺乏非显而易见性所作出的驳回决定：①反向教导；②缺少合理的成功期待；以及③出乎意料的结果。因此，在 USPTO 的审查过程中，克服显而易见的审查意见的有力争辩是：要组合的任何参考文件实际上对要求保护的发明给出了反向教导（teach away from the claimed invention），即对比文件中的某些言论与要求保护的发明不一致，不鼓励"假人"做发明人实际上所做并且已经获得成功的发明，或者将"假人"引导到与发明人所采用方式不同的改进方向上。

中国在 GPE 中并未明确提出这种判断方式，但实务操作中，对于几篇对比文件的技术方案能否组合，有时会用这种方法。

2. 其他用于克服显而易见审查意见的证据

美国联邦最高法院在 KSR 案中警示说根据专利法第 103 条作出的拒绝分析应当是清晰的。对应地，MPEP 第 2141 节列举了支持显而易见审查意见的几种推理方式：

（1）按照已知的方式组合了现有的元素，产生了可预期的结果；

（2）简单将一种已知元素替换为另一种，并获得了可预期的结果；

（3）使用已知的技术以相同的方式改进了彼此类似的装置（方法或产品）；

（4）将已知的技术用到等待改进的装置（方法或产品）上，产生了可预期的结果；

（5）"显而易见会去尝试"（obvious to try）——以合理的成功期待从有限个、可识别、可预期的解决方案选择出；

（6）在本领域普通技术人员致力的一个领域（one field of endeavor）已知的工作，如果改变这个工作对于本领域普通技术人员是可预期的，则其可能会受设计驱动或其他市场压力的激发改变这个工作，而将其用在同一个或不同领域；

（7）现有技术存在这样一些教导、建议或动机，会引导本领域普通技术人员修改现有技术文献或组合现有技术文献的教导，来获得要求保护的发明。

对应地，要反驳这些推理，申请人可以提交反驳性证据，包括"辅助考虑因素"证据，例如商业上的成功、长期未解决的问题或其他人的失败（在前述 *Graham v. John Deere Co.* 案中提出的），也可以提交出乎意料的结果的证据。根据美国专利法实施细则37CFR§1.132 的规定，这些证据可以通过证人证言（affidavit）或声明（declaration）的方式提交。

虽然在中国未明确提出这些推理方式，但类似地，审查意见也有采用本领域普通技术人员通过"合乎逻辑的分析、推理""常规选择"或"有限次的实验"可以获得要求保护的发明的方式来反对创造性。并且，也可以提交额外的实验数据来反驳审查意见。

五、基本相同的发明在中美两国的最终命运小结

由上可知,单从常用的创造性分析方法上说,中国的创造性门槛要高于美国,因此同样的发明在美国获得专利,在中国则未必。但是,由于两国经济、技术发展的不同情况,一项发明在中国获得专利,在美国则未必,例如计算机领域类的发明,由于美国的普通技术水平可能会高于中国,因此美国认为该项发明的创造性的高度低。此外,再加上法律上的差异,适合在中美两国申请专利权利要求的特征与范围可能是不同的,从而进一步加大了创造性分析的差异性。

美国专利法修订了,你会灵活应对吗[*]

王新生　Esther Hong(洪斯帖)
Albert Wai-Kit Chan(陈伟杰)　田　明^{**}

美国发明法案 The America Invents Act（H.R. 1249）（以下简称"美国1249发明法案"）已于2011年9月16日由奥巴马总统签署成为法律。美国1249发明法案涉及的方面相当多,对美国专利法的影响也非常长久和深远,堪称美国专利法在过去60年中最彻底的变化。这次改革中不同条款的生效日期都不相同。有一些条款变更已经开始生效。还有一些在未来的18个月中逐渐生效,最晚到2013年3月16日。表1罗列出一些重要的法律变更的生效日期及其变更法律的简略解释,供中国的公司参考。

---

*　本文成于2011年,特此说明。
**　工作单位:北京天悦专利代理事务所。

表 1　美国 1249 发明法案新的规定及其生效日期

2011 年 9 月 16 日	2011 年 9 月 26 日	2011 年 11 月 15 日	2012 年 9 月 16 日	2013 年 3 月 16 日
· 披露最佳模式的要求 · 虚拟标识 · 虚假标识 · 提高双方专利复审阈值 · 被告侵权的共同诉讼 · 事先商业使用抗辩 · 专利期限延长 · 人体器官无专利权 · 税务策略不能申请专利 · 建立微实体资格 · 改变部分诉讼地点 · 专利审判和上诉委员会取代专利上诉及干扰委员会	· 美国专利商标局费用增加 · 优先审查	· 电子申请奖励	· 受让人可以申请专利 · 受让人替补声明代替发明人宣言 · 专利申请期间第三方向审查员提呈先有技术 · 第三方对于已签发专利的挑战 · 涵盖商业方法专利的过渡方案 · 未能获得律师的意见不能用来证明故意侵权 · 设立专门帮助小企业的专利申诉专员	· 先申请制 · 溯源诉讼程序

一、2011 年 9 月 16 日起生效的条文

（一）披露最佳模式的要求（H.R. 1249，第 15 条）

根据美国法律，35 U.S.C.§112 要求披露实施发明的最佳模式。如果发明人未披露最佳模式，那么即使已经获得授权的专利也可能会根据 35 U.S.C.§282 被宣告为无效专利。这次美国 1249 发明法案推翻了专利因未披露最佳模式而被宣告无效的条款。所以尽管根据

35 U.S.C.§112 的要求，发明人仍然必须披露发明的最佳模式，但是，专利不能仅因此而被宣告无效。

（二）虚拟标识（H.R. 1249，第 16 条第 1 款）

根据美国法律，35 U.S.C. § 287（a）要求专利所有人具体标识专利（比如披露专利号）才能获得侵权赔偿。新修改的 35 U.S.C. § 287（a）顺应当代互联网的发展增加规定专利标识可以通过虚拟标记来满足，即专利所有人可以通过披露一个无偿向公众公开的互联网地址来满足专利标识的法规要求，只要公众可以从所披露的互联网地址上查到关于专利的具体信息。

（三）虚假标识（H.R. 1249，第 16 条第 2 款）

根据美国法律，35 U.S.C.§292（b）规定如果专利所有人使用虚假标识专利以欺骗公众（甚至包括标识过期专利），任何人可以起诉虚假标识的专利所有人，所取得的罚款一半归起诉人，一半归美国政府。

这次美国 1249 发明法案推翻了任何人都可以起诉的规定，改为只有同虚假标识的专利所有人有竞争并受到伤害的人才可以起诉，并且过期的专利标识不算虚假标识。

（四）提高双方专利复审阈值（H.R. 1249，第 6 条）

根据美国旧专利法，要开始双方专利复审，申请方必须提出至少一个实质性的新专利性问题（substantial new question of patentability）。这被称为双方专利复审阈值（Inter Partes Reexamination Threshold）。根据美国 1249 发明法案，这个阈值被提高到挑战方必须让美国专利商标局的主任确定其有合理的可能性至少在一个专利权利要求上会取胜。

（五）被告侵权的共同诉讼（H.R. 1249，第 19 条）

美国 1249 发明法案提高了对多个侵权被告合并审理的要求。合并审理的前提条件是多个被告的侵权活动源于共同的交易、使用、进口、提供销售或销售同一的产品或方法，并且基于共同的事实问题，不可以仅指责多个被告都侵犯了同一件专利就将他们都合并处理。

（六）事先商业使用抗辩（H.R. 1249，第 5 条）

根据美国旧专利法，事先商业使用抗辩仅限于商业方法（business method）专利。如果侵权者可以证明其在业务方法专利申请一年前就已经开始使用这种业务方法，则不视为侵权。美国 1249 发明法案将这个抗辩扩展到所有的专利。当然使用这个抗辩时还有很多限制。

（七）专利期限延长（H.R. 1249，第 37 条）

根据 35 U.S.C.§156，在某些情况下，比如专利所涵盖的产品在商业销售之前一直因必须经过营销批准而耽搁了时间，专利所有人可以延长专利保护期。

（八）人体器官无专利权（H.R. 1249，第 33 条）

美国 1249 发明法案第 33 条明确规定人体器官无专利权。

（九）税务策略不能申请专利（H.R. 1249，第 14 条）

美国 1249 发明法案第 14 条明确规定税务策略不可以申请专利，包括任何用于减少、避免或推迟纳税义务的税务策略，包括所有在专利申请的时间已知或未知的战略。但这个规定不包括单纯用于准备报税或财务管理的产品、方法、仪器、技术、计算机程序或系统。

（十）建立微实体资格（H.R. 1249，第 10 条）

根据美国旧专利法，专利所有人如果雇员少于 500 人，可以以"小实体"资格减免一半的专利官费。美国 1249 发明法案引入了"微实体"资格。如果一个申请人符合"微实体"资格，那么大部分的专利官费可以减免 75%。

作为一个微实体，申请人必须：
（1）有作为一个小实体的资格；
（2）不得之前以发明人身份提交超过 4 件美国非临时专利申请；
（3）在递交专利申请前一年的总收入不得超过 3 倍的中等家庭收入；
（4）不得将专利申请转让给在递交专利申请前一年的总收入超过 3 倍中等家庭收入的实体。

尽管这一新的资格已经确立，但目前美国专利商标局仍处在规则制定过程中，预计真正实施要等到 2012 年。

（十一）改变部分诉讼地点（H.R. 1249，第 9 条）

美国 1249 发明法案将一些根据 35 U.S.C. §§ 32、145、146、154（B）(4)(A) 和 293 提出诉讼的审理法庭从美国哥伦比亚特区联邦法院改到弗吉尼亚州东区联邦地方法院。

（十二）专利审判和上诉委员会取代专利上诉及干扰委员会（H.R. 1249，第 7 条）

专利审判和上诉委员会（Patent Trial and Appeal Board）取代专利上诉及干扰委员会（Patent Board of Appeals and Interferences）。

专利审判和上诉委员会包括主任、副主任、专利专员、商标专员、专利行政法官。该委员会至少派三位委员会成员听取上诉（appeal）、派生诉讼（derivation proceedings）、领证后复审（post-grant review）和双方复审（inter partes review）程序。

二、2011年9月26日起生效的条文

（一）美国专利商标局费用增加（H.R. 1249，第11条）

从2011年9月26日（星期一）开始，美国专利商标局的许多费用增加了15%。增加的费用包括专利申请费、多余的索赔费、检索费、考试费、推广费、复苏的费用和维护费用。在适用的情况下，增加收费也被应用到小实体费用。

（二）优先审查（H.R. 1249，第11条）

美国1249发明法案第11条授权美国专利商标局在某些条件下给予专利申请优先审查。申请人提交优先审查申请，并缴纳4800美元（小实体2400美元）申请费。被优先审查的申请不能包含超过4个独立的权利要求，总共不能超过30个权利要求。优先审查请求被批准的申请从被批准之日起12个月内将得到最终处置。目前，每财政年度（10月1日至次年9月30日）不超过10000件专利申请会被优先审查。

三、2011 年 11 月 15 日起生效的条文

电子申请奖励（H.R. 1249，第 10 条）

从 2011 年 11 月 15 日起，凡未提交电子版的专利申请加收 400 美元附加费（小实体 200 美元）。

四、2012 年 9 月 16 日起生效的条文

（一）受让人可以申请专利（H.R. 1249，第 4 条）

根据美国现行专利法，专利申请只能由发明人申请。但从 2012 年 9 月 16 日起，专利受让人可以代表发明人签署专利申请文件。受让人必须提供有关事实的证明显示他们的行动是适当的，用以维护当事人的权利。

（二）受让人替补声明代替发明人宣言（H.R. 1249，第 4 条）

根据美国现行专利法，只有发明人有权提出申请，并且发明人还需要进行复杂的宣言，包括国籍、申请人是最初和第一发明人等。从 2012 年 9 月 16 日起，发明人如果死亡、无行为能力或者不合作，受让人可以作为申请人可以递交受让人替补声明替代发明人宣言。

（三）专利申请期间第三方向审查员提呈先有技术（H.R. 1249，第 8 条）

根据美国现行专利法，第三方可以针对在审的专利申请向审查

员提呈先有技术，但是可以提呈的时间窗口非常窄。为了提高专利审查质量，避免颁发不合格专利，美国1249发明法案大大地放宽了在专利申请期间第三方提呈先有技术的时间窗口。先有技术可以为专利、专利申请书或其他出版物。第三方必须同时提交关于文献同在审专利申请相关性的简洁书面描述。这一规定适用于所有在2012年9月16日仍处于审查阶段的专利申请。这一条改革对于中国公司有很重要的意义。

（四）第三方对于已签发专利的挑战（H.R. 1249，第6条、第8条和第12条）

本次美国1249发明法案对于已签发专利的第三方挑战及应对方面有非常大的程序变革，包括领证后复审、双方复审、补充审查（supplemental examination）。总的来讲，这一法案用领证后复审和双方复审为第三方挑战已签发的专利预备了更方便的机制。同时，为专利所有人提供了补充审查机制以加强其专利的有效性。第三方挑战者不可以匿名，一旦开始领证后复审或双方复审，其他相关的美国专利商标局程序、民事诉讼、美国国际贸易委员会的诉讼都必须暂停，以提高效率，节约费用。

（五）涵盖商业方法专利的过渡方案（H.R. 1249，第18条）

本次美国1249发明法案的第18条提出为商业方法专利的被控侵权人建立一个过渡性的领证后复审程序，来要求美国专利商标局先对被控的涵盖商业方法专利的有效性作出审查，再进入民事诉讼过程。"涵盖商业方法专利"是指在金融产品或服务的实践、经营或管理中使用的数据处理操作的方法或对应的装置，但不包括技术发明专利。

（六）未能获得律师的意见不能用来证明故意侵权（H.R. 1249，第 17 条）

根据美国现行专利法，被控侵权可能由于未曾取得任何专利律师关于是否侵权的意见而被判故意侵权而加重赔偿。本次美国 1249 发明法案的第 17 条增加了一个新的 35 U.S.C.§298 规定，被控侵权人没有提前征求专利律师关于是否侵权的意见，或者未向法院或陪审团提出这样的建议，不可被用于证明故意或诱导侵权。此规定适用于 2012 年 9 月 16 日之后颁发的专利。

（七）设立专门帮助小企业的专利申诉专员（H.R. 1249，第 28 条）

美国专利商标局将设立专门帮助小企业的专利申诉专员，对小企业和独立发明人专利申请提供关注、支持和服务。

五、2013 年 3 月 16 日起生效的条文

（一）先申请制（first-to-file）（H.R. 1249，第 3 条）

根据美国现行专利法，专利权归于首先发明的人（first-to-invent），不是首先申请的人（first-to-file）。这一点同中国、欧洲及世界上许多其他国家都不同。本次美国 1249 发明法案首次将这个两百多年历史的重要法律推翻变成了先申请制。这堪称是这次专利改革法案中变动最大、影响最深远的部分。

从 2013 年 3 月 16 日起，新颖性判断以专利申请日为基准，而不是专利技术的发明日。具体来说，如果被要求保护的发明已经在

申请日前被别人申请了专利、发表或使用出售，那么被要求保护的发明不具有新颖性。

值得特别注意的是，美国的先申请制不同于其他国家，它给予发明者一年的宽限期（grace period），允许发明人在申请专利之前一年之内公开披露其发明。这一变动对于许多中国申请人来说是很好的消息。了解并利用这些程序对于击败竞争对手的专利非常重要。

（二）溯源诉讼程序（derivation proceeding）（H.R. 1249，第3条）

针对先申请制和发明者享有一年的宽限期（grace period）政策，美国1249发明法案制定了一个溯源诉讼程序，用于决定先申请人提交的发明源于真正的发明人。如果是源于真正的发明人，并且真正的发明人在先申请人提交申请后一年之内也递交了专利申请，那么真正的发明人（后申请人）可以用一个溯源诉讼程序（derivation proceeding）来取消先申请人的申请。派生诉讼将取代现行专利法中的干扰诉讼程序。

六、结 论

这次美国1249发明法案无疑是一次影响深远的变革。许多改革具体的实施细则和范围会在未来的很多年中逐渐完善。本文仅从实施日期对一些重要的改革条款作了简单概括性的介绍。我们会在未来的文章中具体讨论一些实体性的专利法改革条款和中国企业的应对措施。

中国企业的知识产权资产化时代来临？

黄贤涛[*]

一、企业账面价值的偏离

企业的市场价值与账面价值越来越不相符。根据安达信公司调查结果：1978年，企业账面价值平均相当于市场价值的95%，而1988年下降至28%，现在已低于10%。专利、商标、版权、商业秘密等以知识产权为主的无形资产，正在发挥着越来越大的作用，成为企业的核心战略资源。

然而，知识产权为企业带来了巨大的利润，却无法作为资产充分反映出来，其市价总值与资产负债表中实际反映的资产价值背离程度越来越大。北电网络净负债约10亿美元，陷入财务周转危机而宣告破产，但是它破产后，其4000多项专利拍卖了约45亿美元。深圳唯冠濒临破产边缘，却利用手中的iPad中国商标，成功迫使苹果公司支付6000万美元的和解金。知识产权的价值，没有从企业资产账面中体现出来，却在市场经营中得到认可。

---

[*] 北京大学法学院2008级法律硕士（知识产权法方向），现为北京海中知识产权咨询有限公司总经理。

据调查，在我国 24 家国内代表性企业中知识产权资产占无形资产的比例平均为 16.98%，占企业总资产比例平均仅为 0.65%。❶ 知识产权在资产中的占比偏低，与企业市场价值评估结果严重背离。这反映出，我国企业的知识产权在资产中的占比偏低，而且企业财务报表反映出的知识产权资产价值与实际评估反映出的市场价值存在巨大差距，会计信息失真严重。

知识产权是否可以作为资产加以管理？企业目前是如何管理知识产权资产的？当前存在的主要问题和障碍是什么？知识产权资产管理如何充分发挥促进企业发展的作用？这些问题值得我们关注。

二、知识产权纳入企业资产的困境

在企业资产管理中，知识产权被纳入无形资产管理的范畴。根据《企业会计准则——无形资产》，"无形资产"是指企业拥有或者控制的没有实物形态的可辨认非货币性资产，包括专利权、非专利技术、商标权、著作权、土地使用权、特许权等。在会计准则中，只有对无形资产和商誉的会计处理，缺乏对知识产权资产的单项管理。

事实上，企业会计报表在很大程度上被有形资产所左右，会计准则几乎没有表述知识产权价值的空间。要通过会计报表反映一个企业所拥有的知识产权与收入的关系，特别是那些由企业内部开发出来的知识产权与公司收入的关系，几乎是不可能的。企业内部创

---

❶ 目标企业：朗科科技、青岛海尔、青岛海信、美的电器、中国石油、宝山钢铁、比亚迪、天士力、伊利股份、中国石化、中兴通讯、振华重工、腾讯科技、四川长虹、百度、联想、华智控股、中芯国际、华为、北大方正、中国移动、蒙牛乳业、中粮控股、大唐电信。

造的知识产权总是被作为支出来对待,开发知识产权所进行的研发活动也是如此。与企业内部创造的知识产权不同,从外部购买的知识产权可以在资产负债表上反映出来。创造知识产权的成本在报表中是一次性支出,而知识产权只有在发生商业交易时才会在会计报表中反映出来。

这就是说,企业资产负债表提供的知识产权信息是歪曲的:内部创造的知识产权一文不值,而外部购买的知识产权却值上百万元甚至更多。由于自创知识产权通常不会明确反映在资产负债表上,开发知识产权所需的投入又随时发生,因此会计模式会低估盈利和股本的票面价值。这就会带来两方面的后果。一方面,资本成本增加,这就意味着知识产权密集型的企业将更难逾越筹资的障碍。另一方面,由于关于企业所有资产和债务的信息不够充分,对公司进行管理时将更加困难。

在实际工作中,由于我国会计准则对自主开发的知识产权资产化进行了限制,再加之知识产权本身独有的性质和规律,使得大量的知识产权无法"自然"地进入公司资产,而长期漂流在账外,知识产权资产很难通过简单的财务手段进行管理与增值。处于这一状态下的知识产权面临两种出路,或者因无人问津而蒸发流失,或者过度炒作而失信于人。

三、企业知识产权资产化不足的弊端

知识产权无法在企业资产负债表中表现出来,这使得管理层很难制定或者关注企业知识产权战略。麦肯锡管理咨询公司的研究表明,美国企业通过知识产权许可创造的运营收入不足0.5%。然而企业可以通过销售或者以使用许可方式转让知识产权获得10%左右的利润，美国 67% 的公司都拥有尚未付诸应用的知识产权，这足以说明知识产权资产化不足的严重性。

企业知识产权资产管理薄弱，不利于体现创新和知识产权的价值，一定程度上制约了企业依靠创新发展。一方面，企业创造和运营知识产权动力不足。由于企业的知识产权带来的利润未被认可，财务上没有反映，企业创新人员和知识产权工作者创造和转化实施知识产权的贡献无法充分体现，因此动力不足。不少企业反映"知识产权部门就是花钱而不是赚钱的部门"，这不利于企业转型，并依靠知识产权实现创新发展。另一方面，企业知识产权资产面临流失风险。这在国有企业资产运营中表现更为明显。一是在国企改制重组中大量知识产权被"零化"处理，并未估价入账，企业实际资产价值被低估。二是在跨国并购中大量知识产权被"矮化"处理，国内企业知识产权被无偿使用或低价收购的实例屡见不鲜，比如"美加净"商标事件等。此外，在缺乏知识产权资产确认的情况下，原本归属于企业的知识产权往往被企业所有者个人所独占，有侵占企业资产之嫌却不必承担相应责任。

四、企业知识产权资产化不足的根源

目前，造成企业知识产权资产化不足的关键问题就是企业自己投入资源创设的知识产权未能纳入企业财务报表，知识产权价值难以体现。造成这种问题的原因主要是：

从规定和操作方面看，知识产权虽纳入无形资产，针对知识产权的规定不具体，也缺乏足够的操作性。由于知识产权的特殊属性，其纳入无形资产仍面临不小障碍。根据现有准则规定，一项资产只有预计带来可靠的经济利益，并且该资产成本能够准确地计量，才能形成符合会计学意义的无形资产。而知识产权本身具有时间性、地域性、法定等特征，其市场价值随着客观环境的变化而随时变化，难以作出稳定和准确的估计。权利不稳定（知识产权可能被无效或放弃）也会带来预期收益的不确定性。即便企业通过历史成本或者资产评估等方式确认知识产权资产价值，但其实际价值的变化也会给企业财务操作带来困扰。现有以保守和规范为主导的企业财务管理系统，很难将知识产权纳入其中。

从企业自身方面看，企业也缺乏将知识产权纳入资产科目的积极主动性。首先，企业实际收益并没有改变的情况下，如果将知识产权资产列入总资产科目，资产总量增加，会摊薄企业的净资产收益率，这不利于企业形象和对外融资。其次，将知识产权开销从原有费用科目转移到资产科目，也会造成企业纳税基数的扩大，企业税负加重。在现有财税政策条件下，企业不愿意将其纳入。再次，企业财务部门基于前述会计操作性的原因，即便具备了条件也不愿意将知识产权列入资产，因为这在后续评估、摊销等实际操作中都十分困难、复杂和麻烦。最后，由于我国企业知识产权经营总体水平不高，知识产权还没有成为企业重要的利润来源，企业管理层往往把知识产权作为需要完成的考核任务和经费负担，也增加了推进企业知识产权资产管理的难度。

五、关于企业知识产权资产化的前景

根据笔者对8家中国企业（中兴、华为、中石化、中石油、联想、腾讯、比亚迪、华为终端）和7家外资企业（通用电气、佳能、西门子、东芝、巴斯夫、IBM、3M）的抽样比较发现，我国企业与外资企业的知识产权资产存在明显差距：

——总资产平均值，8家中国企业的总资产平均值约为5508.8亿元，7家外资企业的总资产平均值约为12892.5亿元，中国企业的总资产平均值约为外资企业的2/5。

——无形资产平均值，8家中国企业的无形资产平均值约为134.2亿元，7家外资企业的无形资产平均值约为369.5亿元，中国企业的无形资产平均值约为外资企业的1/3。

——知识产权资产平均值，8家中国企业的知识产权资产平均值约为9.9亿元，7家外资企业的知识产权资产平均值约为188.8亿元，中国企业的知识产权资产平均值约为外资企业的1/19。

企业的语言是会计语言。由于企业资产负债表上的大部分空间都被有形资产所占据，管理层的注意力也就集中在这些有形资产上，在一个知识驱动经济的时代，有形资产不再是企业取得成功的主要决定因素。知识产权已经超越传统资产成为当今高新技术企业最重要的资产，随着科技进步对经济增长贡献率越来越高，企业所拥有的知识产权价值越来越大，将知识产权作为资产加以管理的呼声也越来越高。而如果解决企业知识产权资产会计化这一基本问题，将从根本上解决我国知识产权对经济贡献的测度问题，有利于企业加强知识产权资产管理，运用知识产权获得收益。

中小学知识产权教育的回顾与展望[*]

张　立[**]　李跃然[***]

摘　要：伴随着知识产权制度的建立和完善，我国中小学知识产权教育历经三十多年的实践，从萌芽到分化，已步入快速发展的阶段。但是，中小学知识产权教育至今还没有得到系统梳理和深入研究，这严重制约着知识产权基础教育的改革创新。本文明确了中小学知识产权教育的意义，总结了中小学知识产权教育的发展历程和主要成果，并在分析问题的基础上提出了三点政策建议。

关键词：知识产权教育　中小学　发展历程　成果　政策建议

知识产权制度的建立和完善，为我国知识产权教育的发展奠定了基础、创造了机遇。近年来，围绕着创新型人才培养的基础教育改革方兴未艾，各地中小学知识产权教育实践也蓬勃开展，在政策、设施、教材等方面取得了长足的进步。但是由于缺乏系统的研究支撑，在发展中也产生了不少问题，引起了学界的广泛关注。当前，

---

[*]　本文成于 2012 年，特此说明。
[**]　原国家知识产权局专利管理司。
[***]　国家知识产权局专利局。

充分明晰中小学知识产权教育工作的重要意义，厘清发展脉络，总结已有成果，研究存在的问题并提出建议，对扎实推进中小学知识产权教育、全面推进素质教育具有重要的现实意义。

一、中小学知识产权教育的重要意义

中小学知识产权教育是知识产权教育的基础，是素质教育重要组成部分。创新型国家建设的提出，对知识产权教育提出了更高的要求，近年来侵权群体日趋低龄化的现实问题更不断为我们敲响了警钟。虽然学术界围绕着中小学知识产权教育的深度、强度还存在一定的争论，但是对于加强知识产权的启蒙和普及教育、刻不容缓地开展中小学知识产权教育已形成广泛的共识。❶

（一）中小学知识产权教育是知识经济时代的深切呼唤

知识经济的崛起，使经济发展方式发生了重大变革，形成了以自主创新为源泉，以智力资源为依托，以知识产权为保障的竞争格局。这无疑对国民素质提出了更高的要求。尤其是近年来，在经济全球化大潮的席卷下，知识产权一次又一次地被推上了新的历史高度，成为这一时代核心竞争力的集中体现，亦成为这一时代不可或缺的教育主题。

从基础教育开始，逐级嵌入知识产权的内容，培养中小学生的知识产权意识，点燃中小学生的创新创造激情，提高中小学生的学以致用能力，是创新型人才培养的一项基础工程。这已成为社会各

---

❶ 李玉璧. 我国知识产权教育及政策研究［J］. 教育研究，2005（5）：58-63. 曾培芳，叶美霞，刘红祥. 中美知识产权人才培养模式比较研究［J］. 科技进步与对策，2008（12）：227-230.

界的广泛共识。❶ 知识经济的成败取决于教育的成败,取决于教育能否有效地培养全民族的创新意识和创新能力。❷ 在建设创新型国家的进程中,加强中小学知识产权教育是时代的深切呼唤,是发展的必然要求,是缩小与发达国家差距、应对时代变革的一项基础性、前瞻性的工作。

(二)中小学知识产权教育是实施素质教育的应有之意

素质教育以德育为先,而提升青少年重视知识产权保护的法治意识和道德素养恰恰是中小学知识产权教育的宗旨和重要内容。近年来,知识产权侵权的低龄化和扩大化问题日渐突出,引发了一系列的社会诚信危机。产生这些问题的原因固然是多元的,但青少年知识产权意识之失难辞其咎。❸ 中小学知识产权教育从树立法治观念入手,旨在培养学生尊重知识的正确态度和诚实守信的科学精神,通过及早植入知识产权的核心意识和创新理念,以期从源头上遏制社会歪风,在根本上塑造集体人格,为广大青少年健康成长创造良好的文化氛围。

知识产权教育与素质教育一脉相承。素质教育以培养学生的创新精神和实践能力为重点,❹ 知识产权因鼓励创新而立,毋庸置疑地体现了创新精神,而其与生俱来的应用特性也毫无疑问是实践能力

---

❶ 刘华,戚昌文. 对我国多层次知识产权教育原则及方案的研究 [J]. 科技进步与对策, 2002(3): 70-71; 马秀山. 我国知识产权教育的思考及对策研究 [J]. 知识产权, 2007(2): 82-86.

❷ 袁振国. 教育新理念 [M] 北京: 教育科学出版社, 2007.

❸ LAKHAN S E. Stop piracy with edification: intellectual property education in school [J/OL]. Copyright, 2002, [2002-11-30]. http://cogprints.org/2935.

❹ 中共中央,国务院. 关于深化教育改革全面推进素质教育的决定 [N]. 人民日报, 1999-06-17(1).

的彰显。中小学知识产权教育以传播保护创新的基本知识（专利、商标、版权等）为切入点，重在培养尊重智力成果、运用科技知识、保护发明创造的意识和技能，通过对氛围的营造（文化育人）和成果的应用（实践育人）反过来激发学生学习科学、展开想象、积极动手、服务社会的热情。可见，中小学知识产权教育是素质教育在基础教育阶段的重要体现，是当今素质教育不可或缺的组成部分。在当前形势下，深入开展中小学知识产权教育，符合社会进步的现实需求和素质教育的改革方向。❶

（三）中小学知识产权教育是文化再造的必由之路

知识产权制度是舶来品。自古以来，我国缺乏知识产权的意识，没有把知识作为一种无形财富给予充分的尊重和保护，传统文化中"重人治，轻法治""服从权威""窃书不为盗"❷等思想深深影响着国人。文化作为一种社会现象，与教育相伴而生。❸越来越多的学者达成共识，"徒法不足自行"，唯有通过基础教育对当前文化的内涵进行再造，植入知识产权观念的创新基因，才能为知识产权事业发展提供有力的支撑，❹顺应知识经济的时代变革。❺

文化再造，任重道远。正如时任国家知识产权局局长的田力普先生所说，"20年，我们可以建立起一套完整的法律框架和工作体

---

❶ 第二战略专题调研组. 推进素质教育[J]. 教育研究，2010（7）：9-14.

❷ 周洪涛，单晓光. 知识产权文化与知识产权制度关系研究：以知识产权制度的困境为视角[J]. 科学学研究，2009（1）：11-17.

❸ 刘西平，曹津燕. 知识产权教育与知识产权文化[J]. 知识产权，2007（1）：68-70.

❹ 马维野. 知识产权文化建设的思考[J]. 知识产权，2005（15）：9-13；吴汉东. 当代中国知识产权文化的构建. 华中师范大学学报（人文社会科学版），2009（2）：104-108.

❺ 杨军. 执政党新使命：从经济崛起到文化再造[J]. 南风窗，2011（22）.

系……但社会公众思想的变化,知识产权意识的提高……至少需要三五代人的时间。"❶ 文化再造,必须从娃娃抓起,必须从以中小学生为主体的基础教育抓起。心理学的研究表明,中小学的教育阶段是意识养成的敏感期和人格塑造的关键期。此外,我国特殊的家庭结构,也使得"教育一个孩子,影响一个家庭,带动整个社会"的方式能够达到事半功倍的效果。因此,在中小学阶段开展知识产权教育,从源头上改造文化属性,在根本上塑造集体人格,形成产权观念的文化压力,克服传统意识的文化阻力,是知识经济时代下文化再造的必由之路。

二、中小学知识产权教育的发展历程

自 20 世纪 80 年代至今的 30 余年间,随着知识产权制度的建立和完善,一系列重大政策的相继出台,人们对知识产权认识的逐步深化,各地积极开展了形式多样的知识产权教育活动,中小学知识产权教育借此获得了一次又一次质的飞跃,在经历了萌芽和分化之后,步入了快速发展的阶段。

(一)萌芽期(20 世纪 80 年代至 2000 年)

自 20 世纪 80 年代开始,一方面,伴随着改革开放的春风,知识产权事业快速发展,中小学知识产权教育也正是在这样的环境中萌芽的。在这一阶段,随着《商标法》《专利法》《著作权法》相继于 1983 年、1985 年、1991 年施行,知识产权在制度层面日渐完善,并随着社会各界对"知识产权"这一新生概念的了解,开始向教育

---

❶ 戴廉,田力普. 产业链低端的人最辛苦 [J]. 瞭望,2005(28):29-31.

领域渗透。另一方面，为顺应知识经济的挑战，中央自1995年起开始反复强调创新问题，尤其自1999年开始掀起了创新问题的学习热潮。与此同步，国家开始全面推进以培养学生创新精神和实践能力为重点的素质教育。"素质教育"和"创新教育"的相继提出，有力地推动了中小学知识产权教育的开展。

虽然有了制度层面的架构和教育活动的开展，但是在这一时期，中小学的知识产权教育主要是通过"创造教育"或"创新教育"的形式来表现的，三者在素质教育中形成彼此交融、互生互长、渐进发展的态势。究其原因，主要有二：一是人们对于知识产权这种无形财产还理解不深，甚至经常产生误解，往往简单地认为"知识产权"就是小发明，专利证书就是国家认可的"光荣证"，就是"国优"称号；二是受传统观念的影响，人们往往倾向于避谈"私权"而谈"奉献"，避谈"知识产权"而谈"发明创造"。

在教育层面，这一时期我国一方面在大力提倡陶行知的创造教育思想，另一方面自80年代初从美国、日本等发达国家引进了创造学的教育理念和方法，深入探讨了理论问题，开展了许多有意义的知识产权教育实践。例如，中国发明协会中小学创造教育分会1992～2000年连续举办了九届"全国中小学创造教育学术研讨会"，设专题讨论知识产权教育问题；湖北宜昌一中增设"发明创造与知识产权保护"等课程；广西壮族自治区知识产权局在《百姓专利》栏目中专门制作了多项针对中小学生的教育内容等。

虽然在这一阶段专项开展知识产权教育的中小学校还为数不多，人们也较少提及"知识产权教育"这样的词汇，但没有阻碍它的萌芽和发展。重要的是，无论在政策层面还是教育领域，无论是中央领导还是地方教育工作者，都开始关注中小学生的知识产权教育问题，为中小学知识产权教育的破茧而出做好了准备。

（二）分化期（2001~2004年）

进入21世纪，随着国际形势的变化和国内经济的发展，人们对于"知识产权"这一事物开始有了新的理解，中小学知识产权教育渐渐从创造教育和创新教育的背景中分化出来，许多地区开展了知识产权教育实践，成为教育领域的一个亮点。

2001年1月1日，天津青少年向全国青少年发出"行动起来，从我做起，从现在做起，积极开展发明创造，尊重和保护知识产权"的倡议活动，温家宝总理和世界知识产权组织总干事专门为这一活动致贺信；同年4月26日，我们迎来了第一个"世界知识产权日"，围绕这一主题，全国上下开展了大量的宣传教育活动，如："全国青少年发明创新之星电视大赛"和"尊重、保护知识产权——全国青少年科技传播行动"在全国40余个地区铺开，安徽举办"青少年尊重、保护知识产权书法大赛"，新疆医科大学附中和乌鲁木齐第九中学等举办了多场知识产权专题报告会、座谈会和知识问答等活动。此外，2001年同时是"宋庆龄少年儿童发明奖"系列活动和"全国科技活动周"的开局之年，全国各地的中小学生借此掀起了一浪高过一浪的学习知识产权的热潮。这一系列重大活动的开展，为中小学知识产权教育的分化发展拉开了序幕。

除各类宣传活动之外，从2001年开始，山东济南、济宁、泰安、威海、淄博等市相继出台了鼓励中小学生申请专利和保护知识产权方面的管理办法，推动教育活动开展，针对中小学生申请专利的费用予以补助，对被授予专利权的中小学生给予升学上的政策倾斜。广东则于2002年启动中小学知识产权教育试点工作，两年内相继编写了《知识产权教育读本》（初、中、高级版），并陆续投入各中小学的知识产权教育课程使用。2003年，北京认定首批知识产权示范学校，在八所中学开展了知识产权教育试点。2004年9月，《上海知识产权战略纲要》（2004—2010年）正式出台，将中小学知识产权教育纳入了战略重点，再一次将这项工作推向了新的高度。

这一阶段的中小学知识产权教育，主要具有以下特点：一是以重大活动为依托，围绕世界知识产权日、全国科技活动周等重大活动开展知识产权宣传教育；二是以京沪粤鲁等沿海省市为代表，各地发挥自身优势，将宣传教育的开展与学校教育的试点示范相结合，开展了形式多样的探索，形成了具有地方特色的教育模式。这一阶段，虽然中小学的知识产权教育从创造教育和创新教育的背景中分化出来，但发展极不平衡，层次尚不明晰，仍然处于发展的初级阶段。

（三）快速发展期（2005年至今）

自2005年以来，在中央一系列政策的指引下，中小学知识产权教育的作用及意义进一步深入人心，教育探索不再局限于某些经济发达的地区，而是呈现出"遍地开花"的局面，获得了空前发展。

2005年1月，国家成立了知识产权战略制定工作领导小组，开始全力推进知识产权工作，中小学知识产权教育被列为其中的一项重要内容。2006年3月，国务院办公厅印发了《保护知识产权行动纲要（2006—2007）》，明确提出"把保护知识产权法律的宣传教育纳入'五五'普法内容，列入中小学教学计划"。自此，从中央到地方开始积极实践，中小学知识产权教育迈入了一个快速发展阶段。2008年6月，国务院颁布《国家知识产权战略纲要》，进一步明确要求"制定并实施全国中小学知识产权普及教育计划，将知识产权内容纳入中小学教育课程体系"。❶

---

❶ 国务院.国家知识产权战略纲要［M］.北京：知识产权出版社，2008.

在一系列国家重大政策的鼓励下，各省份纷纷采取有效措施，制定工作方案，落实配套资金，加强基础设施建设，大力推动中小学知识产权教育开展，广泛开展了师资培训班、评选试点示范学校、编印教材和宣传读本、建立青少年知识产权教育基地和知识产权模拟法庭、成立青少年知识产权教育基金、组织青少年专利成果展示会和青少年专利作品专场推介会、组织中国青少年创意大赛等工作。中国知识产权培训中心自2005年至今已连续举办了七届"全国中小学知识产权教育研讨会"和相应的师资培训班，其制作的《中小学发明创造与知识产权》网络教学课件也已在山东的17所中小学和新疆哈密地区的75所中小学作为地方性课程推广使用。特别值得一提的是，2007年9月，"长三角青少年知识产权教育校长论坛"在上海召开，100余名中小学校长和代表参与了活动，深入探讨了中小学知识产权教育的相关问题，发布了《长三角中小学校积极开展青少年知识产权教育倡议书》，产生了广泛影响。

在这一时期，中小学知识产权教育不断向纵深发展，基础更加扎实，目标更加明确，形式和内容也更加多样，形成了沿海发达地区不断突破创新、中西部地区（如陕西、湖北、广西、新疆）积极推动开展、全国上下"全面开花"的中小学知识产权教育新格局。

三、中小学知识产权教育的主要成果

通过多年来的扎实推进，中小学知识产权教育工作取得了许多成绩，主要表现在两个方面。

一是中小学生的知识产权知晓率大幅提升，产生了一批具有知识产权教育特色和文化特色的学校，涌现出许多小发明家和专利成果。例如，辽宁鞍山二中的初明明，年仅14岁就已有300多项发明构思，其中 25 项获国家专利；她的"帮外国人使用筷子的指套"的发明在上海世博会期间受到了外国友人的广泛好评。再如，山西大学附中的牛培行在 16 岁时就已拥有 6 项发明专利和 17 项实用新型专利。又如，武汉吴家山中学和山东章丘四中自 2005 年以来获得的各类专利授权均达 1000 余项。丰富多彩的知识产权教育活动，使中小学生的创新热情被大大激发，知识产权意识明显增强，部分学校的知识产权知晓率已达 90% 以上，先申请专利后申报奖项的做法被普遍接受。目前，学生们的一部分专利已经开始服务于社会，实现了知识产权教育工作的良性循环。

二是形成了具有地方特色的教育模式，其中广东南海的知识产权教育模式深获各方肯定。早在 2002 年初，广东就着手在佛山市南海区开展中小学知识产权教育试点工作，并编写出我国中小学知识产权教育的第一本教材，创全国之先。南海试点工作的一个重要特色在于，探索出将知识产权教育内容纳入小学、初中"综合实践活动课"和高中"研究型学习课"的新模式，并分别编写了适应于不同年级学生的《知识产权教育读本》，使其形成了从小学到高中一以贯之的系统工程。课程安排上按照每学期学习一个主题单元（一个单元 3 个课时）、小学四年级到六年级上半学期共 5 个学期、初中一年级和二年级共 4 个学期、高中一年级和二年级共 4 个学期来设计，学习内容包括专利、商标、版权、地理标志等多个方面。南海不仅率先开发了具有针对性的"知识产权教育网"（网站分小学版、初中版和高中版），还将综合实践活动课和研究型学习课与"知识产权教育优秀课例评比""知识产权教育课题研究""身边的知识产权征文、绘画比赛""詹天佑杯科技创新比赛"等活动有机结合，深化了知识

产权教育的效果。❶

广东南海的做法成体系、有实效，在全国乃至世界范围内产生了一定的影响。例如大沥实验小学开展的知识产权课程获得了全国"综合实践活动一等奖、教学设计二等奖"，许多学生的发明创造成功获得了专利。❷世界知识产权组织（WIPO）多次派员考察南海的中小学知识产权教育活动，并在"WIPO知识产权教育中国国家高级研讨会"上给予其高度评价。

四、当前中小学知识产权教育存在的问题

当前，各级部门日趋重视中小学知识产权教育，积极采取有力措施推动工作开展，呈现出蓬勃发展的可喜态势，但是从总体上还存在诸多不足，主要表现在以下方面。

第一，基本认识参差不齐。社会各界对中小学知识产权教育的认识虽然有了明显提升，但仍以感性认识为主，对特殊性认识不深、规律性把握不强，甚至《知识产权人才"十一五"规划》只是将中小学知识产权教育简单地表述为"知识的普及"。调研中我们发现，许多学校还在把知识产权单纯地当成一种法律知识予以灌输，普遍存在重理论、轻实践的问题，导致学生对知识产权课程兴趣不浓、教学效果不佳。这样既加重了学生的负担，又违背了素质教育的初衷。目前，各地还普遍产生了一些不良倾向。例如，重视宣传教育，忽视学校教育，简单地认为中小学知识产权教育就是多发宣传资料、

---

❶ 刘西平，等. 中小学知识产权教育相关问题研究［M］//国家知识产权局办公室政策研究处. 优秀专利调查研究报告集（V）. 北京：知识产权出版社，2008.

❷ 刘西平. 我国知识产权教育发展的新阶段［J］. 中国发明与专利，2004（10）：40–42.

多搞成果展示；再如，知识产权教育只面向部分成绩优异、学有余力的学生，错误地认为成绩一般的学生只要关注考试成绩即可。

第二，基础研究薄弱滞后。近年来，我国大力推进知识产权高等教育的研究和发展，研究成果非常丰富，全国大学中已挂牌的知识产权学院就有13个、知识产权研究机构达20余个。❶但是针对知识产权的初等教育和中等教育的研究极其薄弱，专题探讨中小学知识产权教育的文章鲜有报道；已有的研究多为宏观的定性论断，系统性不强，以数据作支撑的实证研究更是难得一见。研究的滞后，严重制约了中小学知识产权教育的科学发展，与国外差距也日益增大。❷这种知识产权教育发展的结构怪象，一方面反映了我国知识产权事业发展迅猛、人才需求迫切的现状；另一方面也说明我们在人才培养上存在急于求成、急功近利的心态。

第三，统筹规划严重缺失。中小学知识产权教育已在各项政策的指引下开展多年，但至今仍未形成相对完善的工作模式，在政策上缺乏国家层面的总体规划，导致当前中小学知识产权教育活动既涉及教育、知识产权、科技等政府部门，还涉及诸如发明协会、创造学会等社会团体，但又尚未纳入这些单位的工作重点予以统筹考虑，显露出"多头参与、统筹乏力"的态势，对下一步开展工作十分不利。同时，区域统筹的缺乏还导致了教育资源的地区分布失衡，东、中、西部差距日益拉大，挫伤了青少年的学习热情。

第四，师资匮乏手段单一。目前中小学知识产权教育师资问题

---

❶ 刘鸿锋，李应宁，乔军，等. 中国知识产权高等教育论[M]. 北京：知识产权出版社，2010.

❷ LAKHAN S E, KHURANA M K. The state of intellectual property education worldwide[J]. Journal of academic leadership, 2007, 5（2）: 49-55.

主要表现在三个方面：一是师资数量不足，大量的中小学校还没有配备知识产权教师，即使是在工作开展较好的广东，缺少师资和青黄不接的现状也已经成为制约知识产权教育进一步深化发展的瓶颈。二是缺乏激励措施，使得知识产权教师的地位长期得不到重视，造成了一定程度的师资流失。三是多数知识产权教师缺乏相关专业知识和实践经验，使得在开展教学时力不从心，教学手段单一，"广播式教学"现象突出，难以激发学生兴趣，教学效果大打折扣。

五、中小学知识产权教育的政策建议

由上述分析可见，中小学知识产权教育存在的问题复杂多元。笔者认为，深化中小学知识产权教育工作，根本在于坚持"四个必须"，即必须把握基础教育规律，必须谙熟学生发展特点，必须掌握知识产权特性，必须洞悉经济社会发展路径。在此基础之上，未来可以首先从三个方面探索。

第一，深入调查研究，科学谋划发展。鉴于目前多头组织、认识参差的现状，笔者呼吁由教育部门尽快牵头，开展全国中小学知识产权教育的全面摸底调查，在实证研究的基础上，通过借鉴国际成功经验（如日本、美国、德国、新加坡等），将中小学知识产权教育纳入到教育总体规划和知识产权人才培养体系中统筹考虑，❶出台配套政策，及时防止教学中的随机做法和工作偏差。此外，中小学知识产权教育与大学教育如何有效衔接、中小学生的知识产权培养模式如何分级细化、思维科学的研究成果如何引入中小学知识产权

---

❶ STARKEY L, CORBETTS, BONDY A, et al. Intellectual property: what do teachers and students know [J]. International journal of technology and design education, 2010, 20 (3): 333-344.

教育❶都是亟待我们研究回答的问题。

第二，强化师资建设，优化师资队伍。这是实现中小学知识产权教育可持续发展的根本保障。在现有的条件下，解决师资薄弱和匮乏问题主要有五个途径：一是对现有教师进行知识产权的系统培训，提高他们的认识水平和授课能力；二是对现有知识产权从业人员进行授课培训，鼓励他们充实到教育队伍中；三是促进大学与中小学开展伙伴协作，❷为中小学输送知识产权教师资源；四是聘请具有实务经验的兼职教师，如聘请知识产权管理干部、代理人和律师等；五是开展跨区域教育合作，实现师资共建共享。

第三，建立评价机制，推进平台建设。首先，要建立科学的知识产权基础教育评价制度和评价体系，将知识产权教育开展情况列入中小学校的评价之中，将学生在知识产权方面的表现纳入综合素质评价之中，❸确保工作不流于形式。其次，要构筑优质的资金平台，❹推动教学资源配置的合理化。例如，建立中小学知识产权教育专项基金，扶植贫困地区教育发展，奖励成绩突出的教师和学生，促进发明成果的产权化。最后，还应当搭建丰富的教学平台，实现教学资源结构的多元化。在师资力量不足的情况下，高效、开放的知识产权教学平台的建立则更显弥足重要。当前可以依托科技馆、展览馆等场所设立中小学知识产权互动教学平台，也可以依托全国现有的41个专利技术展示交易中心，将促进成果转化与学校教育相

---

❶ 龚放. 从思维发展视角求解钱学森之问［J］. 教育研究，2009（12）：5-8.

❷ 张景斌. 大学与中小学的伙伴协作：动因、经验与反思［J］. 教育研究，2008（3）：84-89.

❸ 马晓强. 积极推进中小学校教育质量评价改革［J］. 教育研究，2010（5）：34-39.

❹ MIH S M, SOHN S Y, YONG H J. Conjoint analysis for intellectual property education［J］. World patent information, 2010, 32（2）：129-134.

结合；还可以参照英国的 Think Kit❶和澳大利亚的 InnovatED❷网络平台模式，借力多媒体和互联网等新途径拓展教学方式和教学手段。

六、结　语

世界未来的竞争，就是知识产权的竞争。❸而"我们给子孙后代留下一个什么样的世界，在很大程度上取决于我们给世界留下什么样的子孙后代"。❹在知识经济时代，知识产权教育将为我国创新型国家的建设和发展承担重要的历史使命。中小学生既是消费知识产权资源的生力军，又是创造知识产权成果的后备军。围绕中小学生开展知识产权教育活动，培养具有创新精神和产权意识的接班人，培育尊重知识和崇尚创造的集体人格，是一项基础工程，功在当代，利在千秋。中小学知识产权教育必然也必须将发挥更加积极而显著的作用。

---

❶ http://www.ipo.gov.uk/whyuse/education/education-thinkkit.htm.

❷ http://www.innovated.gov.au/Innovated/html/i01.asp.

❸ 中共中央政治局常委、国务院总理温家宝在山东考察时的讲话［EB/OL］.（2005-01-21）［访问日期不详］. http://news.xinhuanet.com/st/2005-01/21/content_2489211_1.htm.

❹ United Nations Educational, Scientific and Cultural Organization. World education report 1998: teachers and teaching in a changing world［M］. New York：UNSCO, 1998.

宽严相济的专利实用性审查标准的构建 *

刘明江 **

在人类历史上，专利制度备受质疑，甚至在个别国家曾一度遭到废弃，发展到当今时代也没有完全摆脱社会公众的质疑。然而，专利制度依然存在于人类社会中，其持续存在的强大根基就在于专利制度对于经济增长和社会进步作出的巨大贡献，就在于社会公众在发出质疑的同时也从其实用性中发现了专利制度存在的合理性。❶在专利法上，实用性是发明或者实用新型获得授权应当具备的不可或缺的条件之一，其发挥的作用并不比其他条件小，古今中外概莫能外。然而，与其重要性不相匹配的是，实用性较少受到研究人员的关注，我国实用性审查标准如何改进以及实用性与充分公开之间的适用关系如何处理，更是鲜有人问津。本文注意到了这一研究现状，也注意到，在中外专利法以及区域性或者国际性专利文件中，

---

* 本文成于我国《专利法》第四次修正案公布以前，特此说明。

** 北京大学法学院 2005 级博士研究生，知识产权法专业，现为河南牧业经济学院文法学院教授、副院长。

❶ 杨德桥. 论实用性在专利合理性危机克服中的价值 [J]. 北京化工大学学报（社会科学版），2017（1）：1-8.

概括专利"实用性"的用语有所不同,含义也有所差异。

本文立足于这些"不同"和"差异",剖析我国实用性审查标准存在的问题,提出构建一个宽严相济的实用性审查标准的设想。该标准既能与国际协议要求保持一致,也能适合我国的现实需要,既不宽松,也不严苛,以宽严相济为目标。本文首先梳理《专利法》《专利法实施细则》和专利审查指南的相关规定,旨在摸清我国实用性审查标准的现状。其次,采用比较分析的方法对我国的实用性审查标准进行批评性分析,旨在明晰我国实用性审查标准存在的缺陷。最后,基于目前存在的问题以及新兴技术不断发展的态势,提出重构实用性审查标准的具体措施,旨在使我国的实用性审查标准具有宽严相济的特性,更好地服务于创新驱动和科技强国战略的目标。

一、我国实用性审查标准的现状

《专利法》第 22 条第 4 款规定,"实用性"是指,申请专利的发明或者实用新型,一方面要具备"能够制造或者使用"的特性,另一方面还要具备"能够产生积极效果"的特性。《专利法》虽经多次修改,但对于实用性含义的规定从没有改变过。实用性不仅可以在专利权的授予中起决定性作用,而且也可以在专利权的无效中具有决定性的作用。若发明或者实用新型不具备实用性,专利申请会被驳回,授权专利也会被宣告无效。准确把握实用性这一要件的含义,具有非常重要的意义。

《中华人民共和国专利法释义》一书对 2000 年第二次修改后的《专利法》进行了细致入微的解释。根据该书对实用性的解释,发明或者实用新型是否具有实用性,取决于该发明或者实用新型是否能够在产业上制造出来(仅就产品专利而言),或者在产业上投入使用

（仅就方法专利而言），以及该发明或者实用新型是否能够在产业上产生与"现有技术"相比的积极效果。❶ 尤为惹人注意的是，该解释引入"现有技术"，将其作为"积极效果"有没有产生的参照对象。后文对此还有批评性分析。

上述解释也是我国学术界对实用性的惯常两要素（重复再现和积极效果）解释，见诸各类文献。以教科书为例，王迁教授在其所著的《知识产权法教程》中指出："一项发明或者实用新型是否具有实用性，应当看其能否在产业上制造或者使用并解决技术问题，以及能否达到积极和有益的效果。"❷

可以看到，在《专利法》上，"实用性"的内涵体现在两个方面，一个是重复再现，另一个是"积极效果"。值得注意的是，对"实用性"的惯常解释均突出了"产业"的要求，尽管可以在最宽泛的意义上解释"产业"的内涵，对"实用性"的解释也仅产生少许的限定作用，但这个"产业"的限定用语在《专利法》中从来没有存在过。这一点在下文的评价部分还会提及。

国家知识产权局依据《专利法》及《专利法实施细则》的规定，制定了一部具有部门规章属性的专利审查指南，并根据实际需要及时进行修订完善。该指南细化了《专利法》及《专利法实施细则》的各项规定，是各类专利申请的审查依据和标准，毫无疑问具有权威性及规范性。《专利审查指南2010》（2019年修订）（以下简称《专利审查指南》）规定有实用性审查适用的指引。从中可以发现，《专利审查指南》对实用性的规定与《专利法》上的规定和上述解释均是一致的，都强调了"能够在产业上制造或者使用"和"能够产生

---

❶ 徐玉麟. 中华人民共和国专利法释义［M］. 北京：中国法制出版社，2000：112-114.
❷ 王迁. 知识产权法教程［M］. 北京：中国人民大学出版社，2019：328.

积极效果"两项实质内容，同时列举了不具备实用性的 6 种情形。❶

在叙述了有关实用性的规定及解释之后，本文在此还要提及《专利法》针对充分公开的规定。《专利法》第 26 条第 3 款规定，说明书应当对发明或者实用新型做出"清楚、完整的说明"，以所属技术领域的技术人员能够实现为准。所属技术领域的技术人员是否能够实现发明或者实用新型，就成为判断说明书是否满足充分公开要求的基本依据。这就是说，发明或者实用新型应当满足充分公开的要求，若这一要求得不到满足，专利申请会被驳回，授权专利也会被宣告无效。在此提出充分公开的问题，是因为本文认为充分公开与实用性存在内在联系，需要一并进行分析。

《专利法》在不同的条款中分别规定了发明或者实用新型应当具备的实用性要件和应当满足的充分公开要求，但没有处理好实用性与充分公开之间的关系，致使专利申请同时涉及实用性和充分公开问题时审查员不能正确适用这些条款。《专利审查指南》第二部分第五章"3.2 审查基准"中指出："因不能制造或者使用而不具备实用性是由技术方案本身固有的缺陷引起的，与说明书公开的程度无关。"❷换言之，发明或者实用新型不具备实用性若系技术方案本身固有的缺陷造成的，就以不具备实用性为由驳回专利申请，根本不需考虑说明书公开是否充分的问题。本文质疑的是，实用性与充分公开真的没有牵连吗？

---

❶ 这 6 种情形分别是：无再现性、违背自然规律、利用独一无二的自然条件的产品、人体或者动物体的非治疗目的的外科手术方法、测量人体或者动物体在极限情况下的生理参数的方法、无积极效果。参见：国家知识产权局. 专利审查指南 2010：2019 年修订 [M]. 北京：知识产权出版社，2020：187-190.

❷ 国家知识产权局. 专利审查指南 2010：2019 年修订 [M]. 北京：知识产权出版社，2020：188.

二、对我国实用性审查标准的评价

《专利法》上的实用性的含义与欧洲的产业应用性较为接近一点，与美国的实用性相对说来远一些。从整体上看，与美国和欧洲以及已发生效力的《与贸易有关的知识产权协议》（Agreement on Trade-Related Aspects of Intellectual Property Rights，TRIPS）和在磋商阶段就遭搁置的《实体专利法条约草案》（Draft Substantive Patent Law Treaty，以下简称《SPLT条约草案》）的实用性审查标准相比，我国的实用性审查标准存在三大明显的不同。

（一）要求发明或者实用新型"能够产生积极效果"

不管是欧洲的"产业应用性"标准，还是美国的"实用性"标准，根本就没有发明"能够产生积极效果"的规定，只要求发明在产业上能够实现（"产业应用性"标准）或者在产业上有用（"实用性"标准）。以比较的眼光观察，会惊奇地发现，仅有《专利法》针对发明或者实用新型提出了"能够制造或者使用"并且"能够产生积极效果"的双重要求。很明显，我国的实用性审查标准高于欧洲的"产业应用性"标准和美国的"实用性"标准，换言之，我国的实用性门槛高于美国和欧洲，也高于TRIPS和《SPLT条约草案》设定的标准。这已成为一个不争的事实。

本文认为，对"积极效果"的要求系对实用性内涵的误读。实用性审查的重点是，判断发明或者实用新型是否能够在产业上制造或者使用（"产业应用性"标准）或者在产业上解决实际问题（"实用性"标准）。至于解决问题的效果怎么样，是积极的，还是消极的，也就是说，发明或者实用新型在产业上能够产生什么样的技术效果，是积极的技术效果，还是消极的技术效果，则不属于实用性审查的范围。强行植入"能够产生积极效果"的内容，系对实用性的错误理解造成的，为实用性赋予了不应有的内涵。

（二）在"制造或者使用"前面没有使用"产业"限定语

《欧洲专利公约》(*European Patent Convention*，以下简称《EPC公约》)、TRIPS 和《SPLT 条约草案》在规定实用性时，均使用了"产业"这一限定语，意在强调，不管是在制造过程中，还是在使用过程中，发明的制造或者使用均能够在产业上重复再现，既不是一次性制造，也不是一次性使用。其中的"产业"从来都是从最宽泛的意义去解释的。《SPLT 条约草案》明确指出，按照《巴黎公约》第 1 条第 3 款解释工业产权的方式，从最广泛的意义上去解释"产业"，即不仅仅是指严格意义上的工业和商业，而且是指农业和采掘业以及所有的制造产品或者自然产品，例如葡萄酒、谷物、烟叶、水果、牛、矿物质、矿泉水、啤酒、花卉和面粉。

本文注意到，与《EPC 公约》、TRIPS 和《SPLT 条约草案》迥然不同的是，《专利法》在界定实用性时，没有使用"产业"一词，仅强调发明或者实用新型能够"制造或者使用"。那么，在"制造或者使用"前面没有"产业"限定语，是不是《专利法》上实用性的"产业"特性就没有了呢？答案自然是否定的。对于《专利法》上的实用性，学术界和实务部门均是在"产业"的层次上解释"制造或者使用"的，也是在最广泛的意义上解释"产业"。比如，我国《专利审查指南》第二部分第五章"2.实用性的概念"将实用性解释为，"发明或者实用新型……能够在产业上制造或者使用"，并认为："产业……包括工业、农业、林业、水产业、畜牧业、交通运输业以及文化体育、生活用品和医疗器械等行业。"

基于上述分析，对"产业"的最广泛解释在国际国内都是一致的，无"产业"限定语并没有对我国的发明或者实用新型的实用性审查产生什么实质性的影响，甚至连形式上的影响都没有。然而，不得不指出的是，我国的实用性标准实质上倾向于欧洲的产业应用性标准，着重评价的是发明或者实用新型的"能够制造或者使用"特性。生物化学领域发明的出现凸显了将实用性内涵局限于"能够制造或者使用"特性的缺陷，消除该缺陷需要学习美国专利法上的实用性标准，在我国的实用性审查标准中引入"实际用途"特性的评价，用以替代"积极效果"特性的评价。本文主张，重新诠释《专利法》上的实用性概念，将其解释为"实用性，是指该发明或者实用新型能够制造或者使用，并且具有实际用途"。前半部分着重考察发明或者实用新型在产业上的再现性，后半部分将现行《专利法》的"能够产生积极效果"文字表述替换下来，着重考察发明或者实用新型在产业上的有用性，即发明或者实用新型具有可信的、特定且实在的用途。此一主张与后文"引入发明或者实用新型用途披露一般规定"的建议是遥相呼应的。

（三）忽略了充分公开与实用性之间的内在联系

美国专利审查程序手册和欧洲专利审查指南均明示了各自的专利法及专利公约中发明实用性条款与说明书充分公开条款之间的适用关系。对于《专利法》第22条第4款（实用性）和第26条第3款（充分公开）之间的适用关系，我国的《专利审查指南》第二部分第五章"3.2审查基准"中仅仅指出："因不能制造或者使用而不具备实用性是由技术方案本身固有的缺陷引起的，与说明书公开的程度无关。"很显然，我国《专利审查指南》置说明书公开的程度于不顾，根本不考虑发明或者实用新型不具备实用性必然导致说明书公开不充分的情况，完全忽略了《专利法》第22条第4款和第26条第3款之间的内在联系。在专利审查实践中，审查员常常感到迷茫，在遇到技术方案存在固有缺陷的专利申请时，难以准确适用实用性条款和充分公开条款，更难以把握实用性条款和充分公开条款之间的关系。❶

比较充分公开条款中的"能够实现"和实用性条款中的"能够制造或者使用"，可以发现，两者的落脚点存在共同之处，那就是，都着眼于发明或者实用新型的实施，只是出发点存在不同而已——充分公开从信息披露出发，实用性从技术方案再现出发。然而，我国《专利审查指南》完全无视实用性与充分公开之间存在的联系，将两者武断地割裂开来。当申请专利的发明或者实用新型因技术方案存在固有缺陷而不具备实用性时，一律将不具备实用性作为驳回专利申请的理由，根本不考虑同时还存在未充分公开的问题。

三、我国实用性审查标准的重构

本文提出构建一个宽严相济的实用性审查标准的设想。这样一个标准既不能失之于过宽，也不能失之于过严，要能够适应我国的国情及现实需要，有利于推动科技创新。为达此目的，需要对我国现行的实用性审查标准进行重构。

（一）取消"能够产生积极效果"的要求

"能够产生积极效果"一项本来就不应当是实用性要件包含的内

---

❶ 徐趁肖，邓学欣，熊茜，等. 关于实用性和公开不充分的法条适用探讨[J]. 中国发明与专利，2012（11）：98-100.

容。本文主张，不再对发明或者实用新型提出"能够产生积极效果"的要求，将"能够产生积极效果"的文字表述替换为"具有实际用途"，❶让实用性要件回复其应有的面貌，评价发明或者实用新型的可再现性，也评价发明或者实用新型的有用性。凭借实用性审查应当达到的目标是，奖励发明人为社会公众作出的贡献，将专利权真正授给在产业上能够制造或者使用，同时在产业上具有实际用途的发明或者实用新型，杜绝将专利权授给虽然在产业上能够制造或者使用但在产业上缺乏实际用途的发明或者实用新型。

美国专利法上的"实用性"（utility）源于"有用的"（useful）一语，要求发明具有某种或者某些可信的特定且实在的用途，并没有积极效果的要求。欧洲的"产业应用性"要求发明能够在产业上予以制造或者投入使用，也没有积极效果的要求。相比较而言，仅有我国的实用性要件关注发明或者实用新型的积极效果。

"积极效果"是相对于"消极效果"而言的。这提示我们，实用性应当像专利新颖性和创造性一样，是一个有参照对象可供作比较分析的对比性概念。在《专利法》上，专利新颖性和创造性均有一个参照对象可供进行对比分析，这个参照对象就是"现有技术"。❷然而，《专利法》并没有为实用性设立一个参照对象，没有参照对象的话，"积极效果"的判断就无从说起。

《专利法》从来没有为实用性设立过什么参照对象，只有1993

---

❶ 在这一点上，杨德桥的观点与本文的观点是一致的。杨德桥认为，《专利法》对于"能够产生积极效果"的要求在总体上是失策的，应该予以废除。参见：杨德桥. 专利实用性要件研究［M］. 北京：知识产权出版社，2017：274.

❷ 不属于现有技术也不存在抵触申请的发明或者实用新型可满足新颖性要件；与现有技术相比，具有突出的实质性特点和显著的进步的发明以及具有实质性特点和进步的实用新型可满足创造性要件，分别参见《专利法》第22条第2款和第3款。

年版本的《审查指南》曾经将"现有技术"确定为实用性的参照对象："积极效果，是指发明或者实用新型……产生的经济、技术和社会的效果……。同现有技术相比，这些效果应当是积极的和有益的。"不过，在2001年版本的《审查指南》中，就见不到"同现有技术相比"这样的文字表述了。❶ 原因在于，我国专利行政机关对于实用性要件的认识发生了明显的改变，真正认识到实用性本来就不是一个对比性概念。

实用性不评价发明或者实用新型的"积极效果"，那么，哪个指标可用来评价发明或者实用新型的"积极效果"？答案无他，这个指标就是同属专利"三性"之一的创造性。创造性定义中的"显著的进步"（发明）和"进步"（实用新型）分别是对于发明所产生的技术效果和实用新型所产生的技术效果的评价。以发明为例，我国《专利审查指南》第二部分第四章"2.3 显著的进步"和"3.22 显著的进步的判断"中指出："发明有显著的进步，是指发明与现有技术相比能够产生有益的技术效果"；"在评价发明是否具有显著的进步时，主要应当考虑发明是否具有有益的技术效果"。由此看来，创造性本来就有评价发明或者实用新型技术效果的内容，完全没有必要再在实用性中进行重复评价。

将"能够产生积极效果"的要求从实用性要件中剔除出去以后，发明或者实用新型的技术效果的评价，就从实用性要件转移到了创造性要件。实用性要件和创造性要件各司其职，不仅能够避免法律规定的相互重叠，而且能够体现立法资源节约的原则。

---

❶ 参见：国家知识产权局局长令（第12号）[EB/OL].（2001-10-18）[2020-05-30]. http://www.sipo.gov.cn/zcfg/zcfgflfg/flfgzl/zlbmgz/1020063.htm.

（二）澄清充分公开与实用性之间的适用关系

我国的《专利审查指南》割裂了充分公开与实用性之间的联系，没有就如何处理两者之间的适用关系作出恰当的规定。然而，本文认为，充分公开与实用性之间存在难以割裂的内在联系。

一方面，专利说明书公开充分与否，对包括实用性在内的专利"三性"的判断会产生重要的影响。仅就实用性而言，如果所属技术领域的技术人员根据说明书记载的内容，不能将发明或者实用新型付诸实施，必须进行过量的实验才能实现，那就表明说明书公开不充分。在这种情况下，审查员就会认为申请专利的发明或者实用新型没有制造或者使用的可能性，作出不具备实用性的判断就成为一种必然，这显然是专利说明书公开不充分造成的。说明书公开不充分，继而怀疑发明或者实用新型的实用性，是有"足够的理由"的，❶因为所属技术领域的技术人员凭借未充分公开的说明书，不知道也不可能知道如何将发明或者实用新型付诸实施。对于这类专利申请，应当以不具备实用性且未满足充分公开要求为由作出驳回决定。

另一方面，发明或者实用新型因其技术方案存在固有缺陷而当然不具备实用性，必然导致专利说明书公开不充分。不管是发明，还是实用新型，只要技术方案存在固有缺陷，就没有制造或者使用的可能性，也就是说，不具备实用性。在这种情况下，任凭专利申请人对发明或者实用新型作出怎样的说明，也不可能使所属技术领域的技术人员将该发明或者实用新型予以实现，这意味着说明书没有，实际上也不可能满足"清楚、完整"的要求。因此，因技术方

---

❶ 魏想，胡晓红. 专利实用性要求宽松与严苛之博弈与启示：以加拿大专利"承诺实用性规则"变迁为视角［J］. 湖南大学学报（社会科学版），2019（5）：153-160.

案固有缺陷引起的实用性的缺失总是与充分公开缺位相伴而生的。

《专利法》上的实用性条款与充分公开条款之间的关系长期令人困惑。❶ 正确处理实用性条款与充分公开条款之间的适用关系，实质上是要明确，当发明或者实用新型因技术方案存在固有缺陷而欠缺实用性时，以什么样的理由作出驳回专利申请的决定：是不具备实用性？还是公开不充分？抑或两者并用？本文认为，学习美国的做法，摒弃欧洲的做法，我国的选择应当是"两者并用"，即同时以不具备实用性和公开不充分两个理由作出驳回专利申请的决定，因为在这类专利申请中不具备实用性和公开不充分的情况是同时存在的。

建议在我国《专利审查指南（2010）》第二部分第二章"2.1.3 能够实现"（涉及公开不充分的情形）一节中，增加一项内容："（6）说明书给出的技术方案明显违背自然规律，所属技术领域的技术人员按照说明书记载的内容不能够实现。以第（6）项理由驳回专利申请时，也以不具备实用性为由驳回专利申请。"同时，建议在第二部分第五章"3.2 审查基准"（涉及不具备实用性的情形）一节中将"因不能制造或者使用而不具备实用性是由技术方案本身固有的缺陷引起的，与说明书公开的程度无关"替换为"申请专利的发明或者实用新型违背自然规律时，应当以不具备实用性为由驳回专利申请，也以未充分公开为由驳回专利申请"。

需要说明的是，发明或者实用新型经过实用性审查，获得了具备实用性的认定结果，是不是意味着充分公开的要求也得到了满足？答案是不一定。所属技术领域的技术人员必须进行过量的实验，才能将发明或者实用新型付诸实施，这样的专利申请难以满足充分公开的要求，但不能说实用性的要求没有得到满足。在这种情况下，

---

❶ 吕炳斌. 专利披露制度研究：以 TRIPS 协定为视角 [M]. 北京：法律出版社，2016：193.

应当单独以说明书公开不充分为由驳回专利申请,以与实用性和充分公开均不具备的专利申请有所区别。

有必要在此提及的是,TRIPS 及美国专利法在发明充分公开条款中,要求发明人披露在专利申请日或者优先权日所知的实施发明的最佳方案。那么,《专利法》要不要在第 26 条第 4 款充分公开要求中增加类似规定呢?从积极的一面来看,要求发明人披露实施发明的最佳方案,一来可以预防发明人将最佳的实施方案隐藏起来,二来方便同行业的竞争对手将创新建立在最佳方案的基础上。尽管如此,本文还是不主张增加要求发明人披露实施发明的最佳方案的规定。第一个原因是,最佳方案系一个主观上的判断,披露的方案只要是发明人主观认为已属最佳即符合披露要求,但是否属最佳方案难以判断。第二个原因是,实施发明的最佳方案是动态变化着的,在申请日或者优先权日披露的最佳方案不会一直"最佳"下去,或许一过申请日或者优先权日就不再是最佳方案了。美国专利法对最佳方案披露的规定,由极具实质意义转向仅具形式意义,富有启发意义。第三个原因是,TRIPS 第 29 条规定,成员"可以"(may)而不是"应当"(shall)要求专利申请人指明最佳实施方案。成员有权自主决定是否在其域内法中作出要求专利申请人披露最佳实施方案的规定,要求或者不要求专利申请人披露最佳实施方案都符合 TRIPS 的要求。

本文注意到,依据《专利法实施细则》的规定,在专利说明书应当包括的内容中,发明或者实用新型的"具体实施方式"赫然在列,该实施方式应当是申请人认为的"实现发明或者实用新型的优选方式；必要时，举例说明"。❶另外，我国《专利审查指南》仔细解释了"实现发明或者实用新型的优选的具体实施方式"以及"实施例"，并专门规定化学领域发明专利申请的实施例要求。本文认为，包括"实施例"在内的"具体实施方式"尽管有"优选"的要求，但没有"最佳"的限定，因而不会出现像"最佳方案"那样难以判断的问题。更重要的是，尽管"具体实施方式"是专利说明书的重要组成部分，对充分公开与否的判断具有决定性的作用，但其作用并没有被提升至不应有的可导致专利权被撤销、无效或者不可实施的程度。在《专利法》上，没有提供"具体实施方式"，或者提供的具体实施方式不是优选的实施方式，仅会影响说明书公开是否充分以及实用性是否具备的判断，但不会产生不可实施或者专利权被撤销、无效的后果。因此，本文主张，有关"具体实施方式"的规定可继续保留下去。

（三）引入发明或者实用新型用途披露一般规定

《专利法》上的实用性强调发明或者实用新型能够制造或者使用，这只回应了社会公众对于发明或者实用新型可实施性的关切。但是，社会公众对于发明或者实用新型有何用途的关切，现行的实用性规定没有给予回应。本文认为，可引入发明或者实用新型用途披露机制，以此回应社会公众的后一个关切。

以往的发明或者实用新型集中在机械、电子等领域，其实际用途可以较为直观地呈现出来，即使专利申请人不在专利说明书中披露，社会公众特别是所属技术领域的技术人员也能够从专利申请文

---

❶ 参见《专利法实施细则》第17条第1款第5项。"必要时，举例说明"，即所谓的"实施例"，仅在必要时提供，并非说明书的必要组成部分。

件中识别出来。然而，随着生物、化学等领域新兴技术的问世，相关发明或者实用新型（在生物化学领域，主要是发明，罕有实用新型）在申请专利的时候，如果申请人不披露实际用途，所属技术领域的技术人员就难以从专利申请文件中明了这些发明或者实用新型究竟有何用途，更别说社会公众了。因此，在《专利法》上，要求专利申请人在专利说明书中披露发明或者实用新型的实际用途是非常必要的。

专利申请人应当在说明书中披露发明或者实用新型的实际用途，《专利法》可不限制披露的实际用途的数量，但可要求至少披露一种实际用途。在专利审查实践中，审查员要审查申请人披露的实际用途是否符合实用性判断要求，即该实际用途是否可信的、特定且实在的用途。❶ 若审查结果是肯定的，就作出发明或者实用新型具备实用性的认定；若审查结果是否定的，就不应作出发明或者实用新型具备实用性的认定。当申请人披露了多种实际用途时，只要一种用途或者部分用途满足了实用性要求即可。

欧洲专利审查指南规定，根据说明书记载的内容或者基于发明的特性，发明适于产业应用的方式（用途）不易被发现，即不是显而易见的，就应当在说明书中清楚地披露出来。❷ 在大多数情况下（如机械电子领域的发明），发明适于产业应用的方式具有自显

---

❶ 特定用途是相对而言的，要"特定"到什么程度才能满足特定用途的要求，取决于说明书中披露的用途能否在产业上或者生活中直接应用，而无需进一步的实验。例如，将一种化学物质的用途描述为可以治疗感冒，是不符合特定用途要求的，因为感冒有很多种，若描述为可以用来治疗病毒性感冒，则符合特定用途的要求。

❷ 4.9 Industrial application of Chapter II–Content of a European patent application（other than claims）in Part F–The European Patent Application in the Guidelines for Examination［EB/OL］.［2020-05-16］. https://www.epo.org/law-practice/legal-texts/html/guidelines/e/f_ii_4_9.htm.

性,无须再在说明书中描述;仅在少数情况下(如生物化学领域的发明),发明适于产业应用的方式不具有显而易见性,如某些涉及基因序列的生物技术发明,就必须作出清晰的披露。这说明,不是发明的所有用途都应当在说明书中披露,要求披露的仅限于不具有自显性的用途。《专利法》或者《专利审查指南》也应如此规定:发明或者实用新型的实际用途不具有自显性的,专利申请人应当在说明书中明确披露。

基于前面的分析,即使专利申请人没有在说明书中披露发明或者实用新型的任何实际用途,审查员也不能径直判定发明或者实用新型不具备实用性,因为没有披露并不意味着发明或者实用新型真的没有实际用途。在这种情况下,审查员依然应当审查发明或者实用新型是否具有所属技术领域的技术人员能够识别的实际用途,并作出发明或者实用新型有无实用性的判断。同样,即使专利申请人在说明书中披露了多种实际用途且这些实际用途全都不符合实用性要求,审查员也应审查在已披露的实际用途之外是否存在所属技术领域的技术人员能够识别的实际用途。只有在披露的实际用途之外,没有发现所属技术领域的技术人员能够识别的实际用途,审查员才可以推定发明或者实用新型不具备实用性。当然,不披露用途或者用途披露不当引起的法律后果应当由专利申请人承担,这其中的法律后果就是,审查员没有发现所属技术领域的技术人员能够识别的实际用途,可以据此作出发明或者实用新型不具有实用性的判定。

关于发明用途的披露,我国《专利审查指南》针对涉及化学产品和遗传工程产品的发明明确提出了披露的要求,这两类发明的用途应当在说明书中予以披露。关于化学领域发明专利申请审查的若干规定指出,要求保护的发明为化学产品本身的,说明书中应当记载化学产品的用途……至少记载一种用途。❶另外，根据有关生物技术领域发明专利申请的审查指引，对于涉及基因……的发明，应在说明书中描述其用途……。❷

与欧洲专利审查指南相比，我国《专利审查指南》关于发明用途披露的规定仅限于化学和生物技术领域的发明，应当将此规定适用于全部技术领域。同时，应当考虑到这样一种情况，即大多数的发明或者实用新型的实际用途具有自显性，所属技术领域的技术人员能够识别出来，只有不具有自显性的用途，难以被所属技术领域的技术人员识别，才有披露的必要。因此，建议在我国《专利审查指南》第二部分第二章"2.1 说明书应当满足的要求"一节中，在"充分公开"条款之后，紧接着增加一款内容，作为发明或者实用新型用途披露的"一般规定"。该"一般规定"的具体表述建议为：发明或者实用新型的实际用途，对于所属技术领域的技术人员来说，是难以识别的，应当在说明书中予以描述。"一般规定"增加之后，《专利审查指南》关于化学和生物技术领域发明用途披露的规定就有了正当性基础，同时也体现了法律规定的一体适用特性。

《专利法实施细则》也有发明或者实用新型用途披露的相关规定。《专利法实施细则》第 23 条（涉及说明书摘要应当写明的内容）规定，"说明书摘要应当……写明发明或者实用新型的……主要用途"，但《专利法实施细则》第 17 条（涉及说明书应当包括的内容）却没有把发明或者实用新型的"主要用途"列为说明书应当包括的

---

❶ 国家知识产权局. 专利审查指南 2010：2019 年修订 [M]. 北京：知识产权出版社，2020：289.

❷ 国家知识产权局. 专利审查指南 2010：2019 年修订 [M]. 北京：知识产权出版社，2020：310.

内容。将发明或者实用新型的"主要用途"写在说明书摘要中，而不是写在说明书中，有本末倒置之嫌。按理说，发明或者实用新型的主要用途应当在说明书中披露，且根据发明或者实用新型的内容及特性，应当要求披露非自显性的用途。因此，建议在《专利法实施细则》第17条中增加一项内容，即"（六）主要用途：写明发明或者实用新型的主要用途，但具有自显性的用途除外。"

（四）坚持高度盖然性的实用性证明标准

在实用性审查过程中，至关重要的一个问题是，对于发明或者实用新型实用性存在与否的证明，应当采取什么样的标准。是排除合理怀疑的证明标准，还是高度盖然性的证明标准（或称盖然性占优势的证明标准）？

若要采取排除合理怀疑的证明标准，对专利申请人来说，最有效的举证方法是，将专利产品制造出来，或者将专利方法投入实际使用，让社会公众能够感受发明或者实用新型的实际用途，以此方式证明发明或者实用新型的实用性方能达到排除一切合理怀疑的程度。若真要求申请人这样证明其发明或者实用新型的实用性，那么，这与专利制度发展初期威尼斯政府和美国政府要求发明人提供发明"模型"或者"样品"有什么两样？❶ 专利制度发展到现在，提供发明"模型"或者"样品"的要求早已成为历史。中外专利法上的实用性仅要求发明或者实用新型具有可付诸制造或者使用的可能性，而不要求实际制造出来或者实际投入使用。何况，排除合理怀疑的证明标准一般适用于刑事案件，而在发明或者实用新型实用性审查

---

❶ 彭玉勇，张少华. 专利法实用性要求的演进[J]. 人民论坛：中旬刊，2010（5）：128-129.

中则没有适用的余地。

若要采取高度盖然性的证明标准，就要均衡考虑专利申请人作为一方当事人提出的发明或者实用新型具有实用性的证据与另一方当事人提出的发明或者实用新型不具有实用性的证据。在双方当事人都没有足够的依据否定对方证据时，需要判断一方证据的证明力是否明显大于另一方证据的证明力，并对证明力较大的证据予以确认。因此，基于高度盖然性的证明标准，均衡考虑双方当事人提供的证据，若发明或者实用新型具有实用性的可能性高于不具有实用性的可能性，也就是说，具有实用性的证据的证明力大于不具有实用性的证据的证明力，就应认定发明或者实用新型具有实用性，否则，就应作出不具有实用性的认定。

我国《专利审查指南》确立了专利权无效宣告程序中证据运用的若干规则，但没有指明应当采用何种证明标准。《专利审查指南》第四部分第八章规定，对于同一个事实，双方当事人提出了相反的证据，但都不足以否定对方的证据，"专利复审委员会应当结合案件情况，判断一方提供证据的证明力是否明显大于另一方提供证据的证明力，并对证明力较大的证据予以确认"。❶ 这清楚表明，《专利审查指南》对于高度盖然性的证明标准是予以认可的，即这一标准不但能够适用于专利复审及无效宣告程序中，也应当能够适用于其他类型的专利案件中，如专利侵权纠纷案件。

基于上述分析，高度盖然性的证明标准应当成为我国实用性审查中有关证据审核认定的证明标准，并应当予以坚持。

---

❶ 国家知识产权局. 专利审查指南 2010：2019 年修订 [M]. 北京：知识产权出版社，2020：431.

（五）小　结

为了重构我国实用性审查标准而建议的上述四项措施，就其所能产生的效应而言，有的产生松绑的效应，有的产生紧缩的效应，有的产生复原的效应。毫无疑问，取消"能够产生积极效果"的要求，将发明或者实用新型的"积极效果"交由"创造性"去评价，必定能对实用性审查标准产生松绑的作用。澄清实用性与充分公开之间的适用关系，以合适的理由驳回技术方案存在固有缺陷的专利申请，可令实用性审查标准回归其原有的本位。引入发明或者实用新型用途披露一般规定，拒绝用途不明的专利申请，在一定程度上收紧了实用性审查标准，尤其是抬升了生物化学领域发明的实用性门槛。坚持高度盖然性的实用性证明标准，实际上就是将实用性审查标准建立在审查员"对证据有无证明力和证明力大小独立进行判断"的基础上，❶ 并在实用性审查标准上打上了审查员自由心证的烙印，相较于采取排除合理怀疑的证明标准，使实用性审查标准呈现出一定的灵活性。

本文认为，综合运用上述四项措施，可以构建出一个既不过于宽松又不过于严苛并具有一定灵活性的实用性审查标准。这样的标准即属于本文主张的宽严相济类型，可以因应经济社会发展的实际需要，促进创新驱动和科技强国战略的实施。

四、结　语

实用性对于实现专利制度促进经济增长和社会进步的目标是不

---

❶ 参见《最高人民法院关于民事诉讼证据的若干规定》（法释〔2019〕19号，2020年5月1日起施行）第85条。

可或缺的。正确运用实用性审查标准有助于控制专利申请的质量，更有助于控制专利授权的质量。若对实用性作过于宽泛的解释，那么，就没有多少发明或者实用新型不能满足实用性要求，专利丛林会更加细密，社会公众利益会遭到损害；相反，若对实用性作过于严厉的解释，就没有多少发明或者实用新型能够满足实用性要求，人们从事发明创造的积极性就会受到严重打击。因此，我们要构建一个宽严相济的实用性审查标准，这一标准应当能够有助于专利行政机关在专利授权确权程序中以及司法机关在专利案件中实现专利权人与社会公众之间的利益均衡，既服务于创新驱动的强国建设目标，也契合经济社会发展的实际需要。

《专利法》正在进行1985年施行以来的第四次全面修订工作，《专利法》修订草案曾于2019年1月向社会公众公开征求意见。从草案当中可以看到，遭人诟病的"能够产生积极效果"的规定依然"岿然不动"。我国专利审查指南的修订版已由国家知识产权局公布，自2020年2月1日起施行。遗憾的是，在修订过的专利审查指南中，实用性与充分公开之间的关系仍然处在割裂的状态。不由得心生感慨，法律的完善从来都是一个渐进的过程，急不得，但也慢不得。《专利法》及专利审查指南的完善何尝不是如此呢？